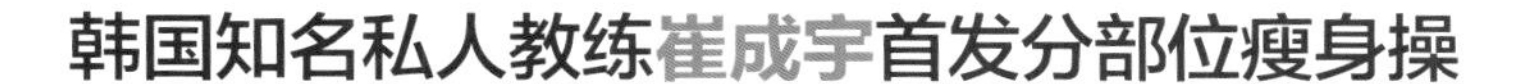

轻瘦美

NIKE跑步教练让你四周瘦全身

（韩）崔成宇 著　吴中群 译

江苏凤凰科学技术出版社　凤凰含章

图书在版编目（CIP）数据

轻瘦美 /（韩）崔成宇著；吴中群译 . -- 南京：江苏凤凰科学技术出版社，2014.11

（含章 . 品尚生活系列）

ISBN 978-7-5537-3780-5

Ⅰ . ①轻… Ⅱ . ①崔… ②吴… Ⅲ . ①减肥 – 健身运动 Ⅳ . ① R161

中国版本图书馆 CIP 数据核字 (2014) 第 212542 号

江苏省版权局著作权合同登记　图字：10-2014-265 号

轻瘦美

著　　者	(韩) 崔成宇
译　　者	吴中群
责任编辑	张远文　葛　昀
责任监制	曹叶平　周雅婷
出版发行	凤凰出版传媒股份有限公司 江苏凤凰科学技术出版社
出版社地址	南京市湖南路 1 号 A 楼，邮编：210009
出版社网址	http://www.pspress.cn
经　　销	凤凰出版传媒股份有限公司
印　　刷	北京旭丰源印刷技术有限公司
开　　本	718mm × 1000mm　1/12
印　　张	16
字　　数	200千字
版　　次	2014年11月第1版
印　　次	2014年11月第1次印刷
标准书号	ISBN 978-7-5537-3780-5
定　　价	39.80元

图书如有印装质量问题，可随时向我社出版科调换。

目录 CONTENTS

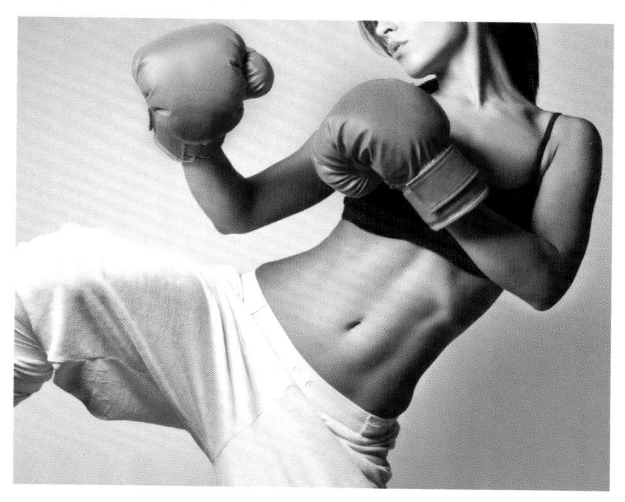

STEP 1
准备运动

STEP 2
规定运动

PART 1
消灭脂肪，塑造完美上半身

Part2
不要腹部有赘肉，我要性感小蛮腰

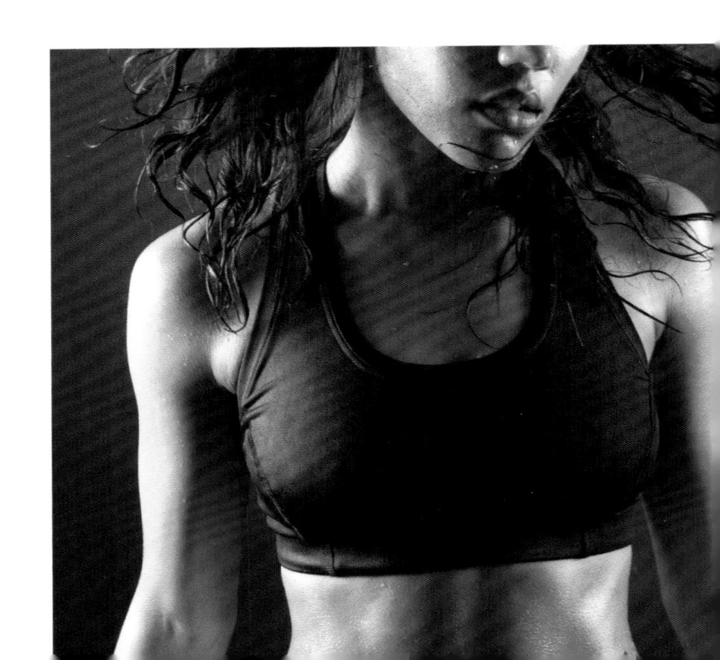

将每天的运动效果
提高200%的轻瘦秘诀

1 靠饿肚子来减肥？纯粹是瞎扯！

每天必须要保证摄取1 500千卡的热量。另外，请熟记热量消耗法则

为了减少体内1千克的脂肪，我们需要消耗7 700千卡的热量。例如，若我们每天摄取的热量是1 500千卡，而每天消耗的热量是2 200千卡的话，那么我们每天就能减少大概500千卡热量的体脂肪。也就是说，只有我们每天都以这样的卡路里消耗模式来消耗热量，并持续15~16天，才可能减少1千克左右的体内脂肪。换句话说，我们只有拥有总消耗热量大于总摄取热量的生活模式，体内脂肪才会减少。

因此人们为了达到快速减肥的目的，用很极端的方式来限制卡路里的摄取。如果吃得少，即使只进行少量运动，也可以达到很好的瘦身效果。但是，为了维持健康，不影响日常生活，正常的热量的摄取是必须要保证的。

因为若只一味地追求苗条的身材，而限制热量的摄取，皮肤弹力会急剧下降，皮肤也会变得粗糙不堪。极端式、不摄取碳水化合物等瘦身方式，属于控制卡路里和营养摄取的减肥方法。这也正解释了为什么这种瘦身方式大多数会引起反弹。如果你不打算这一生都以控制卡路里和营养摄取的方式来生活，那么这种通过限制用餐来瘦身的方法，对你来说实属一种相当盲目的选择。

本书建议大家，每天摄取的总热量要维持在1 500千卡左右，并严格按照书中规定的步骤“准备运动→规定运动→有氧运动→静力性伸展运动”来做运动。开始的时候，至少要保证15~20分钟的运动时间，然后根据自身情况，可以慢慢将运动时间拉长到40分钟。

如果你能在保证饮食，并不损害健康的前提下，按照本书来进行锻炼，你就一定会在最短时间内，取得最大的瘦身效果。但是，你一定要先说服自己，充分相信自己可拥有完美的身材和弹力十足的身体线条。带着这份信念，你就可以从容地开始你的运动之旅了！

2 高手推荐的食谱？完全没有用！

以日记的方式，记录并管理自己的用餐情况

若你已咬牙下定决心，这次无论如何，一定要成功减肥，那对于瘦身，写用餐日记将会帮你不少忙。虽然你此时可能会有这样的疑问，自己已经很了解自己的饮食习惯、食量等情况了，是否还有必要写用餐日记？我可以告诉你，你完全无须怀疑。因为用餐日记，可以让我们客观清楚地知道我们吃了什么，什么时候吃的，吃了多少。另外，对于某些饮食习惯是否有必要改善等，我们也能快速并准确地找到答案。写用餐日记时，最好尽可能详细地进行记录，可具体到饮食种类和饮食量。你可千万别觉得麻烦，仔细记录绝对不会是无用功，因为用餐日记写得越详细，对坚定瘦身意志越有帮助。

在本书中，我并没有给读者提供对瘦身有帮助的食谱。事实上，我也没有给那些直接接受我指导的会员们制订什么用餐计划。因为每个人的生活方式不同，也不可能做到严格按照用

餐计划来执行。有时，一味地按照别人制订的计划执行，反而会加重自己的负担，从而失去了自己当初对瘦身的兴趣和激情。所以，我只会帮会员们检查一下，他们是否有不正确的饮食习惯。另外，也会给他们一些小建议。比如，日后什么东西多吃对健康及减肥有益，什么东西要少吃为妙等。

瘦身食谱，我们没有必要搞得很复杂。你只需简单熟记以下几点，然后制订出适合自己的用餐计划就可以了。

● 制定用餐计划时，我们需要牢记的事项

(1) 在可以的情况下，尽可能节制酒和高脂肪、高热量的食物等。

(2) 每餐碳水化合物的摄取比重为40%左右。

(3) 以吸收慢且含有碳水化合物的糙米、红薯等，来代替白米、面粉类食物。

(4) 增加蛋白质的摄取比重，与应增加的碳水化合物的量一样，大概比重为40%左右。

再强调一次，我并不希望大家制订不切实际的计划，无条理地改变自己的食谱，或者过于执着于低卡路里的饮食。总之，我要求大家以愉悦的心情来进行运动，同时坚持每天写用餐日记。这样一来，即便没有人提醒你，你也会轻易找到那些有益于健康的饮食。

3 你想自己成为谁那样？绝对没有共同点！

写只适合自己的瘦身日记

亲爱的读者们，你们当中，肯定有人曾经尝试过瘦身，有人正在瘦身，也有人想要马上开始瘦身。然而，在我漫漫的教练生涯中，接触过形形色色的人。有些人得到了超出期待的瘦身结果，而有些人却一次次以失败告终。为什么最终瘦身结果的差别会这么大呢？我近距离地留心观察且分析了很久，才得出这个问题的答案。其最主要的原因在于，是否“赋予动机”。因为，即使你以科学的运动方法，再加上健康的食谱来进行瘦身，然而若没有赋予动机的话，你也很难将这场与“肥肉”的战斗长时间坚持下去。

赋予动机的方法有很多种，如运动本身的乐趣、他人的鼓励督促、对于新生事物的兴趣等。但你若只单纯地因为这些理由而开始运动，相信你的这次开始也逃不过三分钟热度的宿命。你若想长期坚持不懈地运动下去，就一定要有“成就感”来支撑。产生的成就感，自然而然就会成为对你的一种激励，从而能产生让你持续运动下去的动力。

那么有什么方法，可以让我们在运动的同时，就能拥有成就感呢？方法很简单，就是将自己的运动过程数值化。一眼就能看明白自己所进行的事项，也能从客观的角度来检视自己身体的变化，如此一来，自然就会产生成就感，而且所获得的成就感要比想象的大很多。所以本书建议大家，在运动的30天里，做到认真记录管理身体所产生的具体变化 。

● 写瘦身日记所需的身体尺寸的测量方法

腰围：围绕肚脐，测量一圈。

臀围：围绕最宽的中间支点，进行测量。

臂宽：围绕肩膀和腋窝间的中间部分进行测量。也就是弯曲胳膊，用上力后，肌肉最鼓的部分。

大腿周长：围绕骨盆凸出的部分与膝盖凸出的部分之间的中间点，进行测量。

瘦身日记周记录表

		1号	2号	3号	4号	5号	6号	7号
身高								
体重								
BMI								
腰围								
臀围								
手臂宽度								
大腿宽度								
食谱	早							
	中							
	晚							

* 瘦身日记样式

上述表格即为瘦身日记的样表。记录你每天所做的运动和所吃的食物，这样你身体的变化即可清清楚楚地呈现出来。但是，希望大家牢记这样一个事实，即使我们再怎么努力，我们的身体也不会像橡皮筋一样，立刻就会有很大的变化，有时甚至几天间都毫无变化。但，即便如此，你也不要放弃，而应坚持不懈地运动下去，相信不久，你就会拥有一次惊人变化的体验。瘦身是一个相当公平的行为，你投资了多少，回报给你的就会有多少。

● BMI（Body Mass Index）的定义

BMI指的是体质指数，又称体重指数。但是BMI只体现身高和体重情况，对于体成分（体重的内容）是无法做到分析研究的。也就是说，当两人体重相同时，该指数并不能区分哪位肌肉发达？哪位脂肪较多？一般而言，骨头的密度大于肌肉，肌肉的密度又大于脂肪。因此，拥有结实的骨骼和健壮肌肉的正常人群，因其体重值比较大，所以他们的BMI的数值也相应比较高。因此，经常会有这样的错误出现。单纯从BMI数值上来看，我们很有可能会把运动员及肌肉较发达的人判定为肥胖。由此可见，BMI并非是最正确的肥胖指标。那么，有没有我们相对值得信任的肥胖指标呢？答案是有，那就是能测定肌肉量、无机质（骨骼）量、体脂肪量的“体成分分析”。但这种体成分分析只有去保健所、医院、健身中心才能测定。所以一般情况下，大家还是会选择最容易且最方便的方法——BMI（体质指数），来检查自己的身体状态。

● BMI 指数的测定方法

BMI=体重(千克)/ 身高米数的平方（身高（米）×身高（米））

例如：某人身高 165厘米，体重 53千克

那么，其BMI= 53/(1.65×1.65)=19.5

● 以BMI指数来确认肥胖度的方法参见下表所示

偏轻	标准	偏重	肥胖
18.5以下	18.5~22.9	23~24.9	25以上

最贴心的运动技术指导“轻瘦”来袭

以每天15分钟的运动时间，开始本次运动之旅！
准备运动 → 规定运动 → 有氧运动 → 整理运动，依次经历这4个阶段。
一天也不落地进行锻炼。

● 本书介绍的课程，是由简单却十分有效的动作构成的。

我想谁都有这样的经历。觉得自己该进行些体育锻炼了，然后兴致勃勃去健身房办会员卡，或者满腔热血地开始早起跑步，亦或是去多种运动学院报名，却都未能坚持几天，就不了了之了。另外，肯定也有不少人有过一两次这样的经历，搞几张运动DVD，回家播放，然后跟着做，可是做着做着，就觉得太长或者因动作太多而做腻了，将DVD丢置一旁。

失败的原因大部分在于，目标定得过高或者开始运动时，运动量过大。试想，从来不进行运动锻炼的人，以一次就想移掉一座大山的心态，或者以超过肌肉承受范围的动作开始运动的话，结果可想而知……

本书所编入的课程，都是由一些尽可能简单的运动方法构成。这样可以让每一位学员都能尽量多地运动到自己的肌肉，且很少发生力不从心的情况。因此本书的优点即为，无论你是运动菜鸟，还是想单独运动的人，只需跟着做，不用担心，所有动作都能做到游刃有余。就如健身教练来到家里，一对一地指导自己一样，只需翻开书，无论在哪里，你都能方便自如地动起来。

● ● 每天只需规律性地投资15~20分钟。对身材、健康都大有裨益，实属一种双赢的身体更新。

你若独自做运动，随着时间的推移，对运动的那份热情肯定会被削弱，中途放弃的情况也十分常见。因此本书所编入的课程中所介绍的运动方法，基本都能在尽可能短的时间内完成。

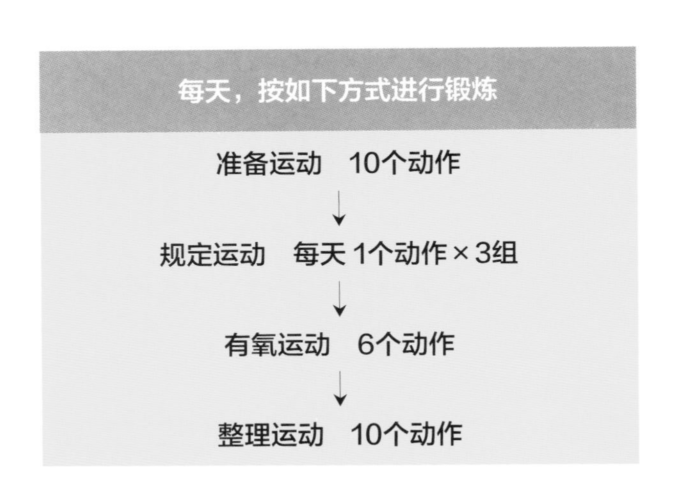

相比所投入的运动时间长短，是否规律性地进行运动，显得更为重要。因此，若你已心动，想开始尝试一番的话，就坚持住，你只需每天简单地跟着本书介绍的课程做即可。本书中所有的课程，跟着做下来，大概需要15~20分钟。而你每天只需跟着做一课时，这样，每天只投资一点点时间，日积月累，相信在不久的将来，你就会惊喜地发现自己身体所产生的变化。

若你已经将每日规律性的运动做到得心应手，想要增加运动量，那么除去每日规定的运动之外，再增加一些有氧运动，效果更佳。如此，在做完肌肉运动后，再加上充分排汗的有氧运动，相信不久，你就能制订一份适合自己的运动计划。

准备运动→规定运动→有氧运动→静力性伸展运动

开始运动时，理应最先做具有热身作用的准备运动。准备运动是一种全身运动，可以帮助我们均匀地放松僵硬的身体，直到脖子、肩膀、胳膊、腿、腰臀、背部等形成肌肉为止。准备运动一共分为10个动作，以每天进行训练为原则。

准备运动后，就到了规定运动的阶段了。规定运动是以每天一个动作，并做3组的方式来进行的。对于想早日拥有好身材的人们来讲，可能会有这样的疑虑“这样运动能有效果吗？”但是我可以确切地告诉你，运动效果是毋庸置疑的。将规定运动图页上所标示的那一个动作，做3组，然后休息1分30秒左右，就直接进入排汗的有氧运动。一开始只需跟着书上介绍的方法和时间，来进行有氧运动即可。当运动熟练到身上肌肉产生弹力效果，就可拉长有氧运动的时间，进一步出汗，来提高运动效果。

有氧运动结束后，以10个动作组成的整理运动，来结束一天的运动任务。整理运动也叫做缓和运动，也是书中所介绍的基本课程。

活用哑铃，提高运动效果

规定运动中，在做与手臂相关的动作时，提着哑铃或灌满水的瓶子来做运动，可以提高运动强度。

哑铃一般以0.5千克为重量单位，对运动还不是很熟练的女性，建议使用没有什么压力的1~2千克的哑铃。然而对于运动菜鸟来说，哑铃本身就会压迫肌肉，所以还是建议空手来完成运动任务。

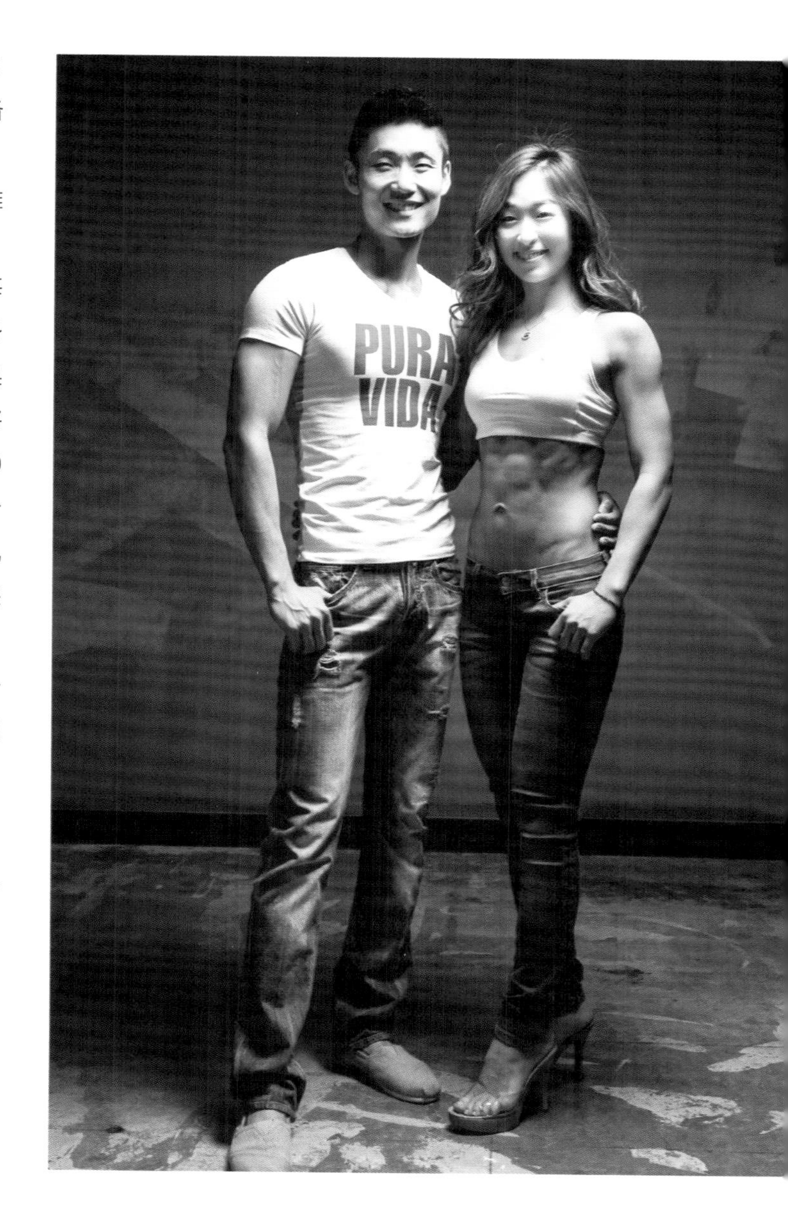

STEP 1

为了提高上半身运动效果，每天在做规定运动前，我们都需要先做准备运动。若不做准备运动，直接进入规定运动阶段的话，无论你如何努力练习规定运动，也很难得到理想的效果。换言之，准备运动能帮助你彻底放松僵硬的肌肉，加快血液循环，并提高运动效果。所以，赶紧以轻松的心情，开始运动吧。

准备运动

热身运动01 踝关节运动

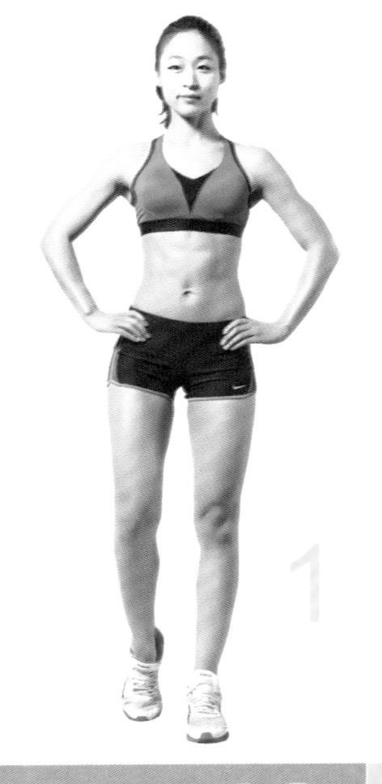

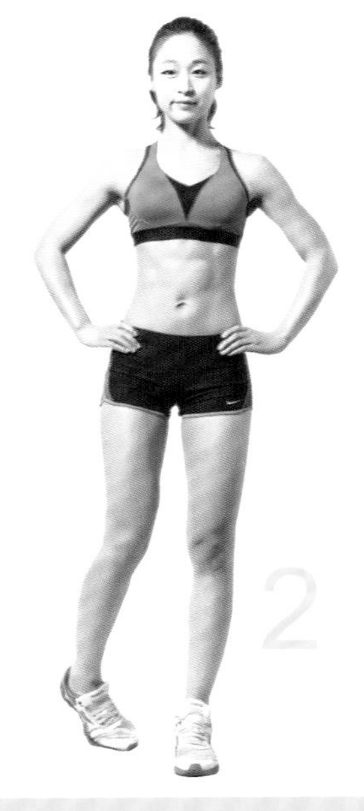

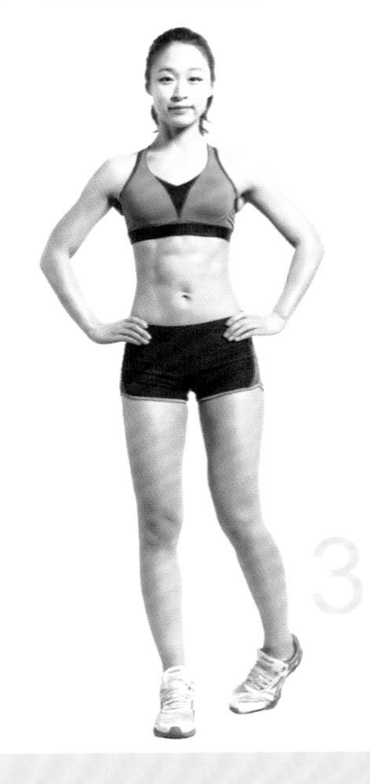

1 站立，两脚分开，与肩同宽。双手叉腰，右脚往后伸，脚跟提起，脚尖轻轻着地。
2 右腿膝盖稍作弯曲，使右脚脚踝以顺时针画圆的方式，旋转10秒钟。之后以同样的方法逆时针旋转10秒钟。
3 左脚踝也以同样的方式，进行旋转运动。

热身运动02 膝关节运动

1 站立，两腿并拢，双腿膝盖稍作弯曲，双手放于两膝盖上。
2 双腿膝盖向右，以画圆的方式，旋转10秒钟。
3 换个方向，以同样的方法旋转10秒钟。

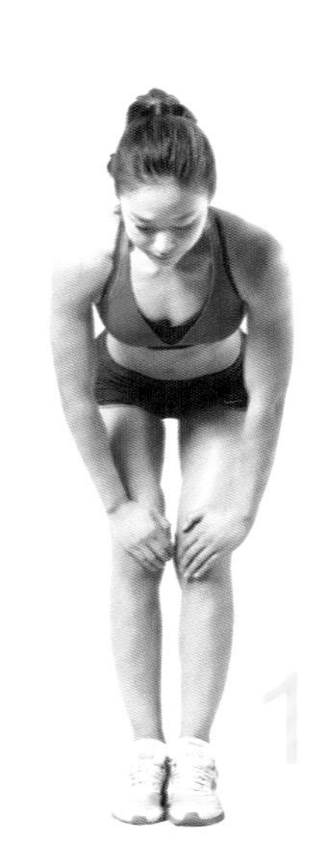

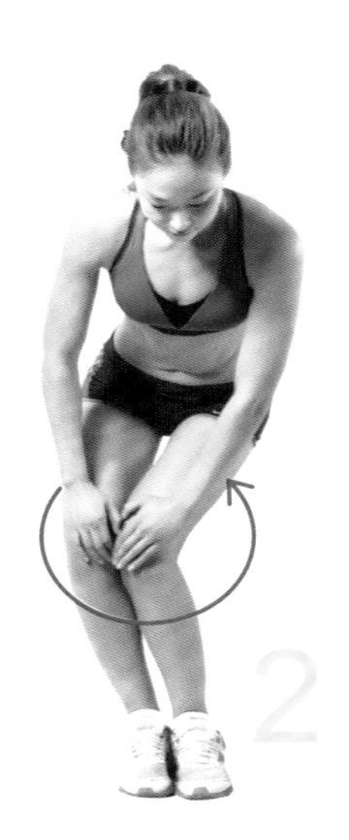

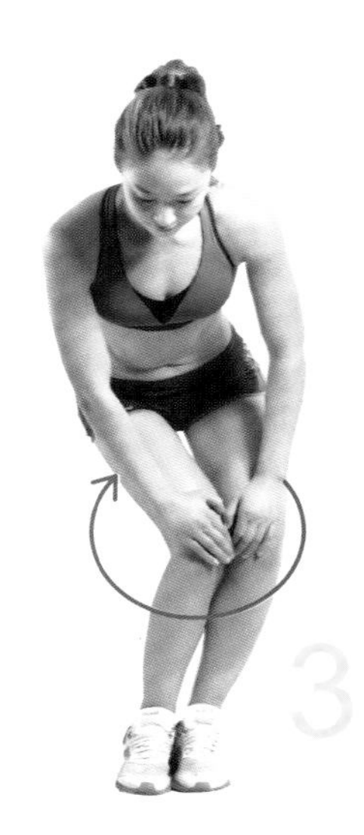

热身运动 03 腰部运动

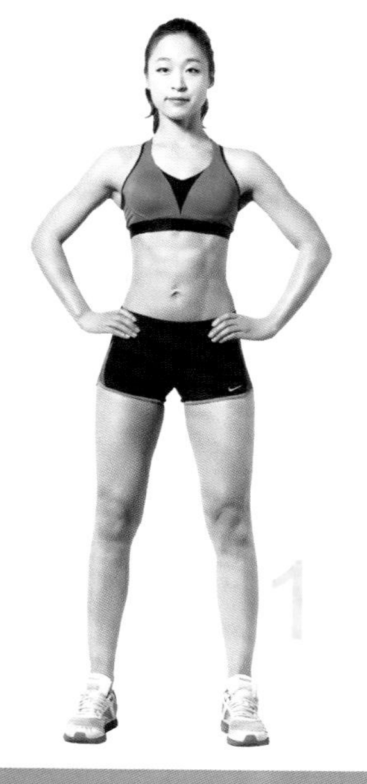

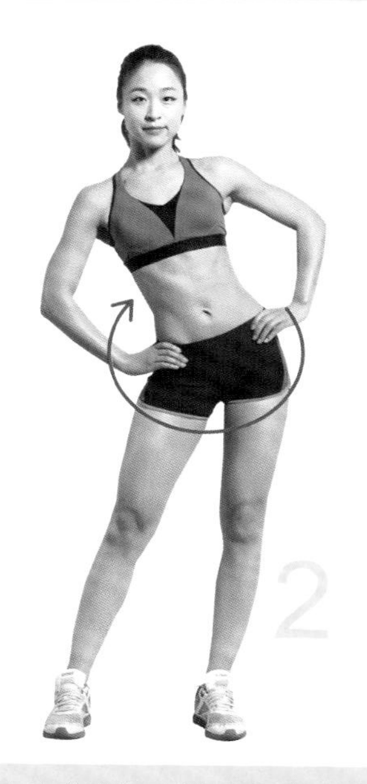

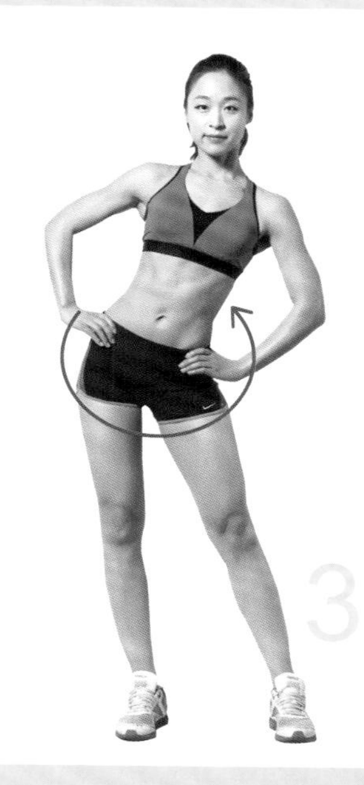

1 站立，两脚张开，与肩同宽，双手叉腰。
2 腰部以顺时针画圆的方式，旋转10秒钟。
3 换个方向，以同样的方式逆时针旋转10秒钟。

热身运动 04 肩部运动

1 站立，两腿并拢，双手放于肩部上方。双手指尖轻轻触碰到肩部即可。
2 移动弯曲的两胳膊肘，以画圆的方式，向身体的后方，旋转10秒钟。
3 以相同的姿势，换个方向，胳膊肘向身体的前方旋转10秒钟。

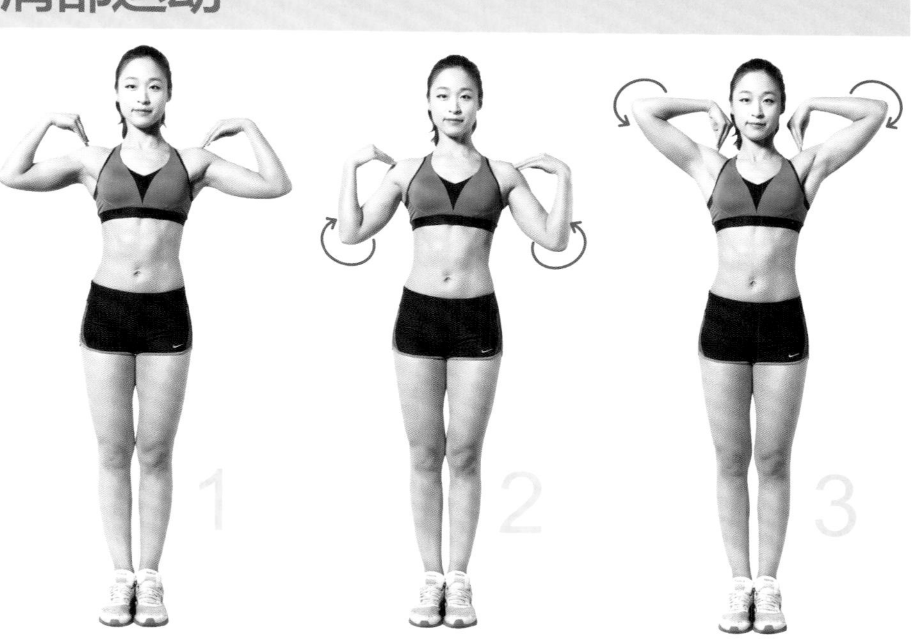

热身运动 05 颈部运动

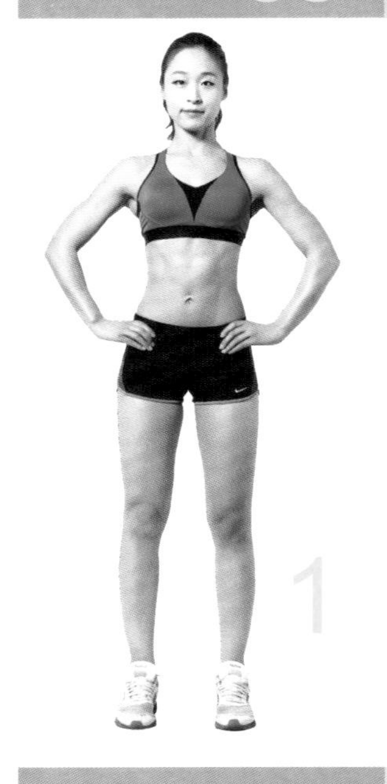

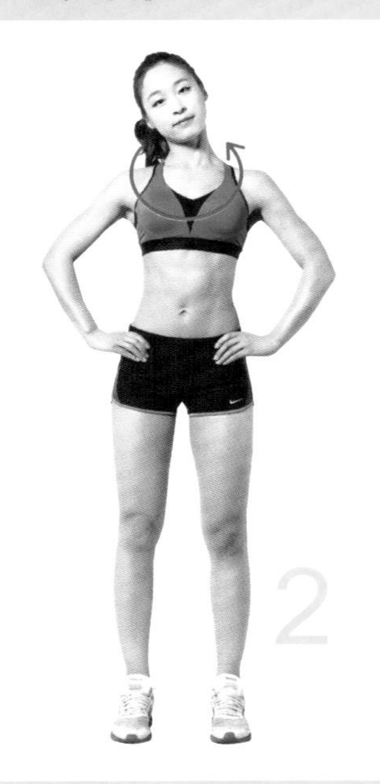

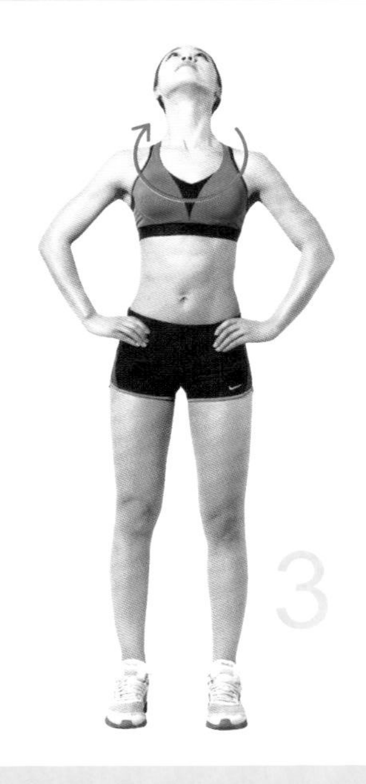

1 站立，两脚分开，与肩同宽，双手叉腰。
2 保持身体不动，头部逆时针旋转10秒钟。
3 换个方向，头部顺时针旋转10秒钟。

热身运动 06 手腕运动

1 身体自然直立，双脚分开，与肩同宽，双臂屈肘置于胸前，两手十指交叉互握。
2 保持双手十指交叉互握的姿势，运动手腕部位，向身体外部，旋转10秒钟。
3 以相同的姿势，运动手腕部位，向身体内部，再旋转10秒钟。

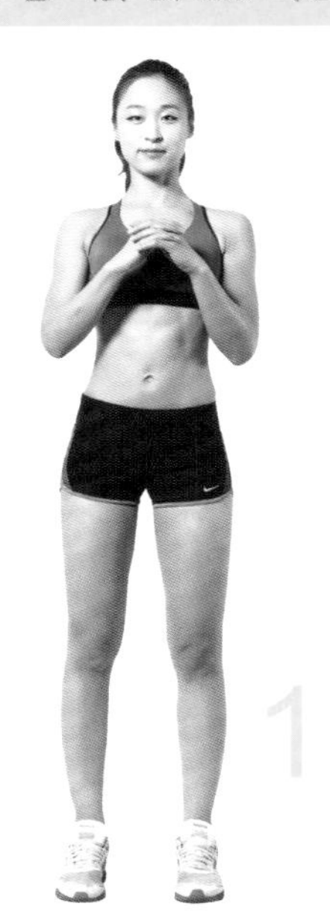

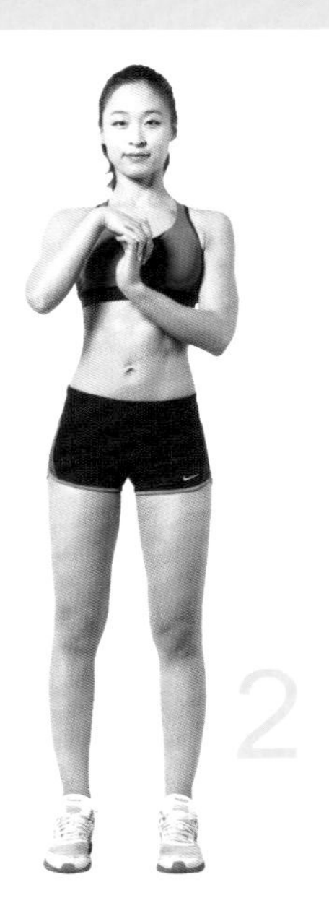

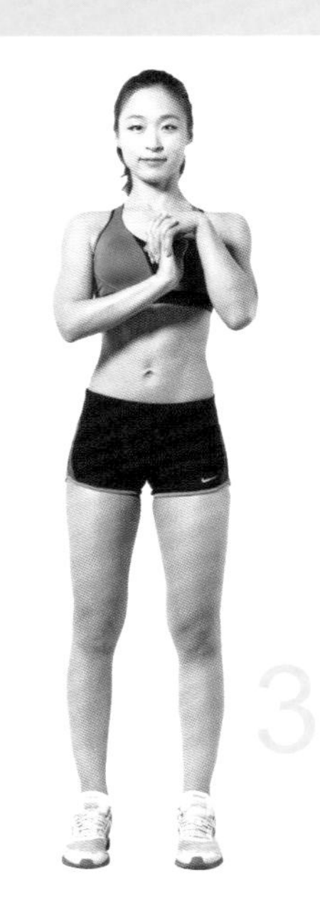

热身运动07 用手触碰脚尖

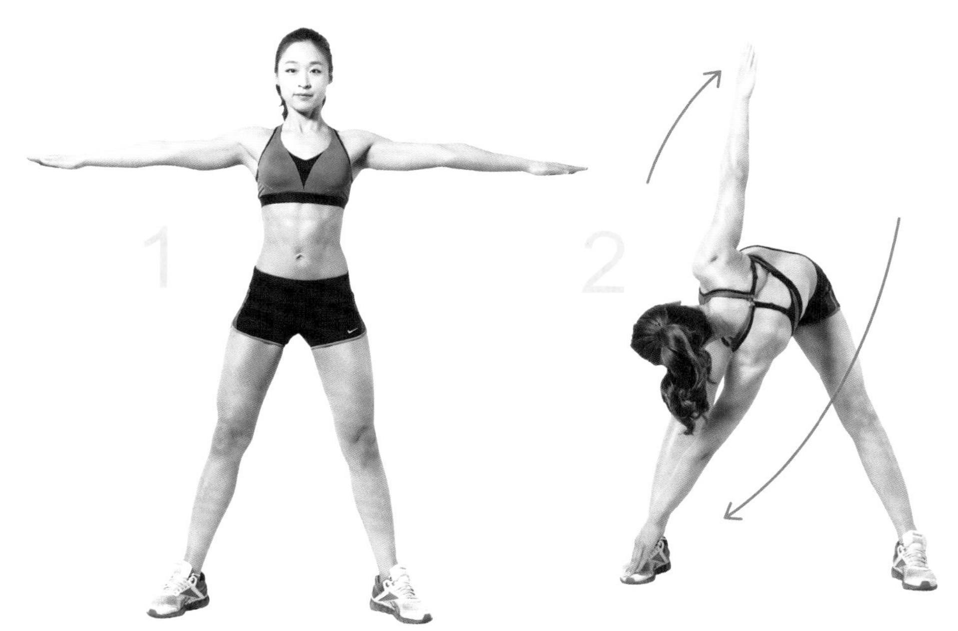

1 站立，两腿叉开，两脚张开，比肩稍宽，两胳膊打开，呈水平状。
2 弯腰，用左手来触碰右脚脚尖。

3 还原到第一步的姿势。
4 换个方向，弯腰，用右手来触碰左脚脚尖。不断重复交替做该运动20秒钟左右。

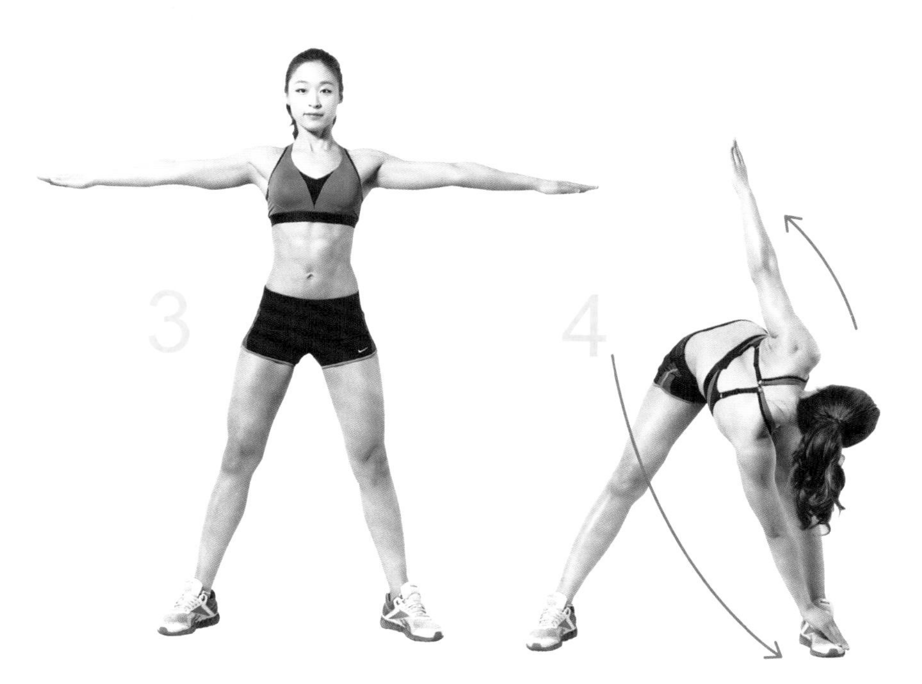

热身运动 08 向前方高抬腿

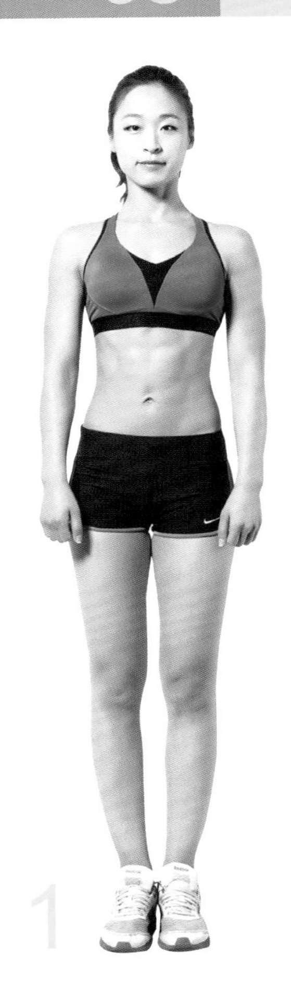

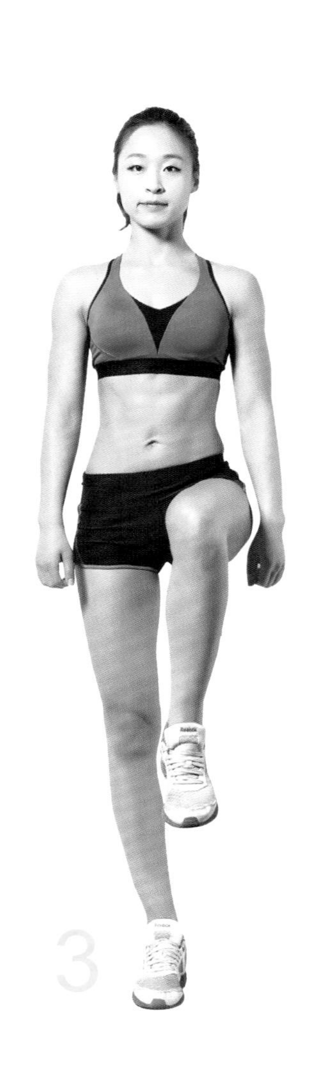

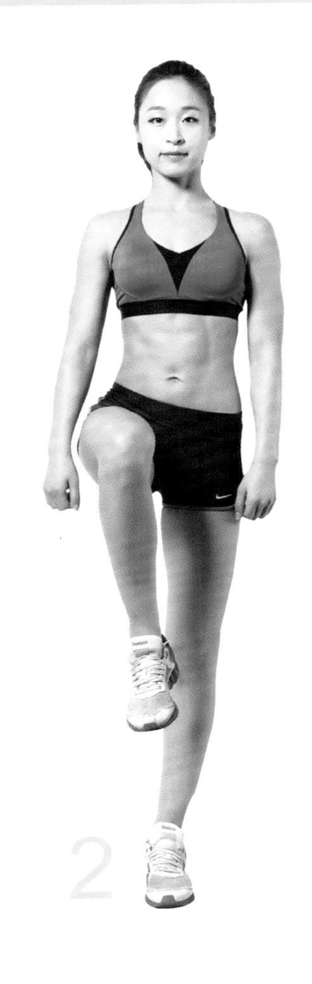

1 站立，双手握轻拳，自然垂于腰部。
2 提起右腿，保持大腿与小腿呈直角。
3 放下右腿，提起左腿，以同样的方式，反复做交替提起两腿的动作，持续20秒钟左右。

热身运动 09 向侧方高抬腿

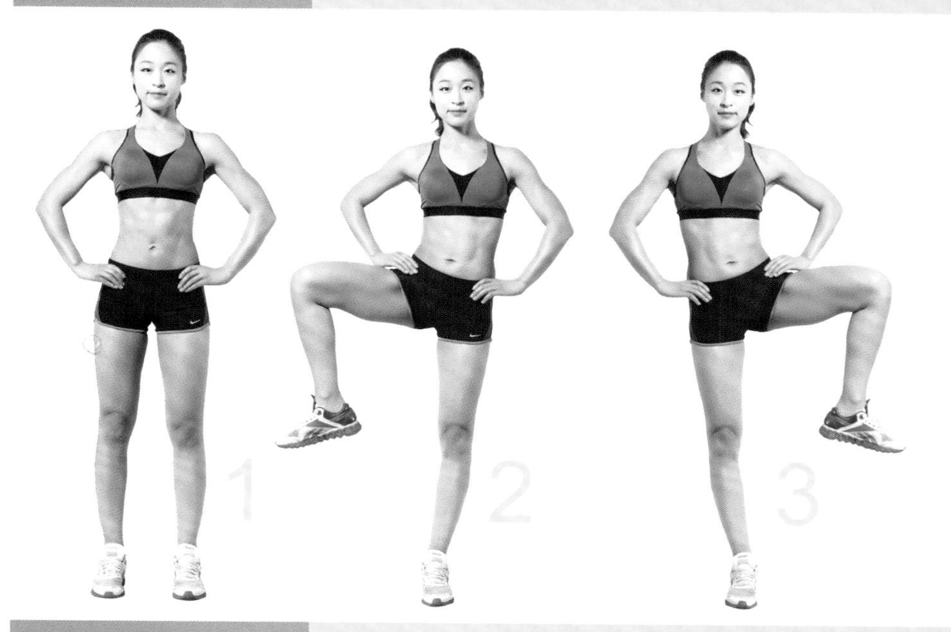

1 站立，两膝盖打开，与肩同宽，双手叉腰。

2 向右边的腰眼（肋部）方向，提起右膝，然后放下，这时脚尖向外侧推送，并非前后方向。

3 以相同的方法，向左边腰眼（肋部）方向，提起左膝，然后放下。如此反复做交替提起膝部的动作，持续20秒钟左右。

热身运动 10 踢腿运动

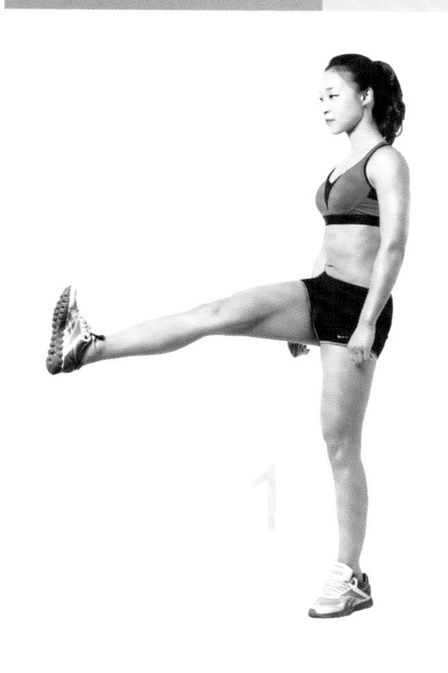

1 站立，挺直腰背，双手自然垂放于身体两侧。如同踢东西一样，向前方踢出右腿。注意，膝盖不能弯曲。

2 在不失去重心的前提下，尽量挺直腰部。双脚以尽量快的速度交替做踢腿动作，持续20秒钟左右。

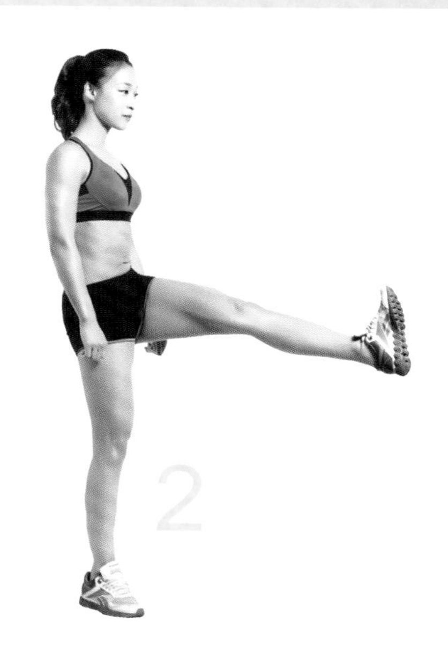

STEP 2

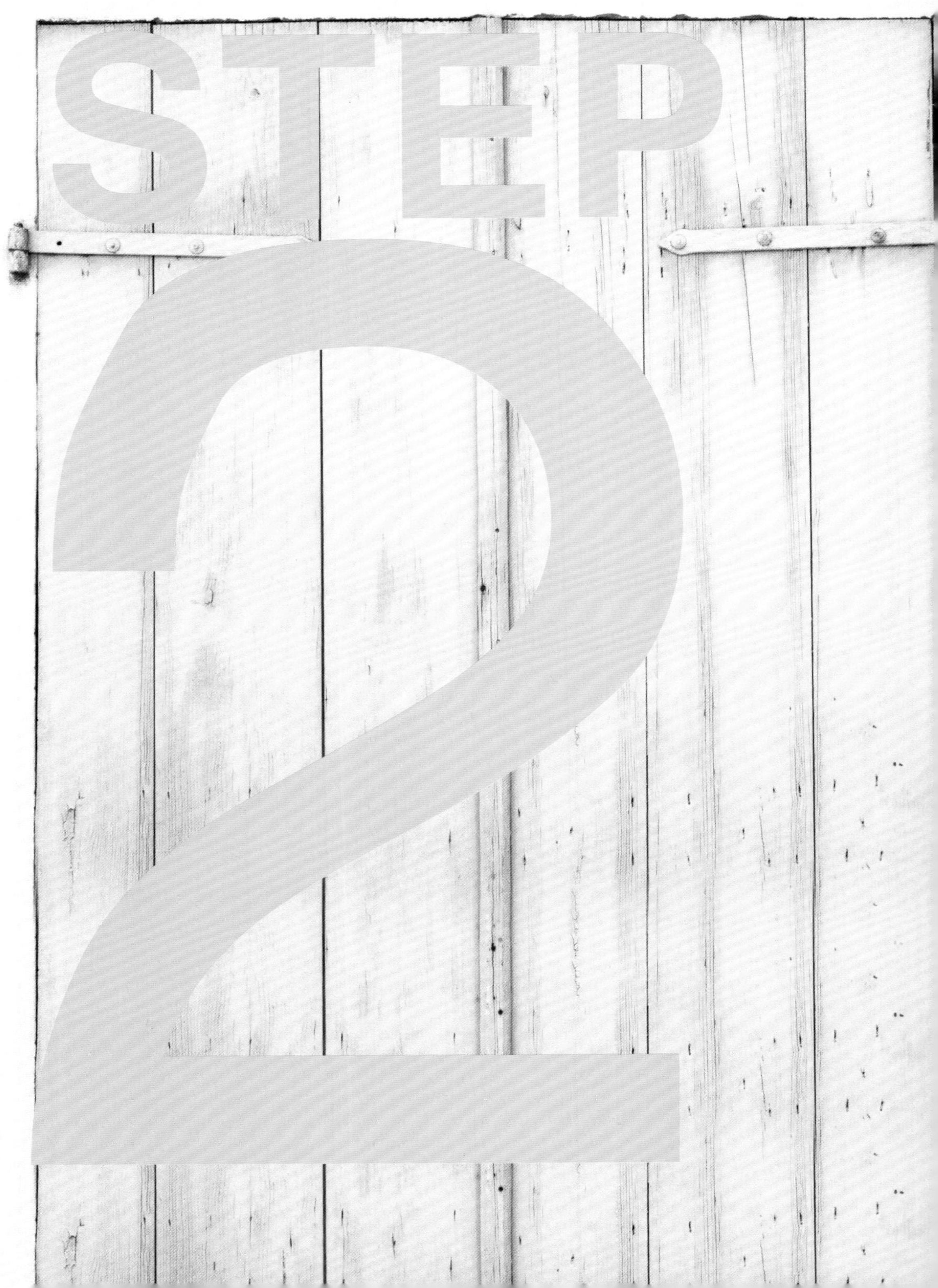

想必大家已通过做准备运动彻底放松了肌肉。现在就该进入规定运动的阶段了。你们准备好了吗?

规定运动是一种接近于肌肉锻炼的无氧运动。它能帮助你打造出纤细并富有弹力的胳膊、有律动感的全身线条、美丽动人的肩部线条等。这样，今后无论你穿什么衣服，都会自信满满，并散发着迷人的女性美。

规定运动阶段，每天的运动任务由3组组成。每做完1组，可以休息30秒钟左右，再开始下一组运动任务。当3组全部做完，休息1分30秒左右后，就可以进入下一个阶段——有氧运动了。

规定运动

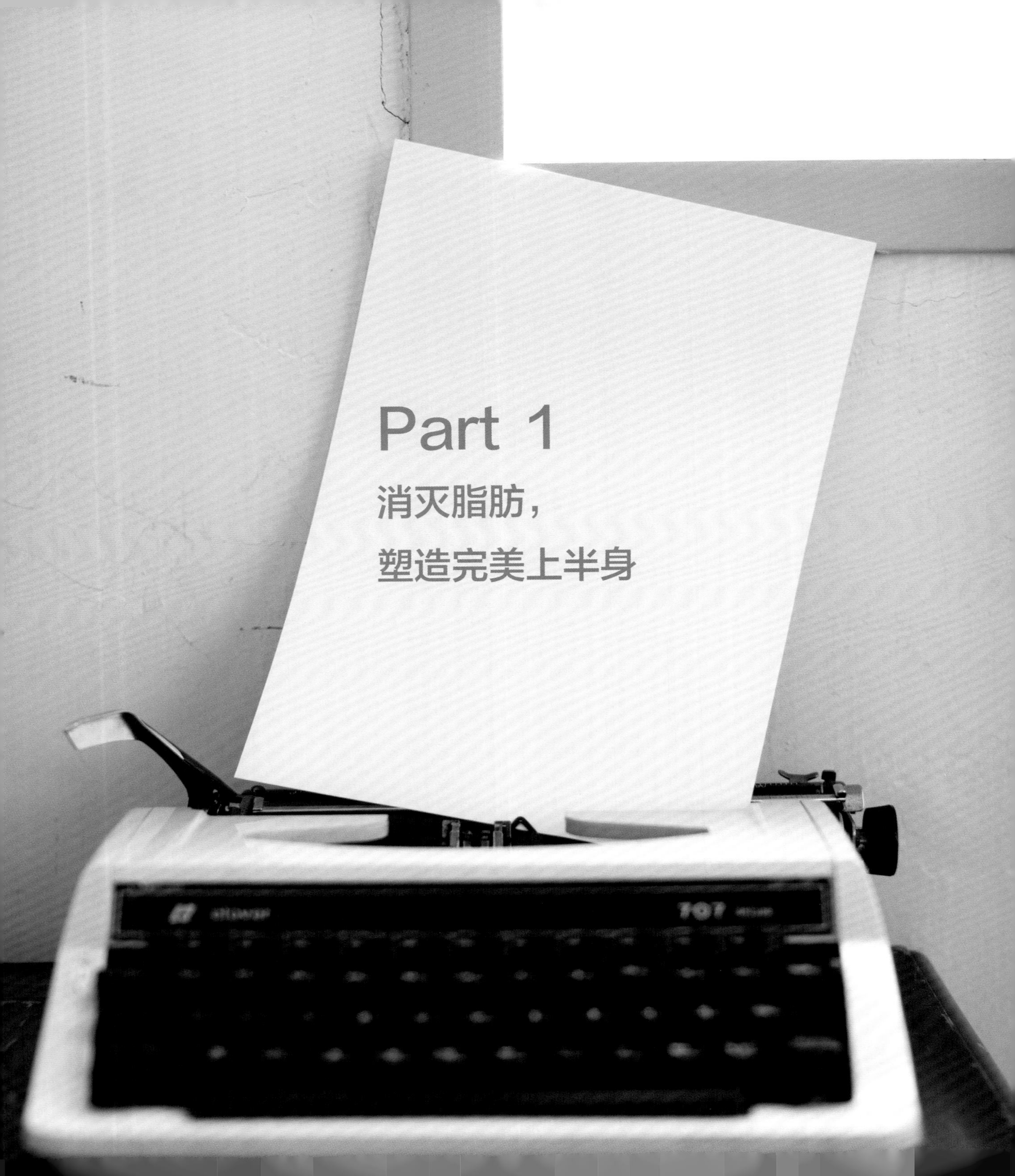

Part 1

消灭脂肪，塑造完美上半身

优美的上半身，如同女人的自尊心

优美的上半身，对女人而言，是十分重要的，就如同她们的自尊心一样……
尽管我们天生不如身材完美之人，但只要我们肯努力，后天一样可以弥补，甚至做到更好。
想要捍卫自尊的你们，还在等什么呢?

我是一名教练。简单地说，我是一位靠改造他人身材吃饭的人。不知道是不是职业病的原因，我每次与别人见面，总会先打量人家的身材。只需稍稍瞄几眼，那人在做什么运动并且做了多久、那人多么在乎自己的身材、那人多久没有顾及自己的身体了……我都能将它们看在眼里?并做到了如指掌。

身材是不会说谎的。你是否努力地用心生活、是否很爱惜自己的身体等，都会如实反映在你的身材上。如果你为了身材，已经开始花心思了，那么请相信那份努力必定会换来一份不错的回报。另外，女人身材的美丽是体现在均衡感上的。只一味地瘦，肯定不好看；可是，若稍微多长点赘肉，穿衣服就会完全走样。即使可以选择穿大一码的衣服来进行弥补，但这已成为铁定的事实，赘肉已悄然爬上了你的身体。不过，女人的身材也有可塑性强的特点，只需稍微努力，身体的线条马上就会有改观。如果你想要拥有美丽的身材，必须将身材管理这一事项融入到你的生活之中，像吃饭、睡觉一样，成为一种再普通不过的生活习惯。

女人们通常会倾向于这样想，认为胸和前臂等所在的上半身是不容易改变的，也是相对比较容易长肉的。像她们这样，因为觉得相比其他部位，上半身不容易进行管理改造，而将身体放任不管的人有很多。甚至有些人对于上半身的管理，干脆从没开始过。然而我们的身体是有灵性的，你对其花多少心思，它也必定会给予你多少回报。当然，上半身也不例外。

纤细并有弹力的胳膊、性感并凸显的锁骨、灵活的肩膀线条、魅惑感十足的肩胛骨、律动感超强的胸部……女人们常常觉得具有以上特质的上半身，也只有在走红地毯的女人身上才可得见。其实，这样的上半身，离你也并不远。

千万不要有即使努力，也不会有效果的想法。每天进行一点点管理，一步一个脚印，坚持住。相信不久，上半身的奇迹同样也会戏剧性地发生在你的身上。

本书提供了30天的运动课程。当然，这并不代表只需30天，上半身的所有奇迹都会实现。但是，即使只有30天，只要你不间隔，认真跟着书中所述运动方法来练习，我坚信30天后的结果，一定是你意想不到的。

相信只需亲身经历一次这样身材的改变，你就会对本书爱不释手。事实就是如此，并非一定要去健身房，就在自己房间，翻开该书，就如同私教到家指导自己一样，为了自己的身体，跟着书上介绍的动作要领，来做练习。只要坚持，相信不久，你定会拥有变样到连你自己也觉得完全陌生的上半身。

没时间、身体状态不好、健身房费用太贵了……从现在开始，请不要再以这些借口，作为对你的身体弃之不管的理由。若我们连自己的身体，都不能按自己的意愿而改变，那对于漫漫人生，我们又何谈实现梦想? 你们说，对吗?

希望这次，你能从改变身材线条开始，成功打造出令你梦寐以求的上半身。

帮你打造身材的男人，崔成宇

给梦想拥有性感上半身的女性的贴心问与答

Q **对于身体部位，是否可以有选择性地进行瘦身呢？**

在开始瘦身前，我们就需要了解清楚这个问题。身体不可能像工艺雕刻那样，这个地方割掉一块，那个地方补一块。但是，若对特定部位集中性地进行运动，该部位肌肉肯定会有所增加，皮肤弹力也会有所改善。如此一来，皮肤就会变得紧绷，有看起来瘦些的效果。并且，相比做全身运动，分部位来运动，运动强度更集中，运动效果也会更明显。另外，也可缩短肌肉的恢复时间。因此，建议大家分部位来进行运动。

Q **有些部位，完全可以用衣服来遮挡，别人根本就看不到。然而，听说这些部位也需要进行运动，那是为什么呢？**

在上半身中，躯干是脂肪存储的部位。相比其他部位，体脂肪的消耗量也相对较低，所以才会堆积很多。相反，我们一直想变细的胳膊，因为其储存脂肪的地方较少，再加上胳膊在实际的生活中，运动量也相对较多，所以相比躯干，体脂肪堆积的相对较少。因此，像躯干这样，被衣服包裹着的部位，肥肉量要比我们想象的多得多。尽管躯干是不容易被别人看见的部位，但也请不要因为这个理由，而忽视这一部位的运动。请记住，躯干是比较容易堆积体脂肪的地方。所以希望你对这一块，能投入更多的运动时间。

Q **我上半身看起来特别发达，也比较容易长肥肉。尽管别的部位没有肥肉，但手臂和脖子显得特别肥。跟着做上半身的瘦身运动，真的可以帮我解决上半身的烦恼，让上半身瘦下来吗？**

其实你并不一定只是脖子和手臂肥胖。可能你上半身的大部分部位都比较肥胖。只不过，平时因衣服遮挡的缘故，所以比较显眼的就只有脖子跟手臂。持续性的运动和正确的饮食习惯可以帮你解决这样的苦恼。不仅可以帮你瘦上半身，还可以使其他部位也变得弹力十足。整个身体看起来，也会比较匀称、苗条。

Q **若女人拎着哑铃，过度做运动的话，也会像男人那样，长出很突兀的肌肉吗？一直担心手臂会变得更粗，所以不怎么敢使用哑铃。**

你可以完全放心。因女性荷尔蒙的作用，女人很难形成男性那种鼓鼓的肌肉。因此就算做肌肉运动，身体也不会变得男性化。同样，肌肉也不会变得很壮大。

大家偶尔会有这样的情况，“肥肉减掉了，但衣服反而穿不上了”。这种情况，大多并不是因为肌肉增长、皮肤拉伸的缘故，而是通过运动，原来微微弯曲的肌肉形态，被拉直而出现的现象。因此，放心地使用哑铃，尽情运动吧。你若想使体脂肪减少的效果更明显，尽早拥有苗条的身材，一定不要忘记，同一种动作，做20次以上 。所以，请选择适合自己的哑铃（哑铃的大小，以能够一次坚持做20次以上为参考标准），然后再进行运动。

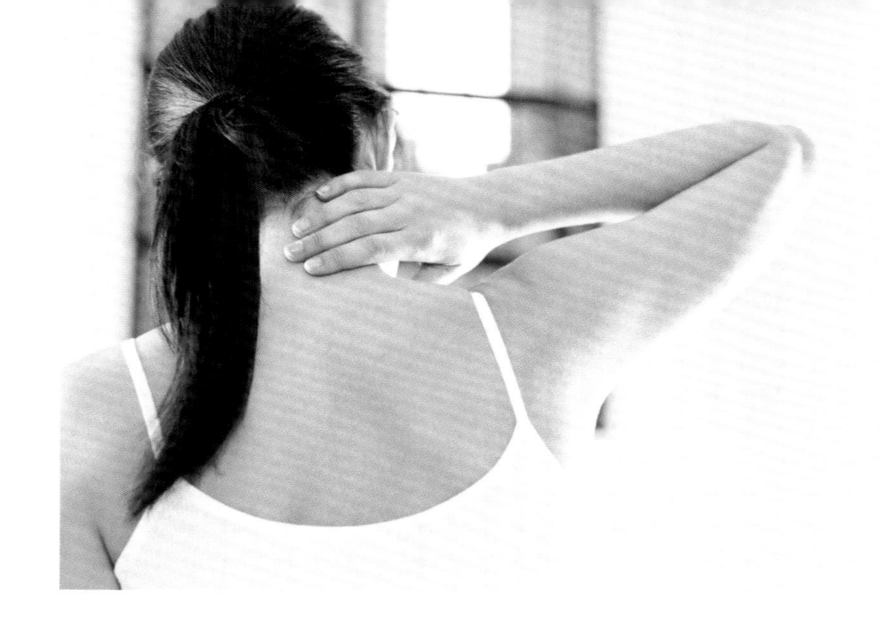

Q 相比其他部位，我的肩部过于发达。这样，脖子看起来也比较短。夏天，穿露脖子的衣服时，一点都不好看。请问，有没有办法能使脖子变纤细?

若平时运动强度不大的话，斜方肌很难变得特别发达。你这种情况，基本是因为不规范的姿势所引起的。斜方肌变僵硬后，脖子自然就会看起来比较短，肩膀看起来也比较发达。因此希望你张开肩膀，以正确的姿势来多做运动。另外，也希望你多做伸展运动和本书中介绍的肩膀和背部运动，使肩部的肌肉多活动。不久，你就能拥有漂亮的肩膀线条啦。

Q 有时候，因长时间坐在电脑前，我会被自己像乌龟那样，脖子挂在身体前方的样子惊吓到。据说，长期这样，脊椎就会歪掉，而且比较容易长肉。是这样的吗?

这类症状也被叫做“乌龟脖综合征”。长时间坐在电脑前工作的人群为易发人群。这种情况，不仅脊椎会变歪，上半身会变得不均匀，甚至还会诱发脊椎疾病。本来为了瘦身，我们需要多做运动。但是脊椎不健康的话，好多运动的动作都很难做到位。因此，在做瘦身运动前，希望你可以先做相应的练习，来纠正自己的姿势。只有这样，所做的瘦身运动才能看到效果，并且也不容易造成肌肉拉伤。坚持做该书中介绍的伸展运动，对矫正姿势是有帮助的。

Q 除了正规的运动，我们坐着的时候，比如坐公交车或地铁时，有没有什么可以管理上半身的方法啊?

也就是说，你想知道，以坐着或者站着的姿势，可以做的运动吧。其实并非没有，只不过好多运动都受空间的限制。因而，相比做运动，保持自己正确的坐姿或者站姿显得更为重要。坐着的时候，挺直腰背，不要跷着二郎腿；站着的时候，张开肩膀、并拢双腿等。另外，多做伸懒腰、扭动脖子等运动。跟着做本书中介绍的伸展运动，多拉伸拉伸身体。这些动作虽然对减少体脂肪没有效果，但对你整个形体气质的提升还是有帮助的。

Q 我胸部比较小。并不敢奢望胸部能够变大，只希望胸部可以变得紧实并富有弹力。希望可以教授方法。

你的想法十分正确。即使胸部再大，若没有弹力的话，也不会很美观。相反，即使胸部比较小，若有弹力，看起来也会富有线条美。本书中介绍的胸部运动，能有效打造胸部线条。所以希望你能坚持不懈地进行练习。并且，在平时多给胸部做一些力量训练。虽然说胸部是由脂肪构成的，但胸下方部位会有肌肉，所以多做胸部力量运动，胸部下方部位的肌肉会得到锻炼，坚持下去，你就可以充分看到胸部紧实并有弹力的效果。

Q 我身体基本没有弹力。虽然其他部位不怎么醒目，但手臂上的肉显得特别松弛，所以我十分沮丧。想知道有没有什么方法，可以使身体，特别是手臂肌肉富有弹力。

因重力作用，手臂上的肥肉很容易下垂。因而，看起来会显得更松弛。手臂上的肉松弛，当然与弹力有一定的关系，但更重要的是，因为胳膊上有那么一大块重的脂肪，并能引起重力作用。你可以通过运动和饮食方法，来减少全身的体脂肪含量，同时，让手臂内外侧一并进行运动。其实跟着本书介绍的胳膊运动做练习即可。

Q 我做伸懒腰的动作时，肌肉会显得很僵硬且有很强烈的疼痛感。另外，做伸展运动的时候，经常也会对肩膀造成压力，所以有点担心。

这是因为你缺乏运动所致。不做伸展运动或干脆不运动的人群，肌肉的柔韧性会下降，从而很容易造成肌肉僵硬。要想改变这一状况，就必须越过这个阶段，反而需要坚持不懈地多做全身性运动和伸展运动，并且将每日摄入的水分量增加到2升。

Q 不久我将要做新娘。眼看就要选婚纱，拍婚纱照，举行婚礼了。现在最纠结的还是瘦身。特别是穿抹胸款的婚纱时，腋窝上面的肉凸显得很厉害。因为这个，我在考虑要不要换婚纱。对于腋窝上面的肉，我该怎么运动，才能看起来稍微好点?

对于将要结婚，想穿婚纱的准新娘们来说，上半身的运动管理是一门必修课。因着急而无计划性地节食或者依赖于昂贵的按摩，在教练看来，并非是很理想的方法。因婚纱上部凸显出来的腋窝肥肉而十分焦虑的话，胸部运动会帮你解决这个苦恼。通过健康的食谱来调节饮食，通过有氧运动来减少体脂肪，再加上胸部运动和一定的按摩。如果以这样的方式来管理你的上半身，相信结婚那天，你一定可以成为最美丽的新娘。

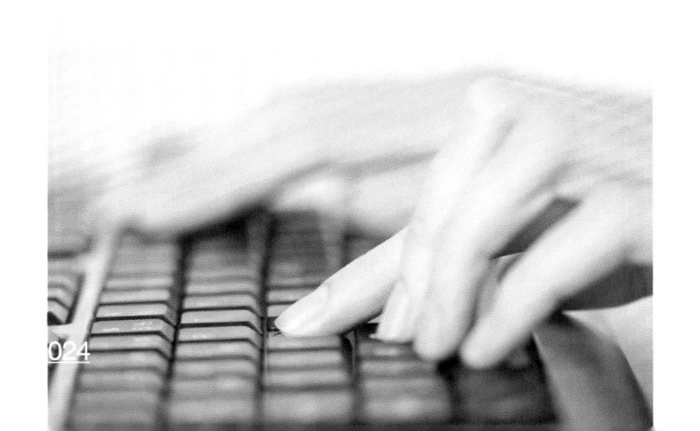

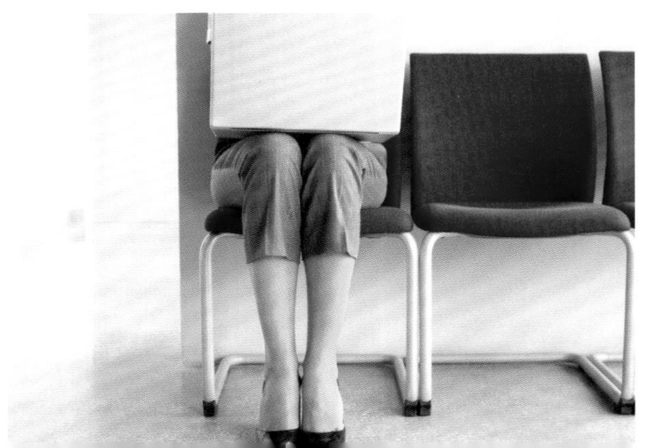

30天的肌肉训练，塑造完美上半身曲线

运动指导（Exercise Technic）

若你已经适应了规定运动，那就尽量拉长有氧运动的时间吧。

本章操作实例

【例】上半身规定运动 1组 → 30秒钟休息 → 上半身规定运动2组 → 30秒钟休息 → 上半身规定运动3组 → 1分30秒休息 → 有氧运动 → 整理运动

该书的另外一种操作实例

＊本章的后两部分：从消灭腹部的赘肉开始、从消灭下半身的赘肉开始。若想要一起锻炼，方法为在做完上半身规定运动3组后，休息1分30秒钟，然后继续进行另外两部分的运动。

【例】上半身规定运动 1组 → 30秒钟休息 → 上半身规定运动2组 → 30秒钟休息 → 上半身规定运动3组 → 1分30秒休息 → 下半身或者腹部规定运动1组 → 30秒钟休息 → 下半身或者腹部规定运动2组 → 30秒钟休息 → 下半身或者腹部规定运动3组 → 1分30秒钟休息 → 有氧运动 → 整理运动

根据运动部位循环方式，所制订的上半身规定运动的30天运动计划如下：

上半身													
日期	部位	日期	部位	日期	部位	日期	部位	日期	部位	日期	部位	日期	部位
1	胸部	2	背部	3	肩部	4	胸部	5	背部	6	肩部	7	胳膊
8		9		10		11		12		13		14	
15		16		17		18		19		20		21	
22		23		24		25		26		27		28	
29	全身	30	全身	＊若遇到一个月有31天的情况，就将30日的全身运动，再重复多做一天。									

运动部位循环方式定义：

30天内通过运动而使运动部位每日有所改变的方式叫做运动部位循环方式。一般而言，锻炼肌肉的运动，肯定会给肌肉带来一定程度的拉伤。拉伤完全恢复，需要24~72小时。因此，为了使身体能够有充分的恢复时间，最理想的方式是，一个肌肉群3天左右锻炼一次。

如上述的30天的计划表所示，胸部、背部以及肩部每周进行2次锻炼，但是胳膊每周只进行一次锻炼。那是因为胳膊的肌肉相对较小，所以每周只锻炼一次，也能充分达到相应的运动效果。

有的人想要拥有美丽的胳膊线条，就集中性地只做锻炼胳膊的运动。相比这样的方法，跟着我们制订的健身表来综合性地进行身体锻炼，其实才是更好的方法。

乍一看本书介绍的运动，你肯定也会有这样的想法。动作如此简单，会有效果吗？但是跟着做的话，你又会意外发现肌肉有运动后的酸胀感。这样的问题我们就不需要多加回答了。所以勤恳地跟着书中详细介绍的运动方法，尽可能运动到那些平时不怎么常用到的肌肉，效果一定是值得期待的。

那么，从现在开始，就正式进入每日运动的实战训练阶段。因为每天并不需要花很长时间来运动，所以不要忘记，持之以恒才是最佳捷径。想象着30天后，自己将拥有轻便并有律动感的身材，以愉快的心情，开始锻炼吧。可以放些自己喜欢的音乐，愉悦自己的身心，从而使自己做到享受整个运动过程。

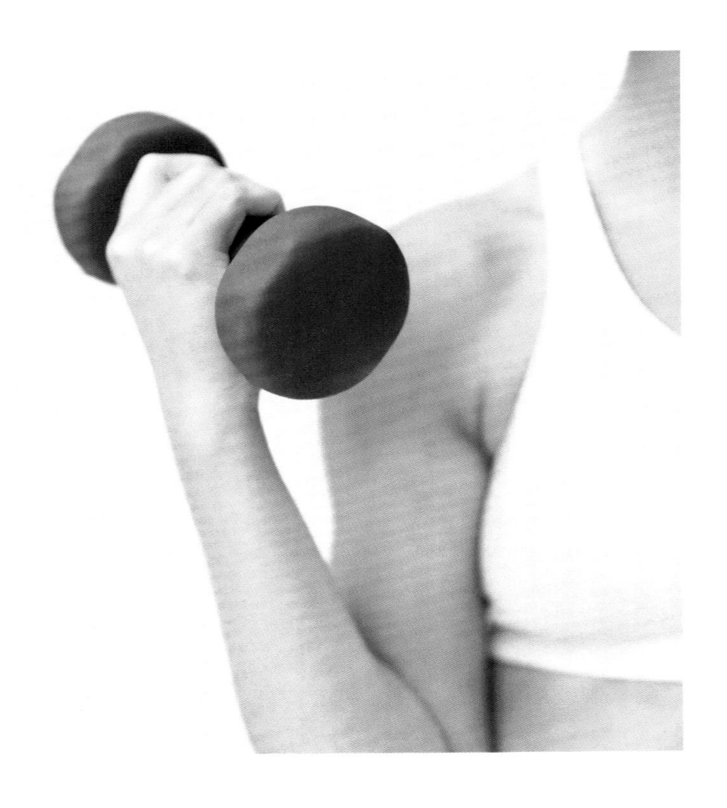

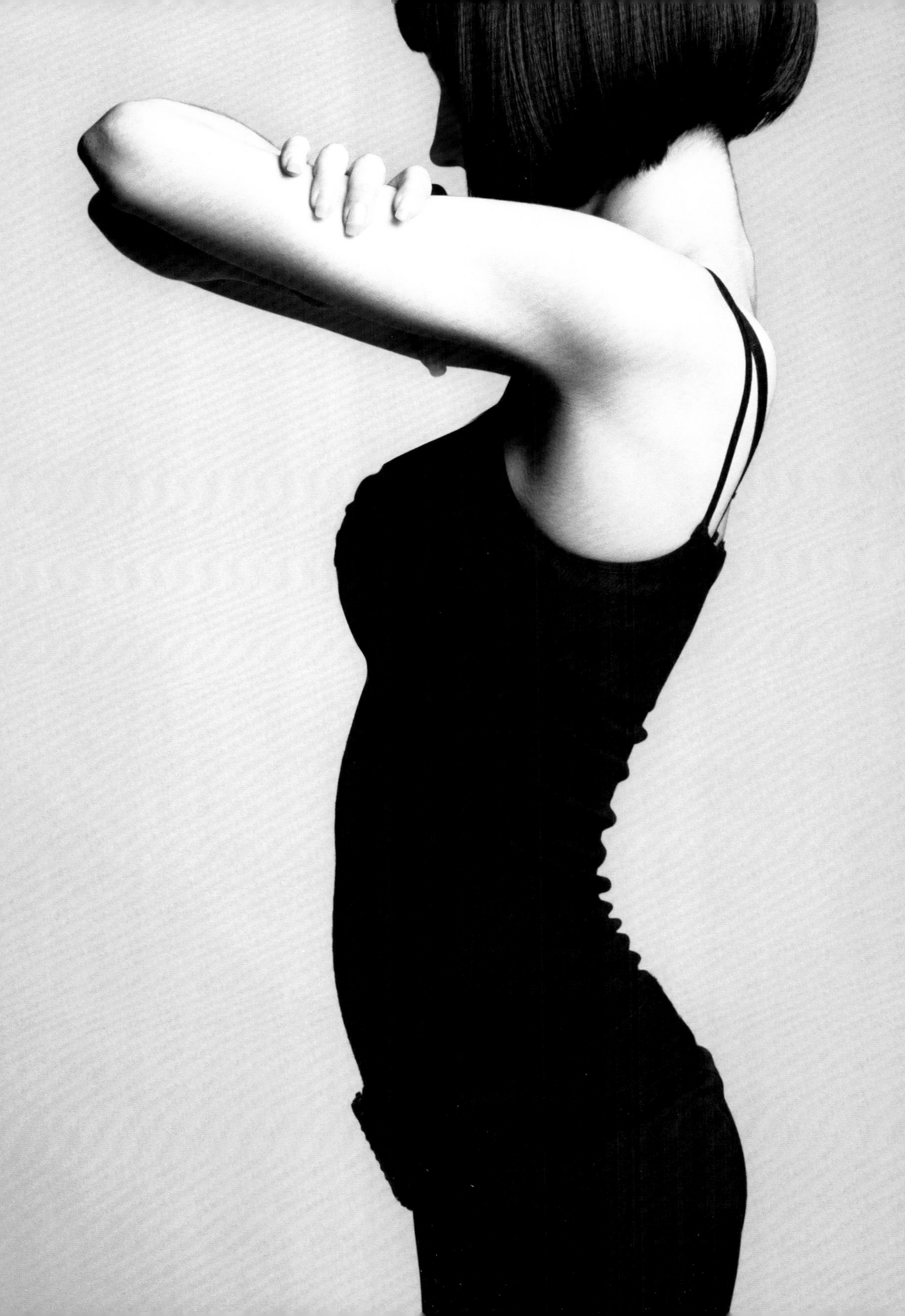

1 week

1 DAY

运动部位

前 后

○主要运动部位 ○辅助运动部位

运动速度

快 普通 慢

选择强度不高的肌肉运动

对于学员们来说，第一周可以选择相对强度不怎么高的肌肉运动。因为，若一开始就开始强度较高的动作，很容易造成肌肉拉伤。第一周运动的要领是以放松身体的感觉来进行锻炼。运动时，一定要时刻注意安全哟。

1

1 平躺，胳膊和膝盖弯曲

在地上垫上瑜伽垫，后背着地，端正地躺在地面上，弯曲膝盖。保持脚掌与地面完全贴合。两手握拳，注意手腕不要歪斜，胳膊弯曲，保持胳膊肘呈90度。

胸部运动 平躺，弯曲伸展胳膊

该动作能打造结实的胸肌，并有助于使小臂上部肌肉富有弹力。若想提高运动效果，可以手握哑铃来做练习。对于初学者来说，最好使用轻便点的哑铃。因为若使用过重的哑铃，而使动作做不到位，反而会影响运动效果。

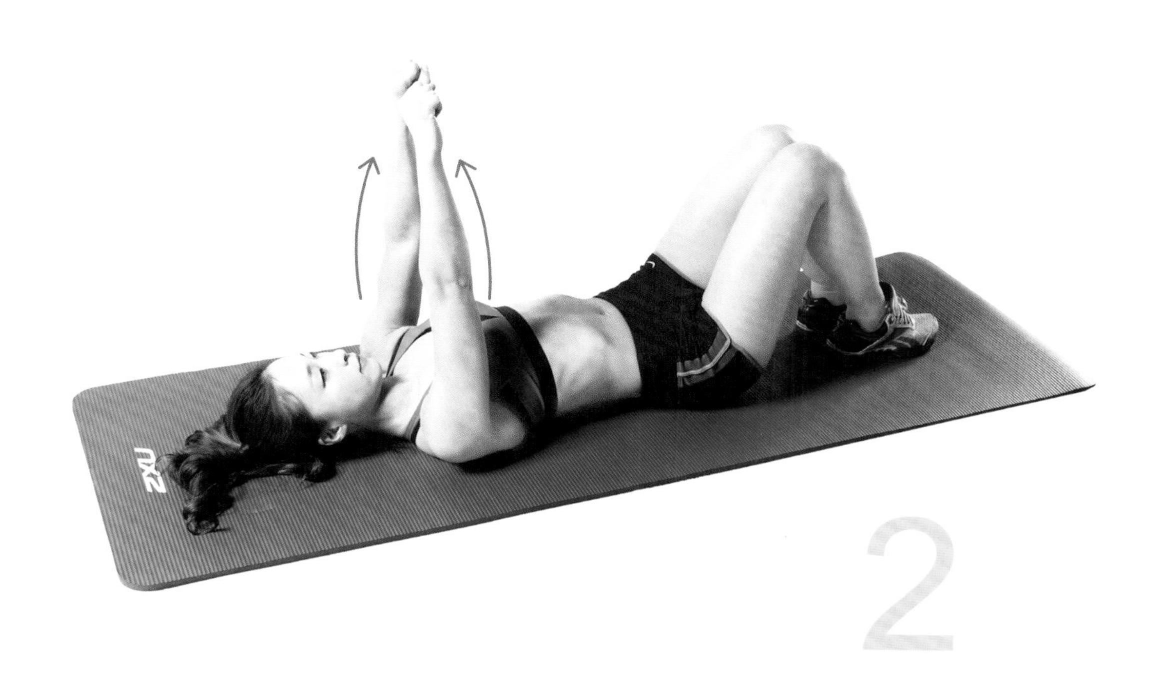

2

2 垂直地伸出胳膊，然后再弯曲，反复做这个动作

垂直伸出弯曲的胳膊，到拳头互相触碰的程度。注意此时，肩膀不要离地面太多。然后返回到原先姿势，让胳膊肘再一次碰到地面，并保持90度的角度。重复做该动作，20次为1组，共做3组。

2 DAY 背部运动 站立，合拢肩胛骨

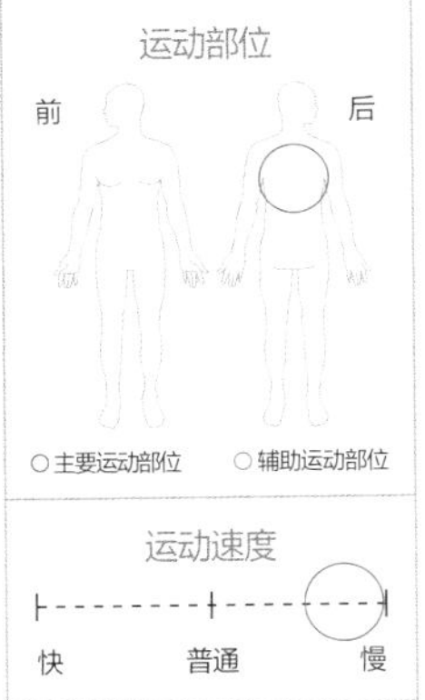

乍一看，你可能会觉得今天的动作十分简单。但今天的动作能够用上平时不怎么使用到的背部肌肉，所以对于打造苗条的背部线条是相当有效的。对于每天长时间使用电脑的职场人或者学生一族来说，做完该动作，立刻就会有身体变轻松的感觉。若平时一有时间就做锻炼，能够减轻过劳所引起的肌肉僵硬或者疼痛感。

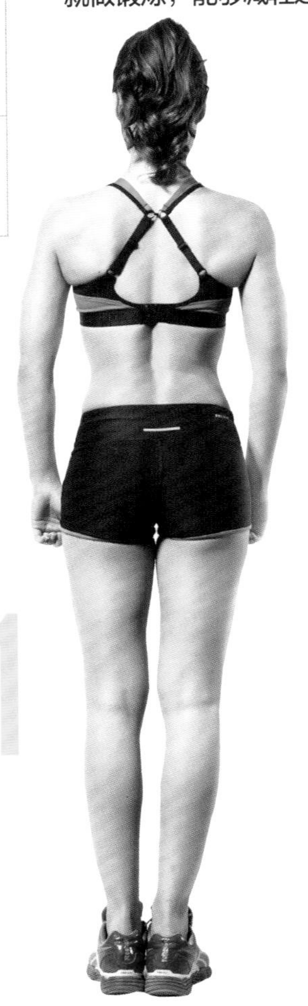

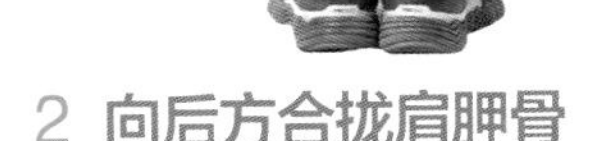

Point

肩胛骨的移动是该动作关键所在。所以，在做第2步的动作时，要尽可能地合拢肩胛骨。

1 以立正姿势站立

站立，挺直腰部，两腿合拢。这时，感觉背部肌肉有些许紧张感。

2 向后方合拢肩胛骨

以立正的姿势站立。肩部向后方挤压的同时做扩胸动作。这时，背部会变得越来越窄。重复做该动作，20次为1组，共做3组。

3 DAY 肩部运动 手臂向前伸直

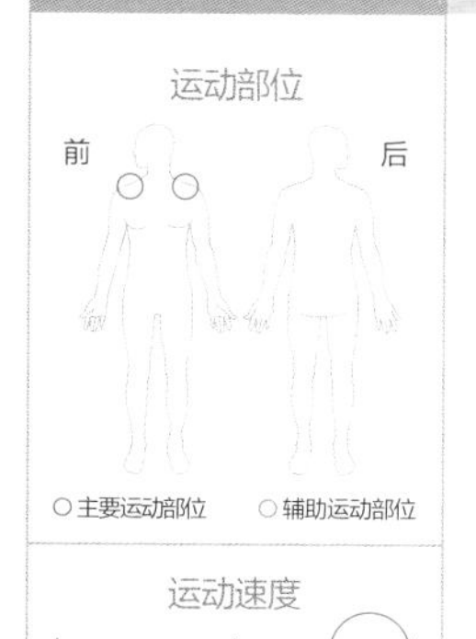

今天的动作，虽说简单，但对于练就肩部前侧的肌肉是相当有效的。在运动初期，为了集中练习肩部运动，可以不使用哑铃，空手练习即可。若是一直以来保持有运动量，则不妨拿着哑铃，一起练习，这样同时也可以锻炼到肩部和手臂肌肉。

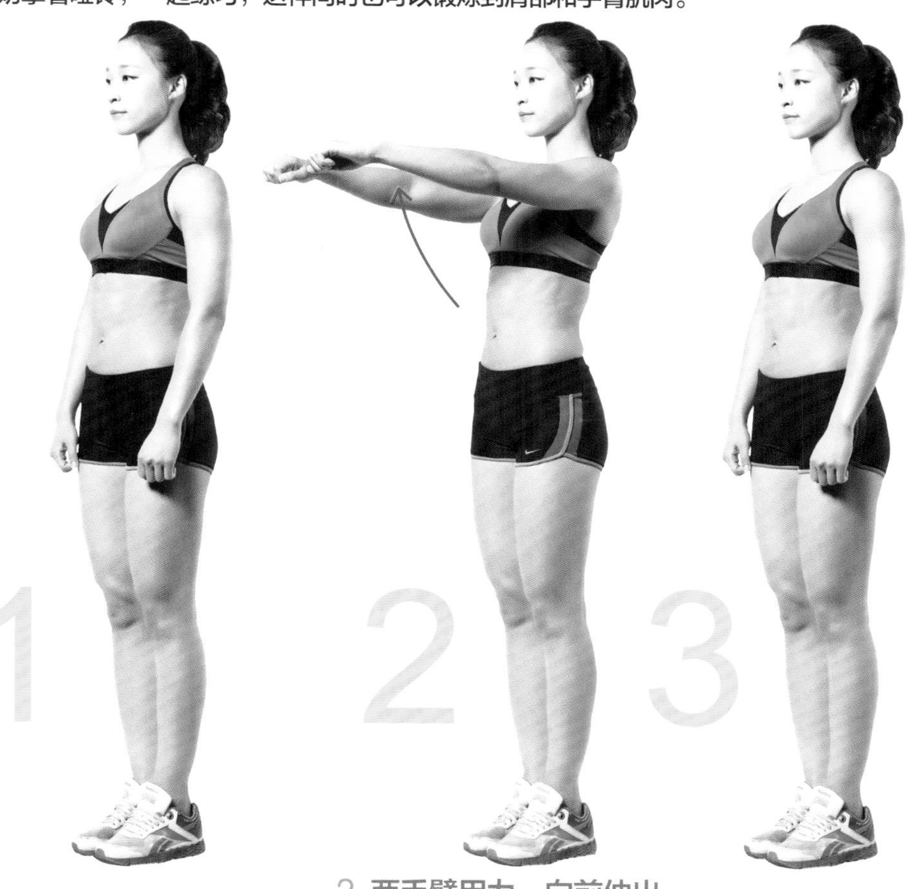

Point

做该动作时，尽量不要晃动肩膀。在第2步的动作中，注意不要让手臂伸向耳朵方向，应该保持水平。

1 以笔直的姿势站立

伸直腰，保持笔直的站立姿势，双手自然垂放，并握轻拳。

2 两手臂用力，向前伸出

手臂用力并向前方伸出，使拳头与肩部保持在一条直线上，注意不要让胳膊肘弯曲。

3 再一次回到起初的姿势

放下伸直的胳膊，恢复笔直的站立姿势。重复做该动作，20次为1组，共做3组。

4 DAY 胸部运动 躺下，胳膊向两边扩张，然后再合拢

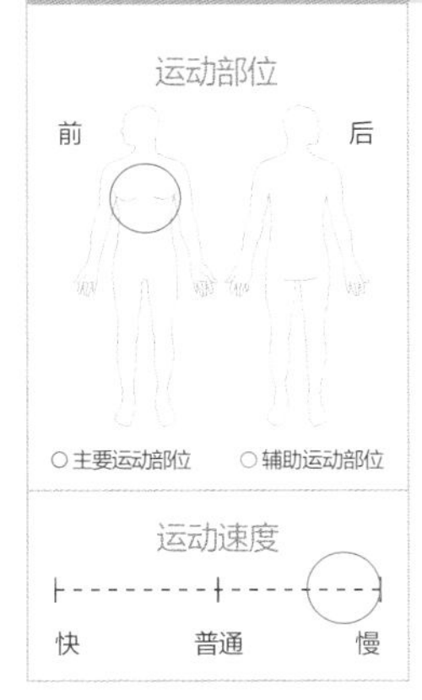

今天介绍的动作可以帮助你减掉胸部周边的赘肉，并能使胸部紧实。对于那些胸部较小，又相对比较扁平的女性来讲，坚持不懈地练习今天的动作，会打造出让你尖叫的胸部线条。

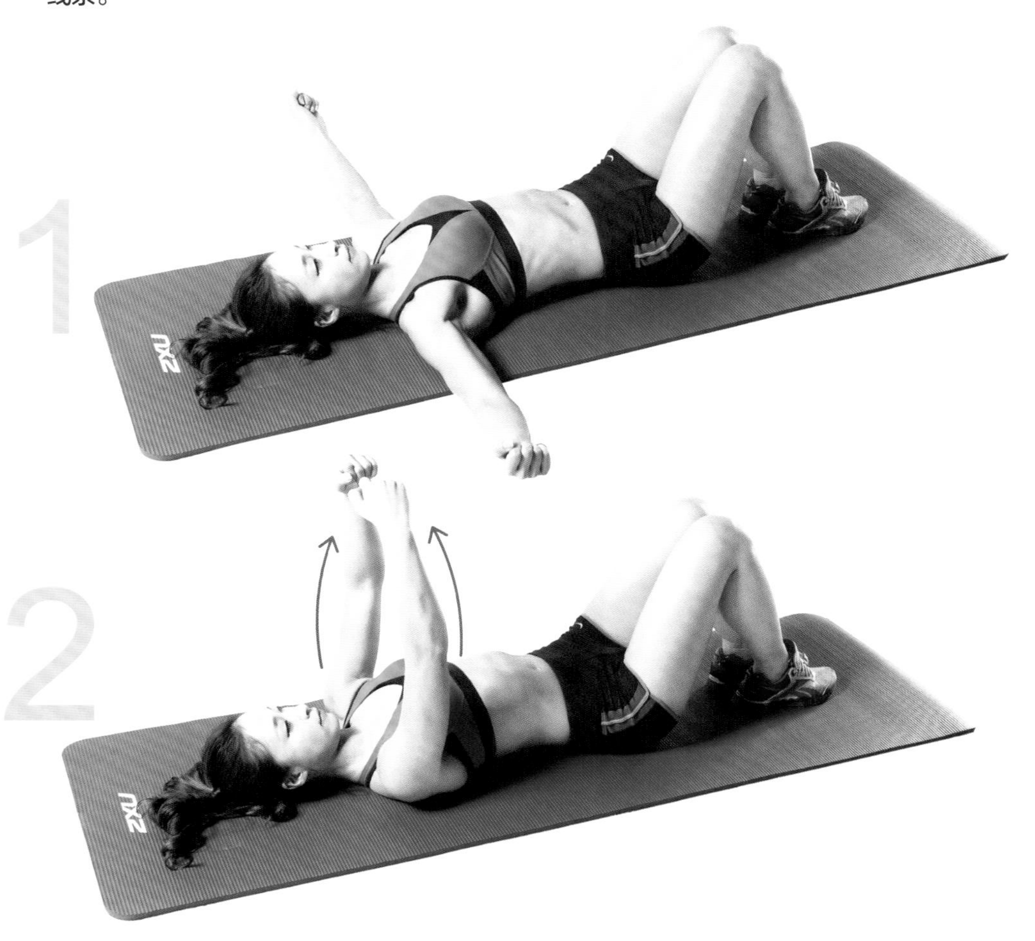

1 弯曲膝盖，两胳膊向两边打开

后背着地，弯曲膝盖，脚掌紧贴于地面。两手臂的胳膊肘稍作弯曲，就如十字架一样，然后打开，平放于地面。

2 手臂垂直向上伸出，然后合拢

两手握轻拳，两手臂垂直向上伸出，然后合拢，到两拳互相触碰的程度。胳膊肘稍作弯曲，然后回到开始的姿势。重复做该动作，20次为1组，共做3组。

5 DAY 背部运动 站立，肩胛骨上下移动

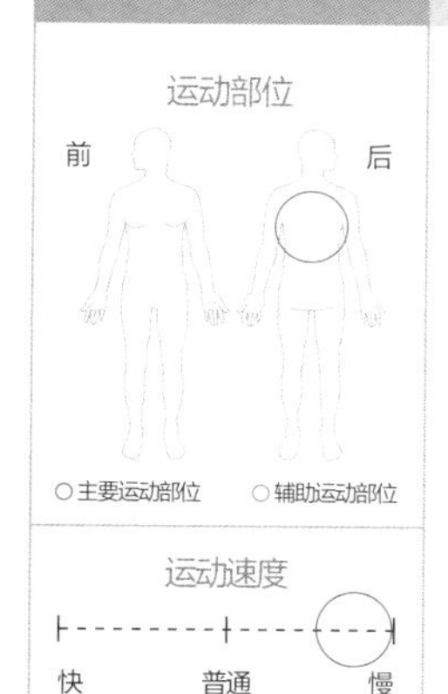

使肩胛骨上下移动的该组动作，可以锻炼到我们平时不常用到的肌肉群——背部的肌肉，从而帮我们打造出美丽的斜方肌线条。

Point
因为肩胛骨的移动是动作的重点，所以要注意肩胛骨的上下移动是否做到位。

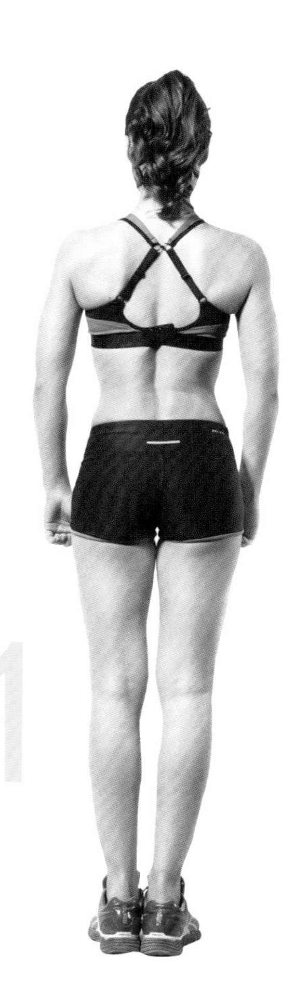

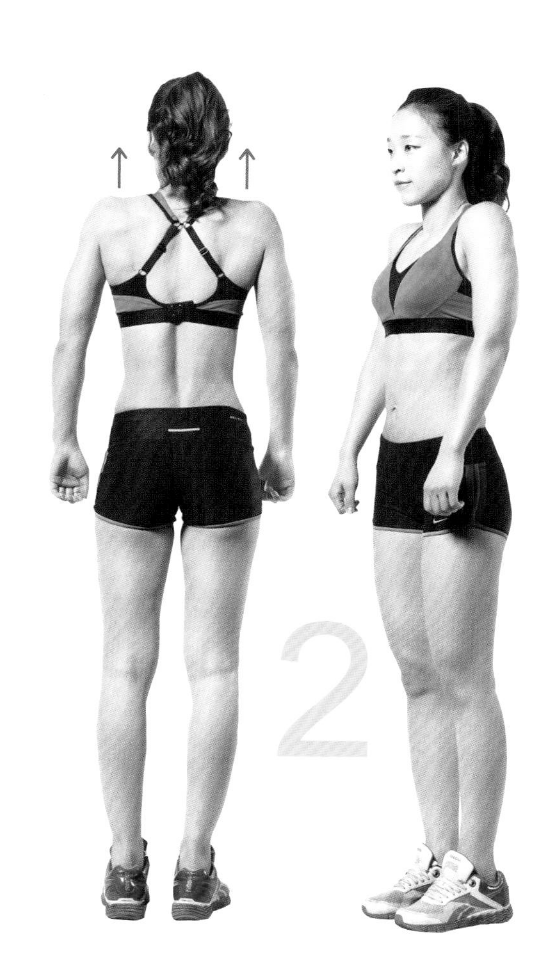

1 笔直站立

站立，抬头挺胸，双腿并拢，两脚合拢。

2 向上提送肩膀，然后放下

以抬头挺胸的姿势，向上提送肩膀，感觉向耳朵方向移动。放下来的时候尽量打开斜方肌。重复做该动作，20次为1组，共做3组。

6 DAY 肩部运动 胳膊向两边抬起

该组动作可以锻炼到肩部上方和侧方的肌肉。基本动作是不需要哑铃的，但若想有更佳的运动效果，不妨手握着哑铃一起来做练习。

运动部位
前
后
○主要运动部位
○辅助运动部位
运动速度
快
普通
慢
Point
在做第2步的动作时，注意不要向耳朵方向抬耸肩膀。
Point
也可以使用灌满水的瓶子来代替哑铃。为了便于抓握，可以挑选中间凹陷进去的瓶子。
1
2
3

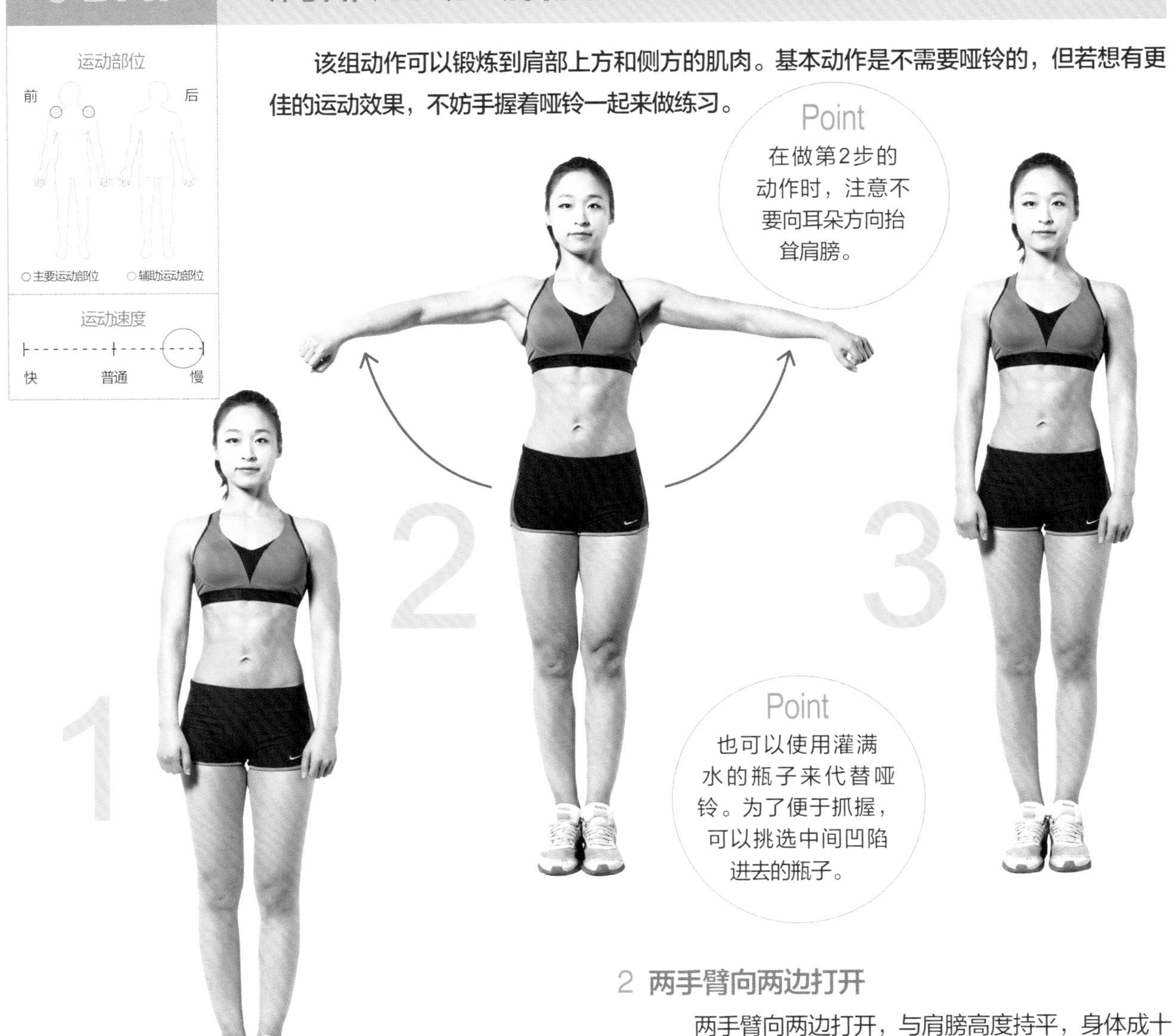

1 以立正的姿势，站立

握着哑铃的手或者空手垂放于大腿外侧，伸直腰背，保持立正姿势站立。

2 两手臂向两边打开

两手臂向两边打开，与肩膀高度持平，身体成十字架形态。

3 回到原先的姿势

放下手臂，回到原先的姿势。反复做该动作，20次为1组，共做3组。

7 DAY 手臂运动 手握哑铃，并向上提拉

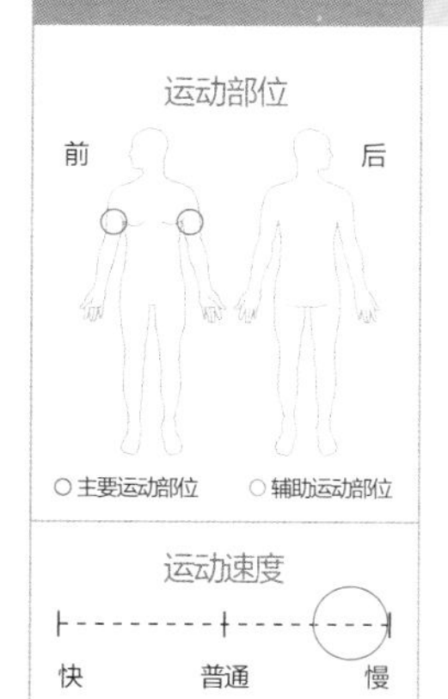

今天的动作将有助于使你的胳膊变得更结实。从某种程度来讲，小臂上有些肌肉，皮肤保持弹力，胳膊看起来才比较紧实并弹力十足。所以以后要多集中使用小臂肌肉。另外，手握哑铃，做向上提拉的动作时，注意别弄伤手腕。

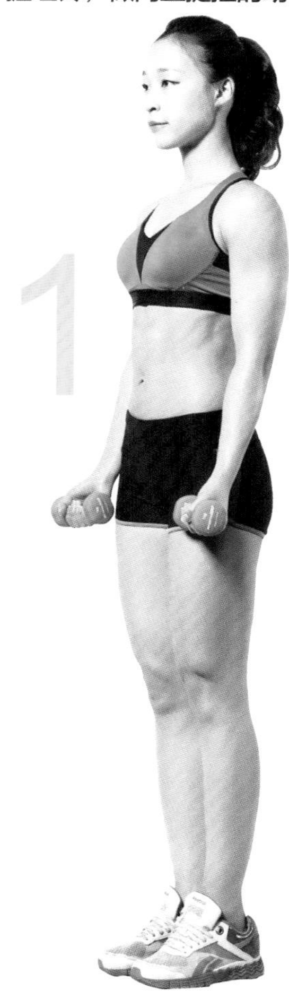

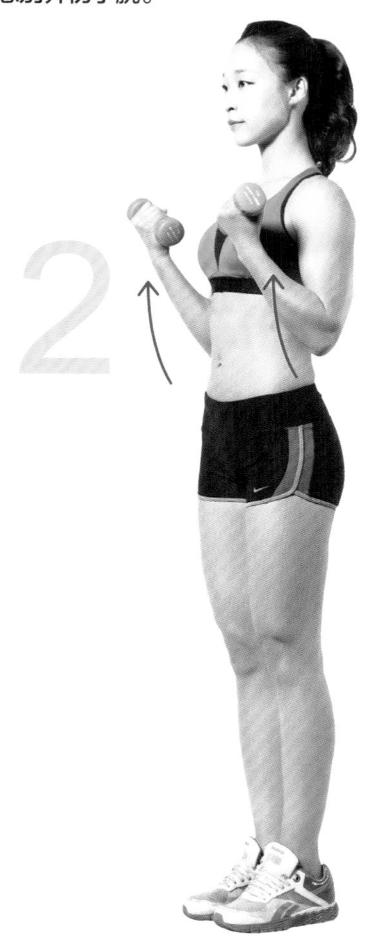

Point

持握哑铃的手，保持手掌向前，手背向后。

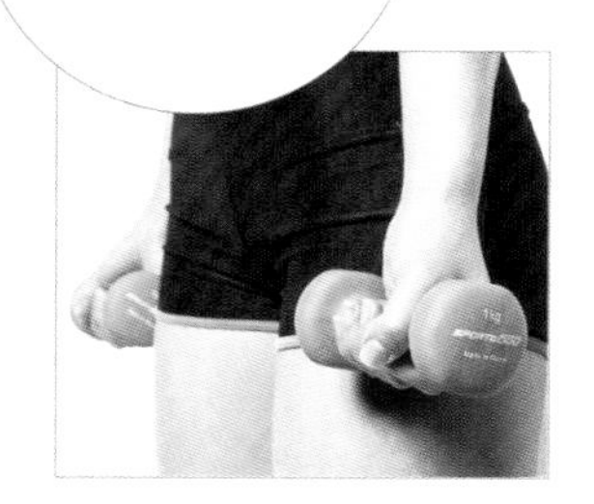

1 **手握哑铃，笔直站立**

站立，手持哑铃，挺直腰背，打开肩膀。这时，持握哑铃的手的手背朝向后方。

2 **固定住胳膊肘，手握哑铃，做向上提拉的动作**

胳膊肘紧贴两肋，并固定不动。仅手臂朝向身体弯曲，然后推送哑铃到肩膀的高度。然后放下，回到原先的姿势。重复做该动作，20次为1组，共做3组。

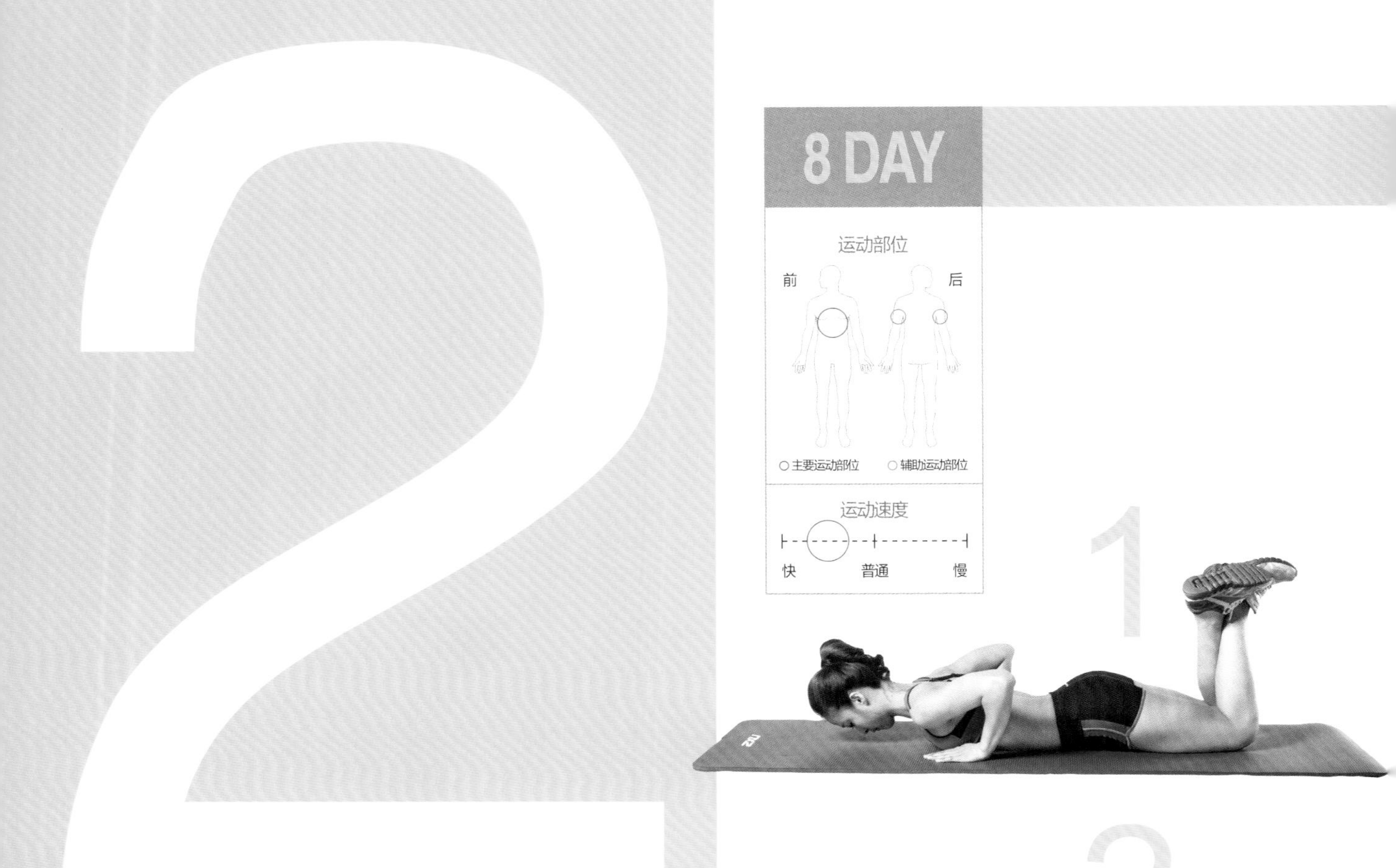

主要动作登场——弯曲、打开胳膊

第2周，主要登场的动作为弯曲、打开胳膊。相比第1周相对简单的动作，第2周的动作强度多少有所增加，含有7种有效锻炼胸部、背部、肩部及胳膊等上半身部位的运动方法。

1 趴着，弯曲膝盖和胳膊肘

趴着，肚子着地，头部稍稍抬离地面。两手掌紧贴于地面，胳膊肘弯曲，放置于胸两边的部位紧贴于地面。膝盖弯曲，两腿向上抬起，脚面朝向地面。

2 伸展胳膊肘，胸部抬离地面

在两手掌和大腿紧贴地面的状态下，抬起胸部。

胸部运动 弯曲并打开胳膊，成波浪形

该动作是同时可以锻炼到胸部和胳膊的运动。膝盖着地，做胳膊肘弯曲伸直的运动，对于平时做该动作相对困难的女性们来讲，也很容易跟着做。朝向上空的两脚脚踝在整个运动过程中，要保持交叉，不要让腿掉落下来。

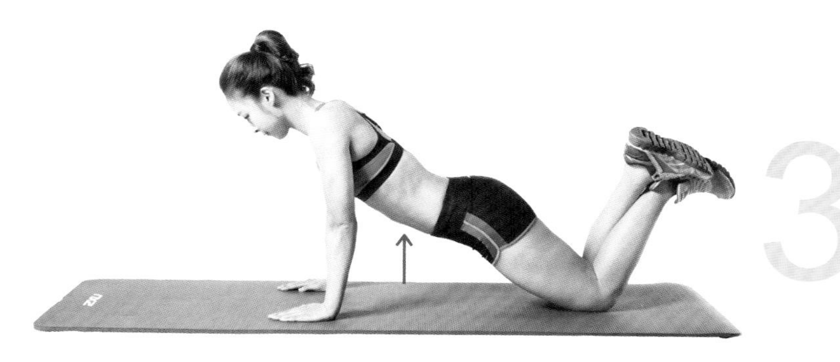

3

Point
做该步动作时，
就好像身体被波浪撞
击着一样，胸部和臀
部不按拍子地运
动着。

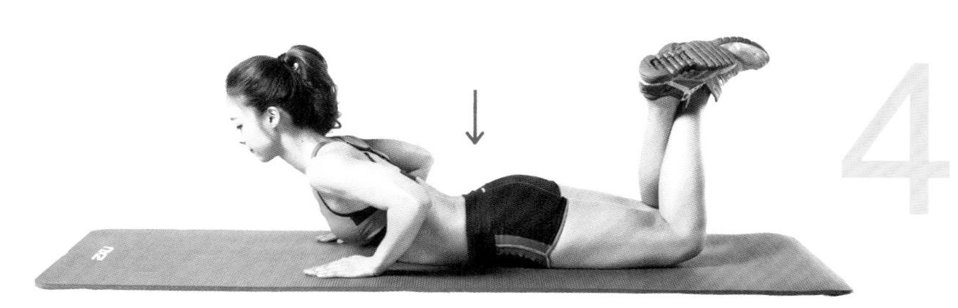

4

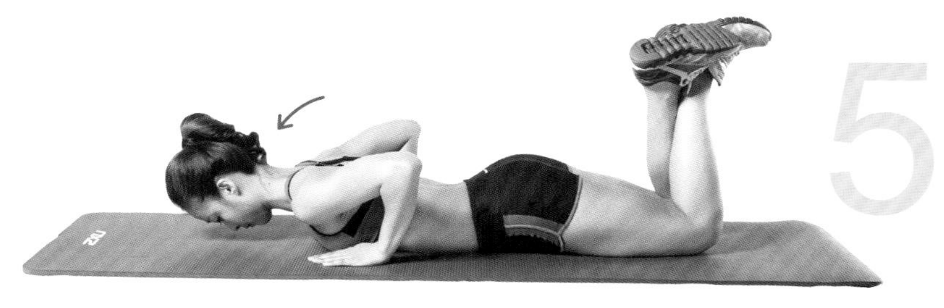

5

3 两胳膊用力伸展开，上半身抬起

一下子抬起来弯曲的两胳膊，并同时抬拉起上半身。此时，在弯曲的腿不伸展的状态下，用膝盖来支撑。

4 向下弯曲两胳膊，臀部放低

伸直的胳膊柔和并有律动感地弯曲，放低臀部后，头和胸部向上抬起。

5 再一次回到原先的姿势

胳膊肘弯曲，头和胸部放下来，回到原先姿势，重复做该动作，20次为1组，共做3组。

9 DAY 背部运动 肩胛骨上下左右移动

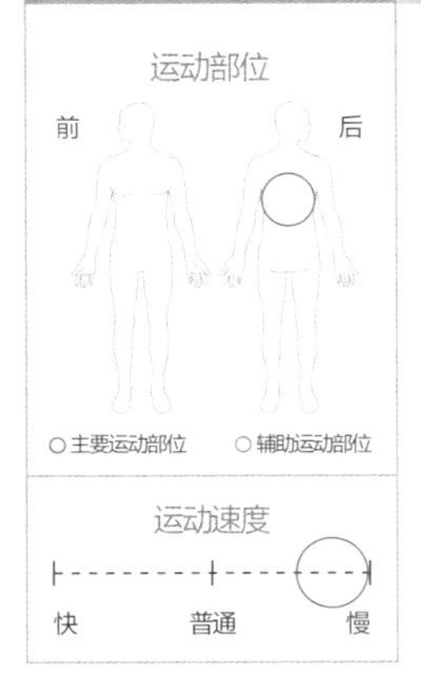

今天的动作结合了第二天和第五天的肩胛骨运动。上下左右运动肩胛骨，可以帮助你放松、锻炼到背部上方平时不常用到的肌肉。当然对于缓解僵硬的斜方肌和脖子的肌肉也相当有效。

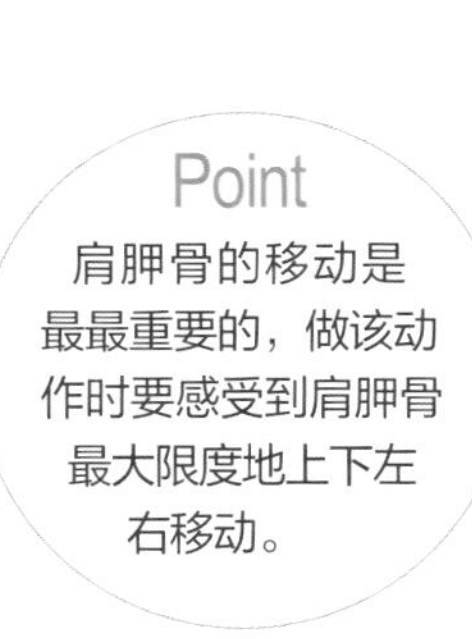

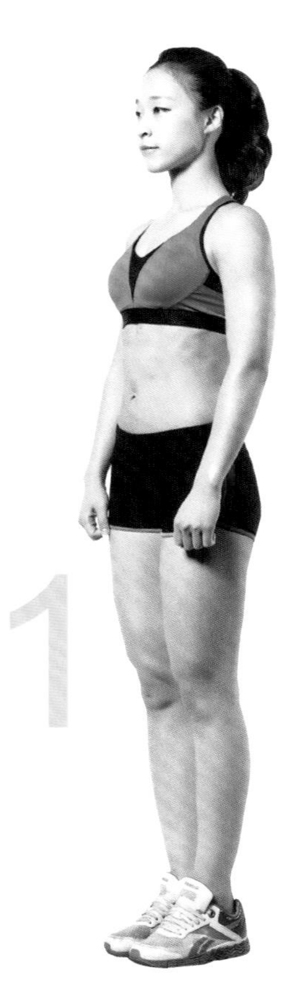

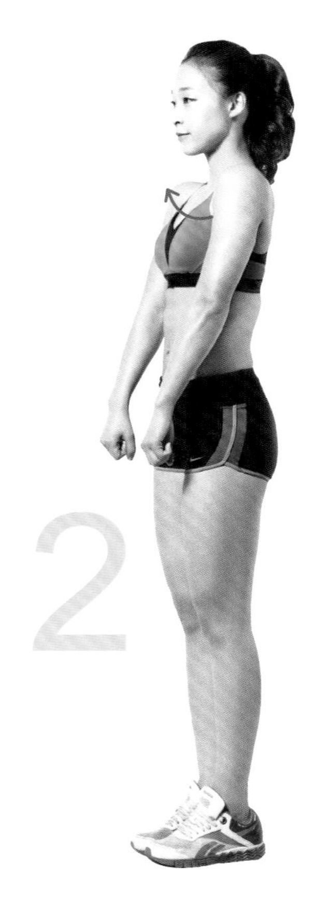

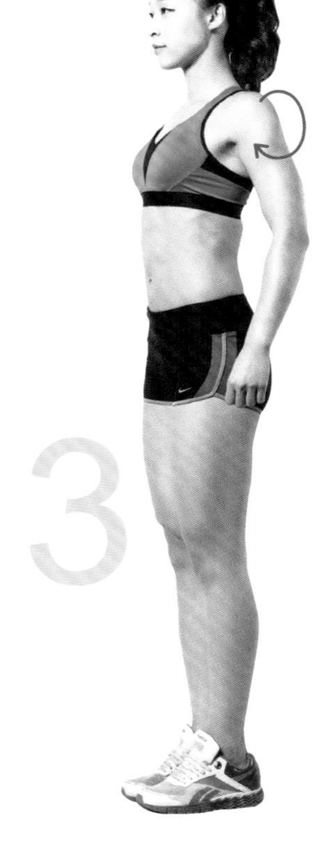

1 笔直站立，两手放于身体前方

站立，腰杆挺直，两手臂放于身体前方。

2 肩膀向上抬起

手握半拳，保持手臂向下伸直的姿势，肩膀向前拉，并向上抬起。

3 肩膀前后转动

提起的肩膀，就像画圆一样，向后方转动，然后回到起初的位置。重复做该动作10次。改变方向，向前方转动10次。重复做向前、向后转动的动作，10次为1组，共做3组。

10 DAY 肩部运动 弯曲上半身，向两边提拉两手臂

运动部位

前 后

○主要运动部位 ○辅助运动部位

运动速度

快 普通 慢

这是一组可以帮助你打造肩部线条的动作。在弯下腰部，提起胳膊的过程中，不仅可以锻炼肩部，也一并可以锻炼到背部下方的部位和小臂。

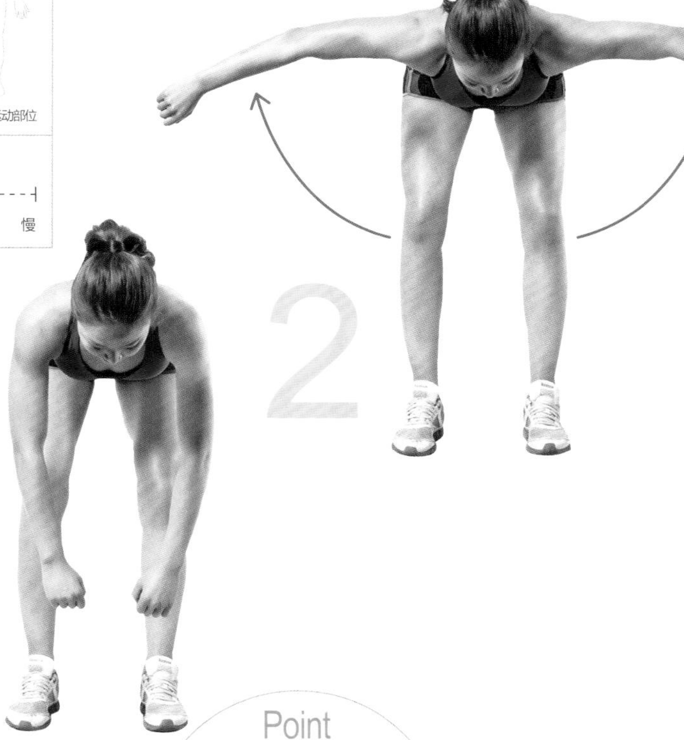

Point

弯下腰后，在做运动的过程中可能会给腰部肌肉带来压力，因此运动过程中需要集中注意力，不要让腰部力量松懈下来。

1 伸直腰部，然后下弯上半身

两手紧贴两肋，两腿张开，与肩同宽。上半身下弯70度的角度，手臂自然垂放下来。此时，伸直腰部，膝盖自然地稍作弯曲。

2 向上拉起两手臂，与肩部呈一条直线

胳膊肘稍作弯曲，向两旁拉起胳膊。这时维持肩膀和胳膊肘在一条水平线上，给予腰部力量，保持身体静止，不歪斜。

3 再一次放下胳膊，回到最初的姿势

胳膊再一次向下垂放。保持上半身下弯的姿势。重复做抬起、放下胳膊的动作，20次为1组，共做3组。

11 DAY 胸部运动 抬起膝关节，弯曲伸直做

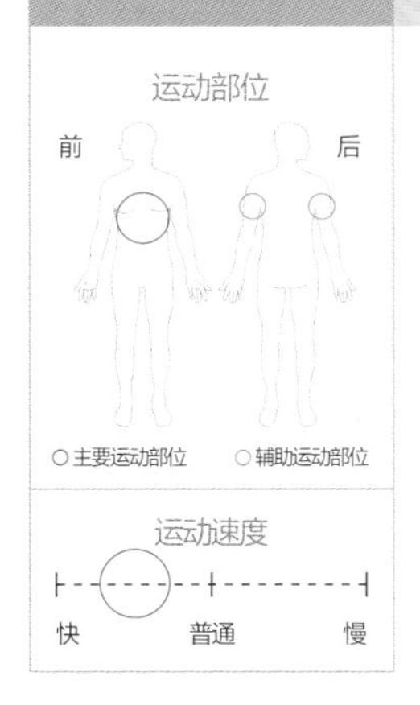

第8天我们做过膝盖着地、弯曲伸直胳膊的运动。那么今天我们增加抬起膝关节的动作。该动作对锻炼胸部是十分有效的，感觉就像踏浪一样运动着，对小臂和大腿也有一定的锻炼效果。

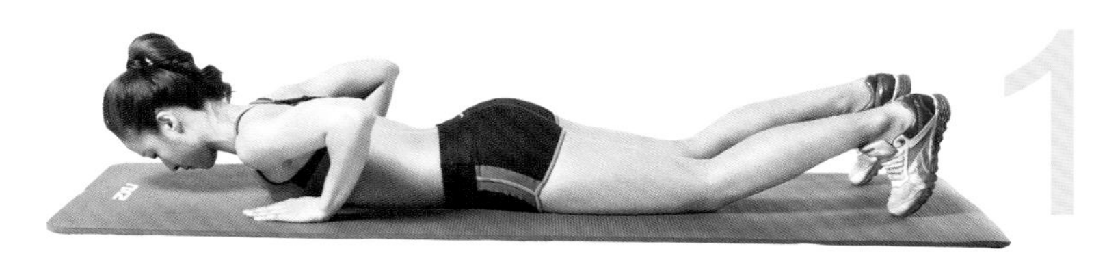

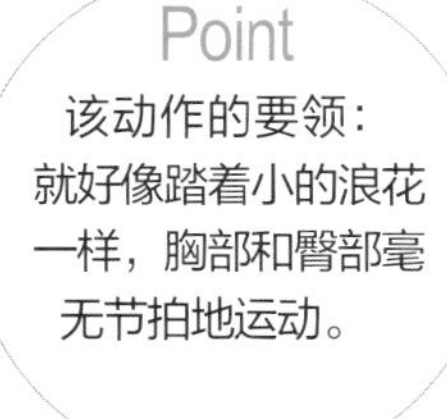

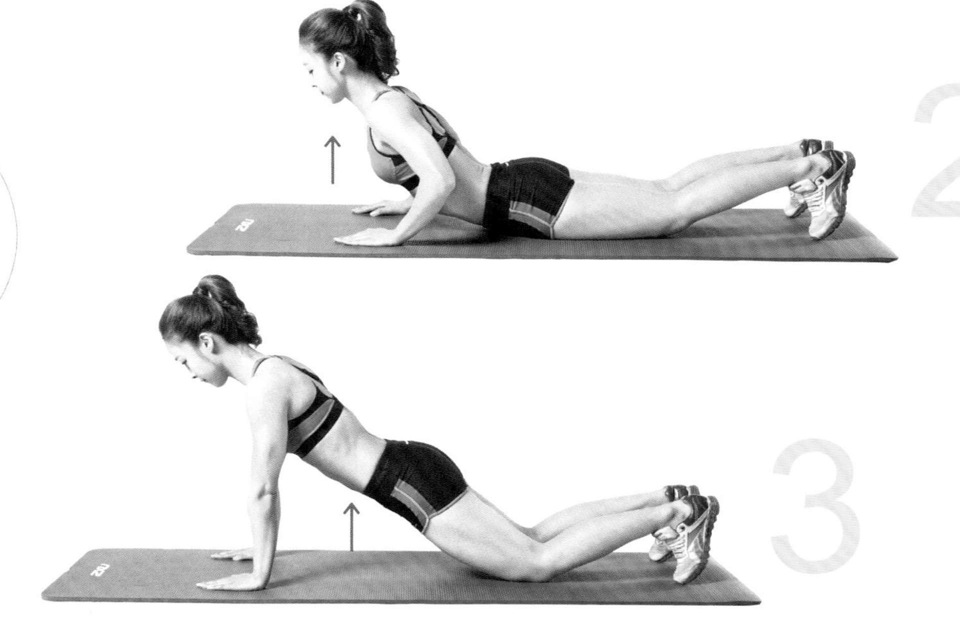

1 弯曲两胳膊，趴下

肚子着地，趴着。弯曲两胳膊，两手掌于胸部两侧与地面贴合。低头，脚尖着地。

2 抬起头部和胸部

保持胳膊和腿如第一步的姿势，向上抬起贴于地面的头部和胸部。

3 抬起臀部

这次伸直两胳膊，抬起臀部。然后身体支撑点转换到膝盖和脚尖。

呈“波浪”形的胳膊

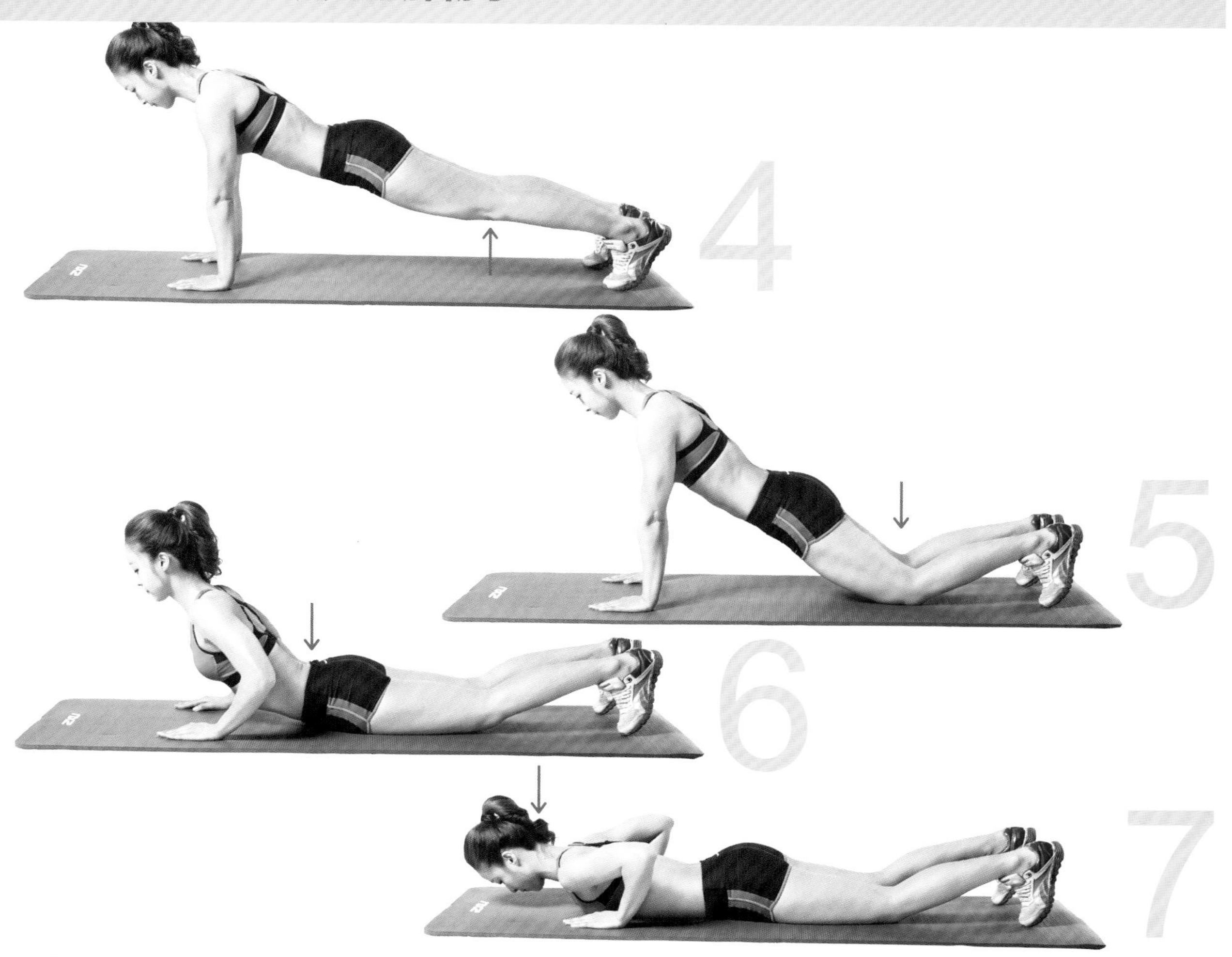

4 **抬起膝盖，支撑点转移到脚尖**

伸直并抬起着地的膝盖，尽可能保持头、腰、臀和腿在一条直线上。这时，脚尖用力，保持身体不晃动。

5 **膝盖部位再一次着地**

在胳膊伸直的状态下，放松脚尖，膝盖部位弯曲并着地。

6 **腹部着地**

自然地弯曲胳膊，腹部和腰部着地。

7 **进一步弯曲胳膊，回到最初的姿势**

进一步弯曲胳膊，胸部和头部下压，回到最初的姿势。重复做该动作，20次为1组，共做3组。

12 DAY 背部运动 由前方向后拽拉两胳膊

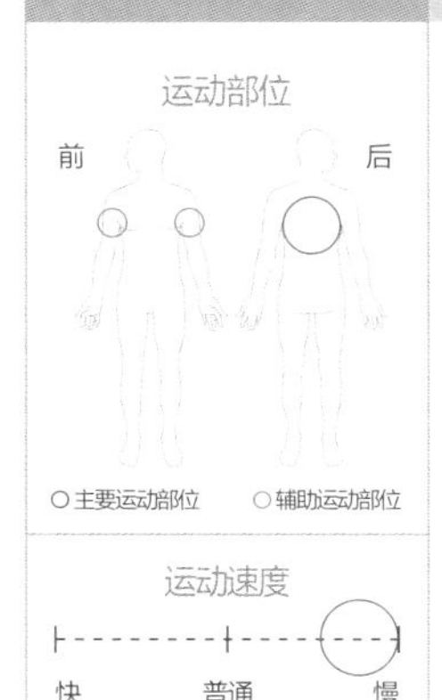

今天的动作虽然比较单一，但有十分出色的运动效果。只有弯曲胳膊肘，最大限度地向后拽拉胳膊，胸部用力扩张开，运动效果才会显著。另外，今天的动作对于想要锻炼背部和小臂的人来说也是不错的选择。

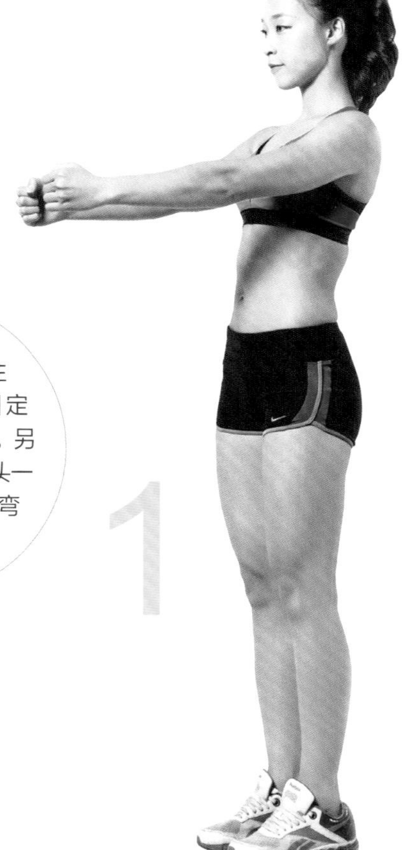

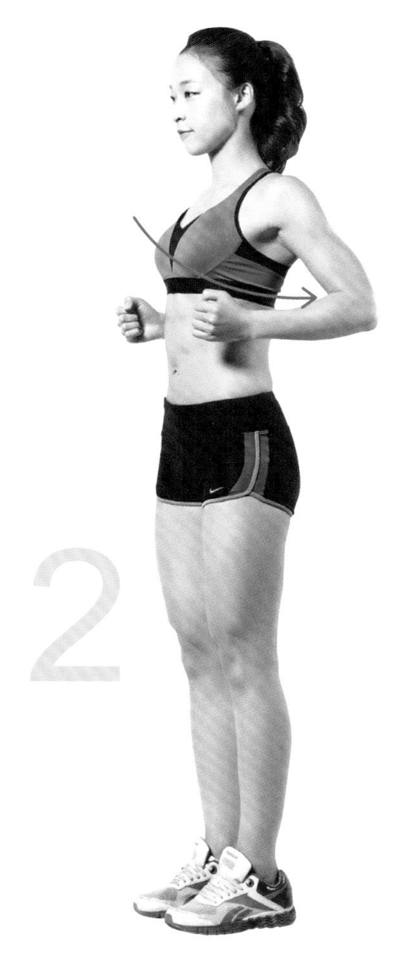

Point

做该动作时，要注意肩部。肩部要固定住，不要让其向上耸。另外，放下手臂时，拳头一离开自己视线，就要弯曲胳膊肘。

1 端正地站立，两手臂向前伸

站立，伸直腰部，两腿合拢。手握半拳，两手向前伸出。

2 向后拉两手臂

弯曲胳膊肘，向后拽拉两手臂，感觉胳膊肘轻轻掠过两肋。然后再向前伸直，回到初始的姿势。重复做该动作，20次为1组，共做3组。

13 DAY 肩部运动 胸前向上提拉哑铃

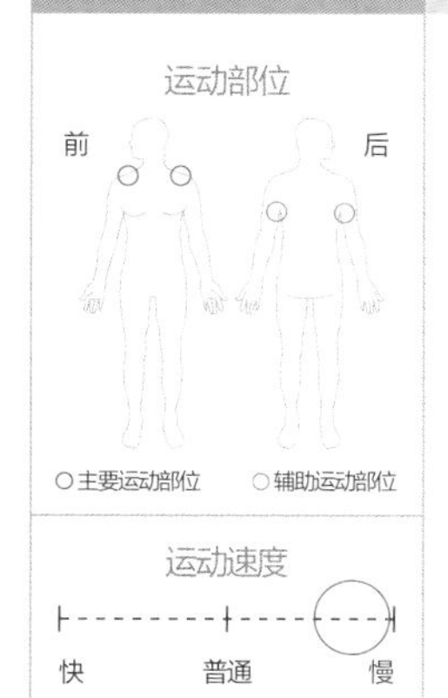

该动作可以帮助你打造从脖子开始，途径肩部到胳膊的美丽线条。向上提拉胳膊的时候，腋窝和胳膊里侧也会有明显的运动效果。

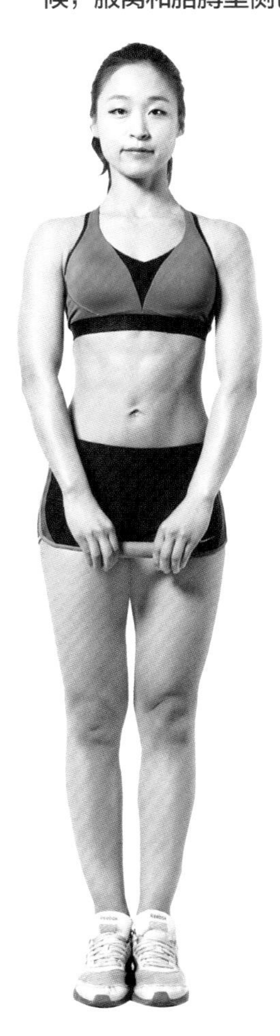

1

2

1 站立，手握哑铃，两腿合拢

站立，两手共握1只哑铃，伸直腰部，两腿合拢。这时，握着哑铃的双手的手背尽量朝向前方。

2 弯曲两胳膊，垂直向上提拉哑铃

最大限度地抬高胳膊肘，尽量垂直提拉哑铃于胸部上方的位置，然后再放下。向上抬胳膊肘的时候，尽量使胳膊呈现V字形。重复做该动作，20次为1组，共做3组。

14 DAY 胳膊运动 上半身下弯，向后提拉哑铃

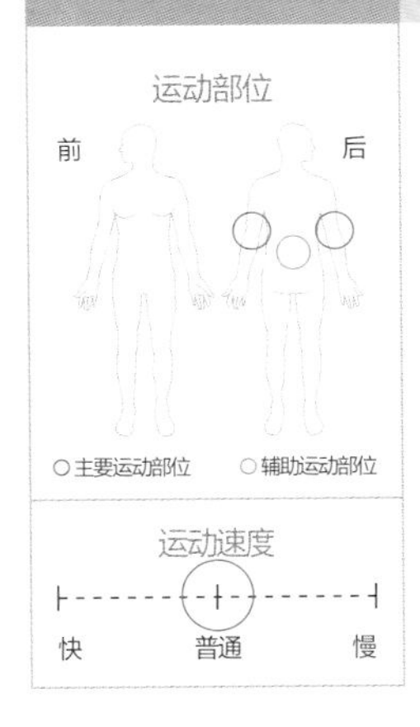

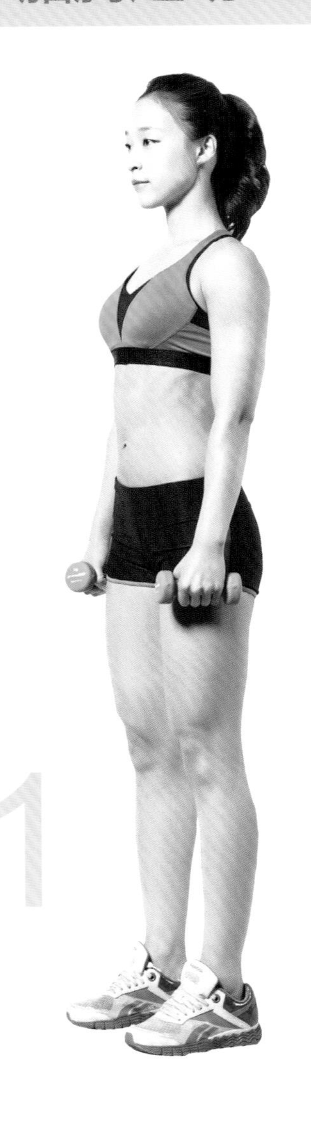

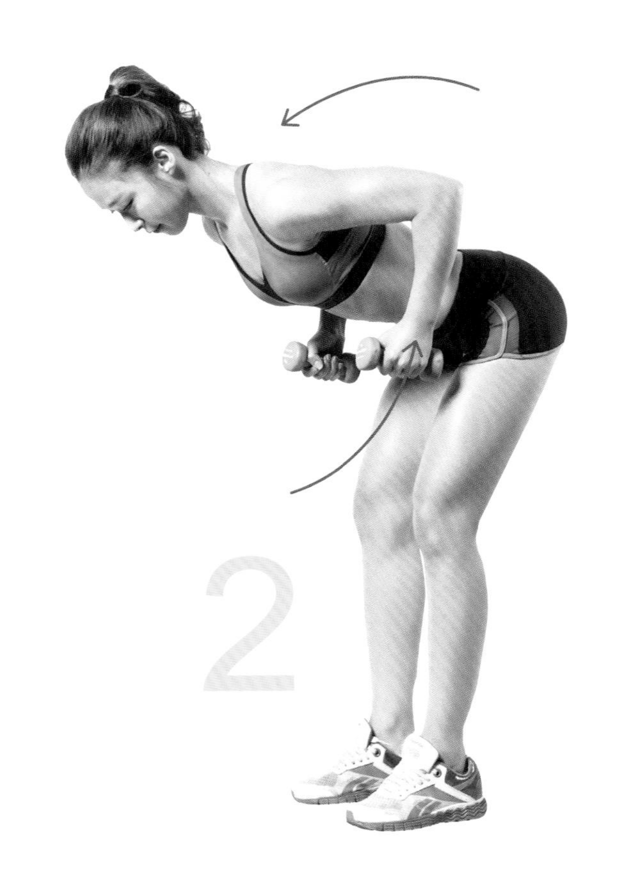

1 手握哑铃，端正地站立

站立，两手各握1只哑铃，两腿分开，与肩同宽，两胳膊紧贴于两肋。

2 上半身下弯45度

弯曲提着哑铃的两胳膊时，上半身下弯45度的角度。这时胳膊肘向上提拉到与肩部一样的高度，保持两胳膊紧贴于两肋。

使用轻便哑铃做的胳膊运动，可以帮助打造苗条的小臂后面部位的线条。因也有腰部下弯45度的动作，所以也有助于锻炼结实的腰部。

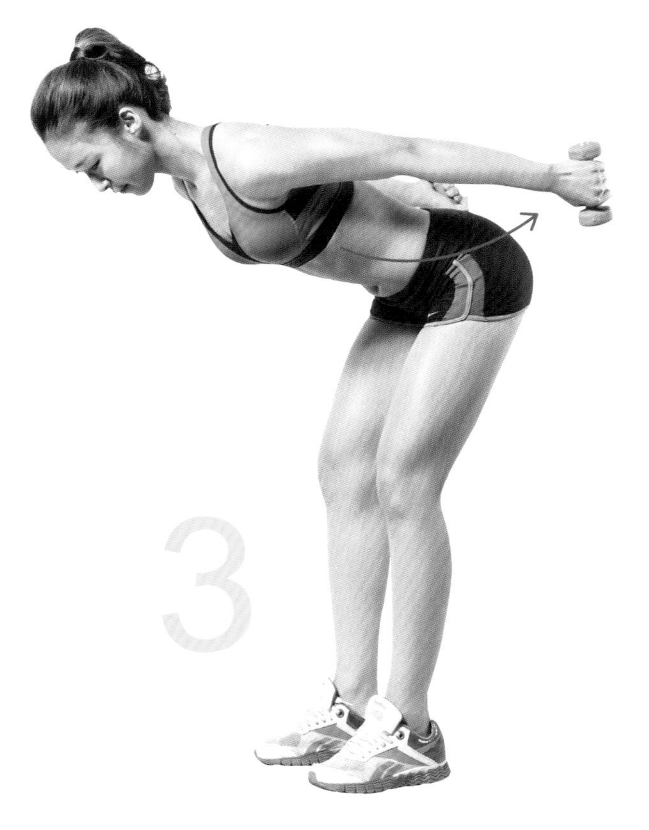

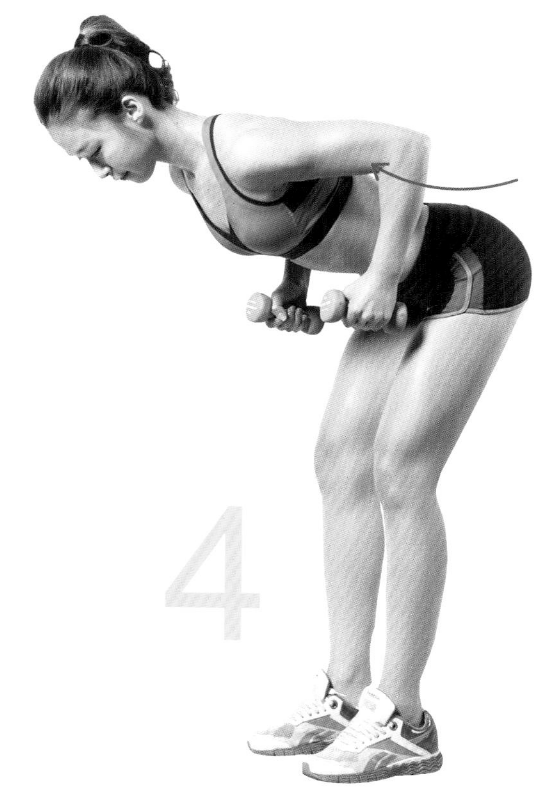

3 将哑铃一直推送到背部后方

伸直弯曲的胳膊肘，向背部的后方推送。这时要保持胳膊肘不动。

4 再一次弯曲向背部后方伸出去的两手臂，回到身体内侧来

弯曲向后方伸出的两手臂，同时让持握哑铃的手回到前面来。重复做该动作，20次为1组，共做3组。

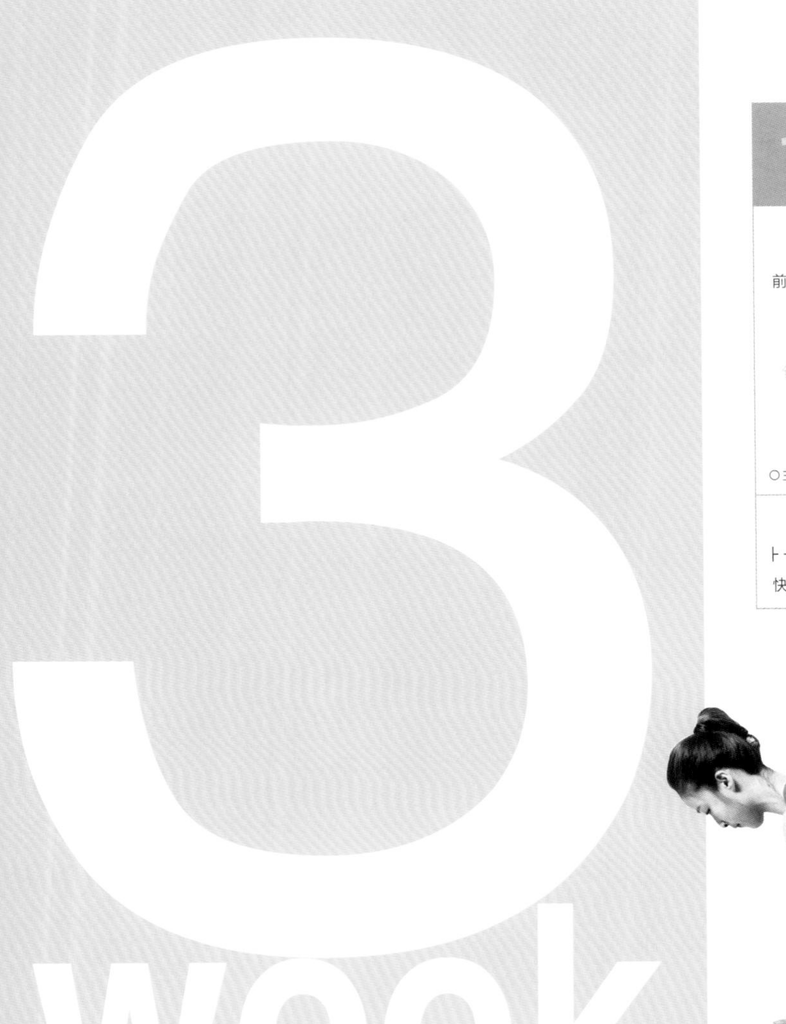

15 DAY

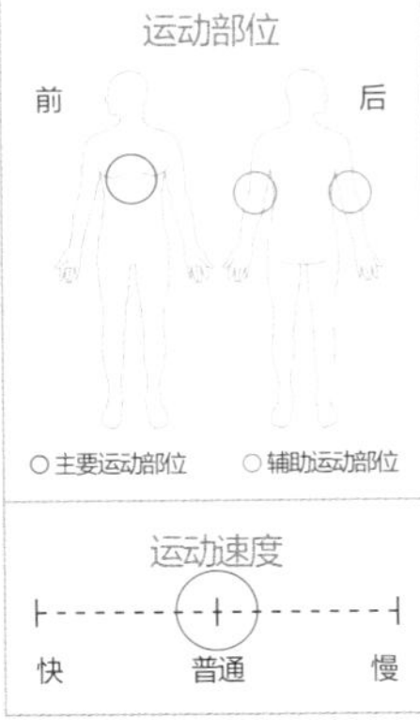

1

借助工具，完成动作

第3周的动作中将使用到椅子等简单的工具。这些动作会强化锻炼到上半身乃至全身的肌肉。做动作时，注意保持姿势不变，然后跟着本书介绍的动作要领，充分领略动作的要点，一步一个脚印地做练习。

1 大腿放于凳子上，趴着

大腿放在凳子上，趴着。两手臂伸直，两手掌着地并支撑着上半身。整个身体呈一字形，然后使肌肉紧张起来。

胸部运动 大腿置于凳子上，做俯卧撑

该动作需要用到凳子。因为是通过凳子固定住下半身，而集中锻炼上半身的运动，所以有十分出色的紧实胸部的效果。推荐使用到膝盖高的凳子，无需用很高的凳子。这样初学者也可以将今天的动作做到游刃有余。

2
Point
对初学者来说，动作可能有点难度，一开始上半身不要下压得很厉害，渐进性地做下压的练习。

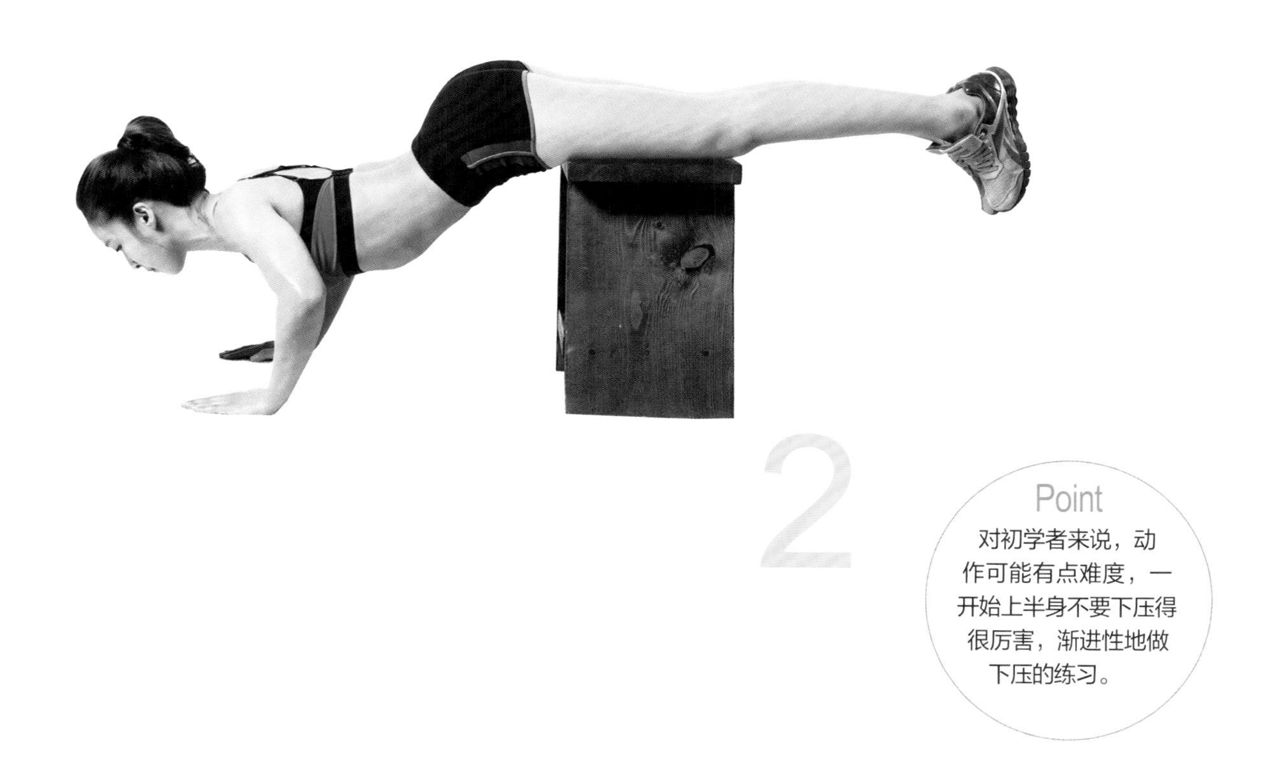

2 弯曲胳膊，上半身下压

弯曲胳膊时，同时身体下压。两腿伸直，不低头。然后再一次伸直胳膊，回到初始的姿势。重复做该动作，20次为1组，共做3组。

16 DAY 背部运动 向上伸出胳膊，向后拽拉胳膊，夹紧肩胛骨

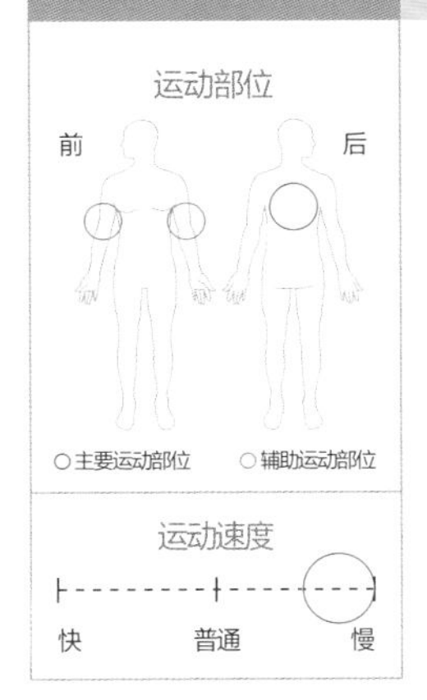

向上伸，然后向后拉胳膊的动作能有效锻炼到小臂和后背。在放下胳膊，并向后拉时，肩胛骨应呈现V字形。

Point
胳膊伸直时，用力打开肩胛骨。弯曲胳膊时，用力夹紧肩胛骨下面的部位。

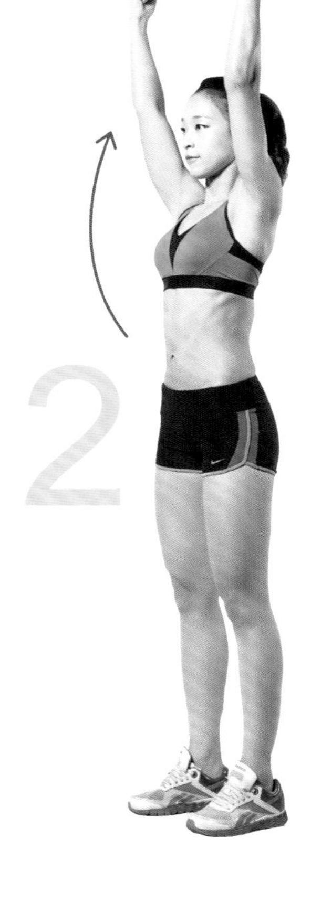

1 两腿张开，笔直站立

挺直腰部，两腿自然分开，笔直站立。两手握半拳，并自然垂放于两大腿前方。尽量使手背朝向前方。

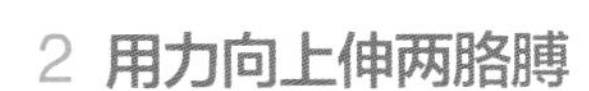

2 用力向上伸两胳膊

垂放于身体前方的两胳膊最大限度地向上伸。这时仍需要保持手背朝向前方。

3 弯曲并收回伸直的胳膊

用力弯曲并收回向上伸直的胳膊，胳膊肘向两肋方向收拢。重复做该动作，20次为1组，共做3组。

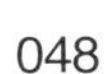

17 DAY 肩部运动 趴下，向上提送两胳膊

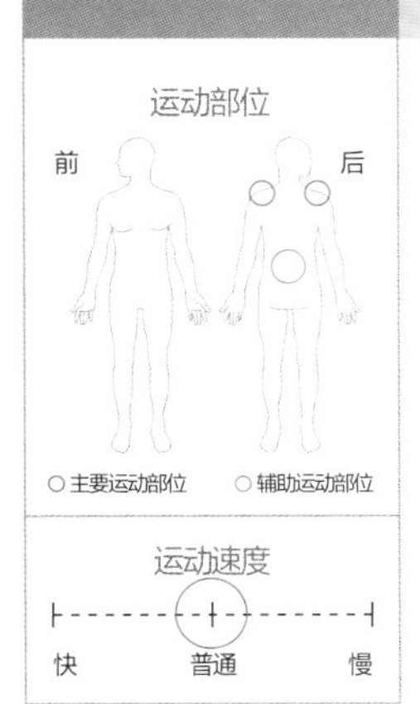

今天的动作对于放松、缓解僵硬的肩部肌肉，作用十分突出。另外还有帮助改善看起来比较钝化的肩部线条、打造充满女性美的上半身、强化腰部力量等作用。

1

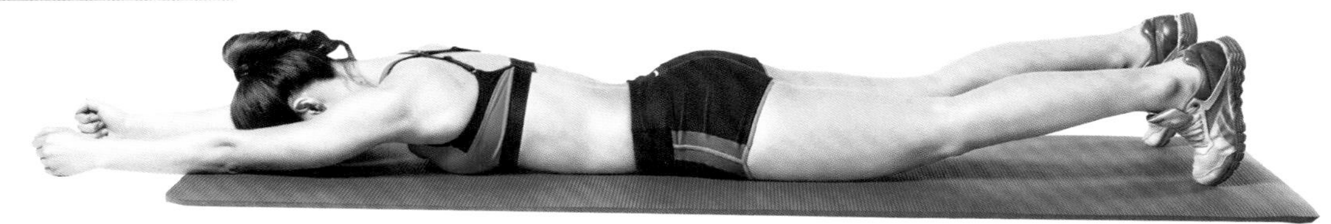

2

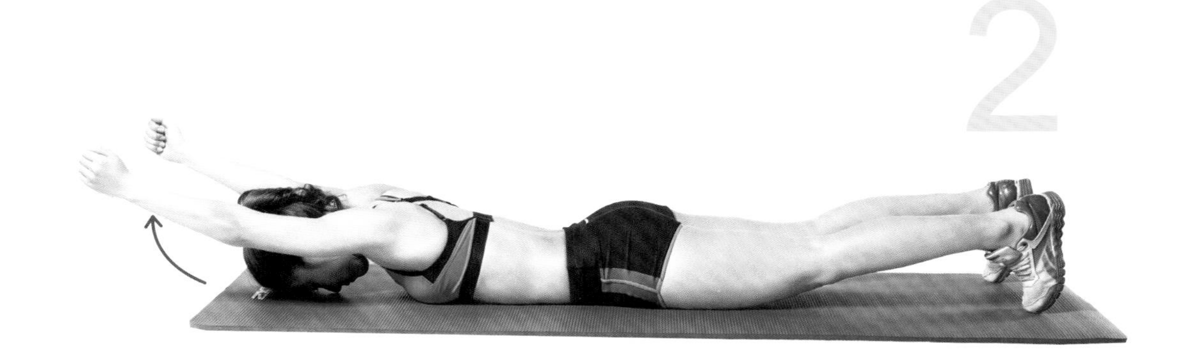

1 趴着，胳膊向前伸出

肚子着地，趴着，两手臂向前伸出。两手握半拳，拇指放于拳头的上方，额头和脚尖着地。

2 两手臂向上提

保持从额头到脚尖，全身着地的姿势，仅最大限度地向上提送两手臂，然后回到起初姿势。重复做该动作，20次为1组，共做3组。

18 DAY 胸部运动 抓住凳子，弯曲、伸直胳膊

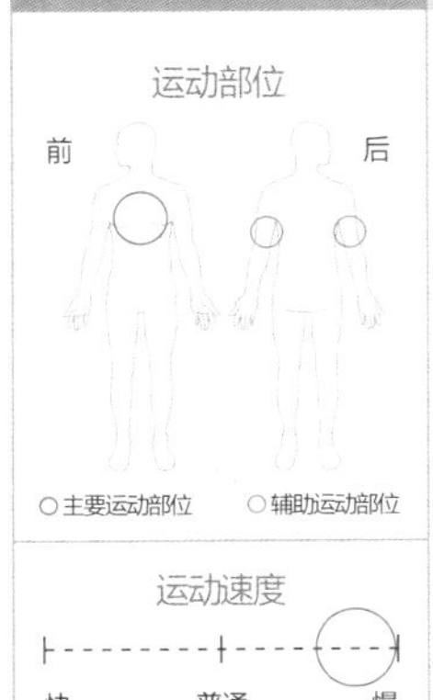

与先前弯曲、伸直胳膊的动作有所不同，该动作使用了凳子。若觉得该动作难，则手抓着凳子的两个边；若觉得没有难度，则手掌张开，并贴放在凳子上。

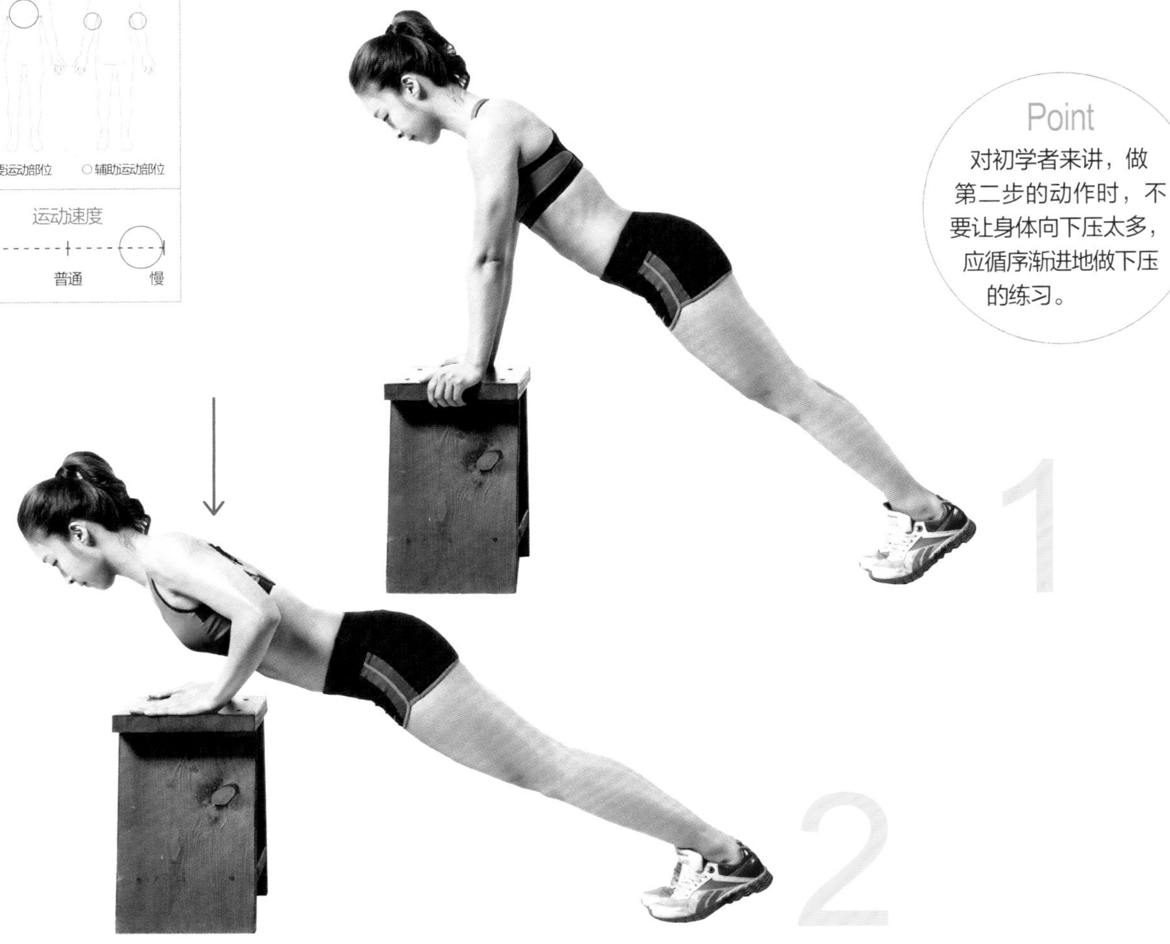

Point
对初学者来讲，做第二步的动作时，不要让身体向下压太多，应循序渐进地做下压的练习。

1 抓住凳子，身体伸直

两手抓住准备好的凳子，身体伸直，呈45度角。同时，两手臂伸直。

2 做弯曲、伸直胳膊的动作

抓住凳子的两胳膊最大限度地弯曲，同时身体下压。这时，仅胳膊弯曲，身体还保持伸直的状态，然后再一次伸直胳膊，回到初始的姿势。重复做该动作，20次为1组，共做3组。

19 DAY 背部运动 趴着，向上提拉两胳膊

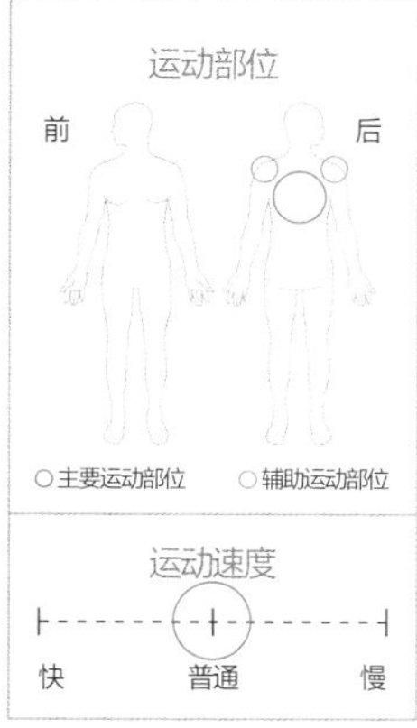

固定住身体，只移动胳膊，这一动作对于减掉背部和肩部的肥肉十分有效。抬起头的话，可能会对脖子造成压力，所以做动作时，以额头着地为佳。

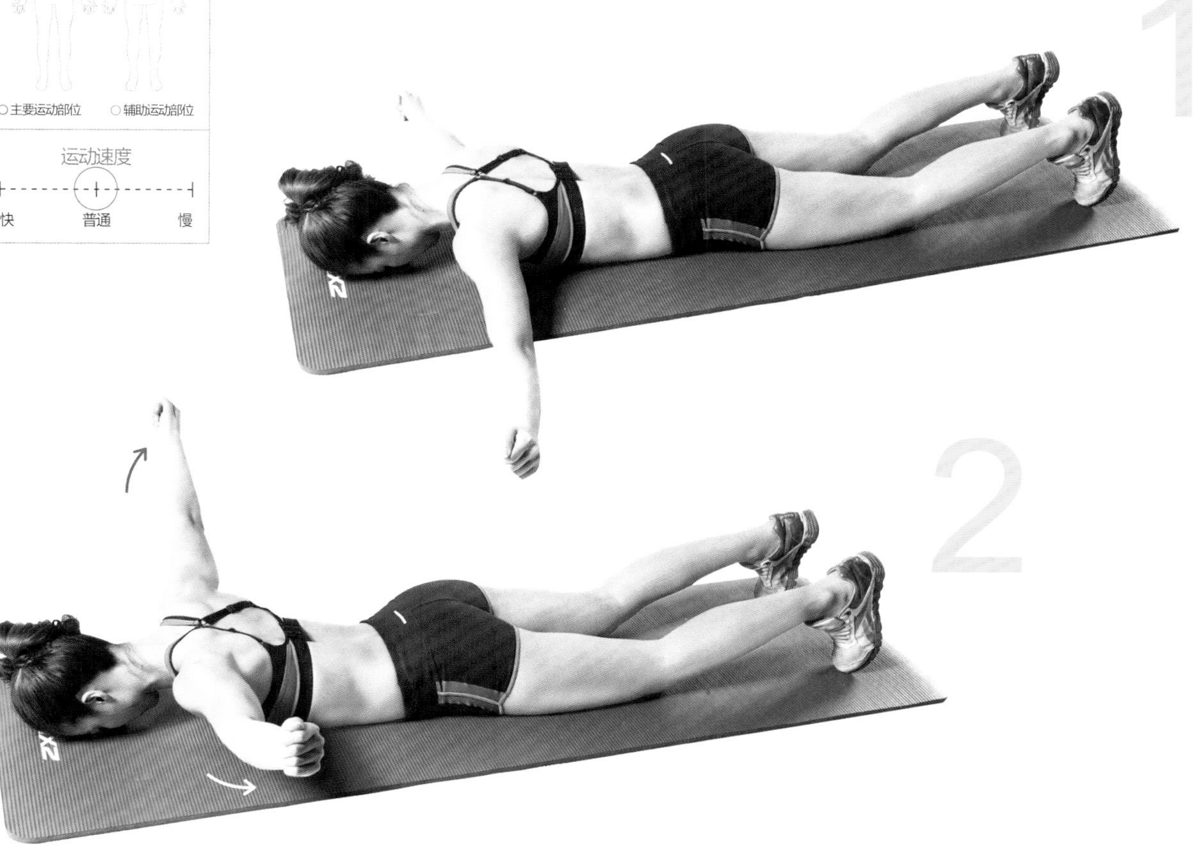

1 趴着，张开两臂

腹部着地，趴着。两手臂向两旁伸直。两手握半拳，着地，拇指朝上。腿自然伸展开，脚尖着地。

2 两胳膊最大限度地向背部方向提拉

两胳膊最大限度地向身体后方提拉，注意始终保持拇指朝向上方。然后再一次放下胳膊于地面，回到最初的姿势。重复做该动作，20次为1组，共做3组。

20 DAY 肩部运动 弯曲、伸直胳膊于头部上方

运动部位

前 后

○主要运动部位 ○辅助运动部位

运动速度

快 普通 慢

该动作能有效地减掉肩部和小臂的赘肉。刚开始时，可以空手来做练习。等练习到一定程度时，就可以手握着装满水的瓶子或者重量较轻的哑铃配合完成运动。做动作的时候，若肩部向上提耸，斜方肌可能会挤到一起，所以要时刻注意所做动作的是否到位。

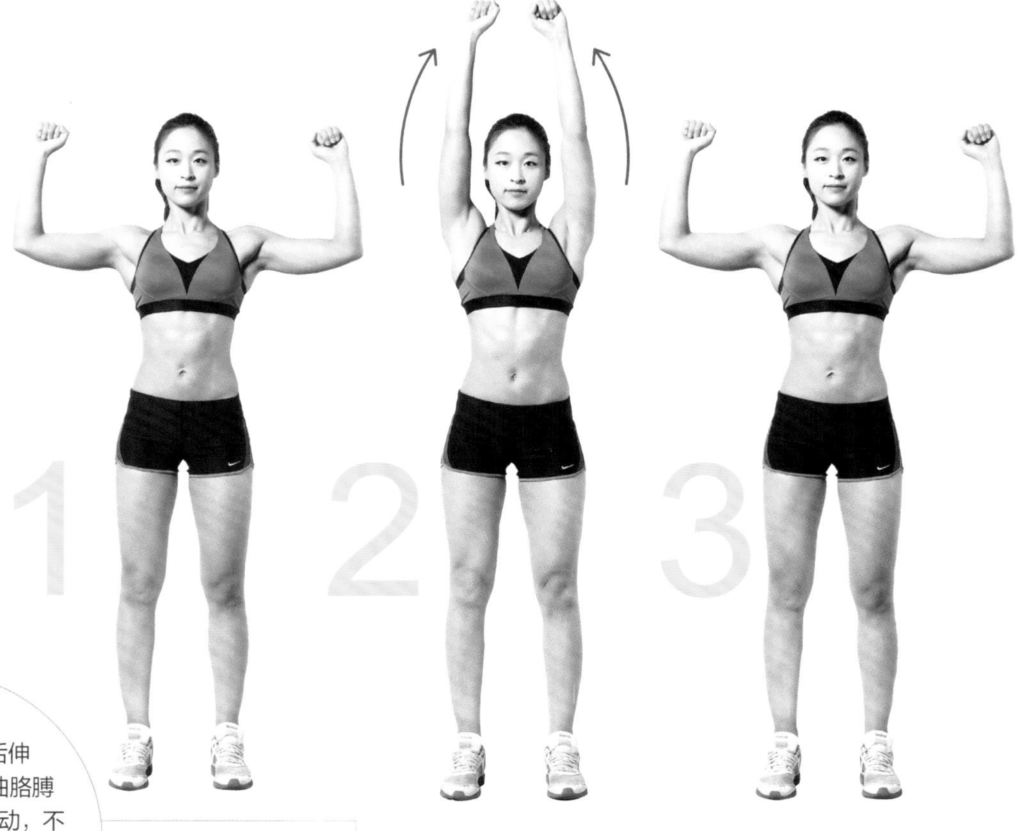

Point

弯曲胳膊肘，然后伸直胳膊，然后再弯曲胳膊时，注意保持肩部不动，不要让肩部跟着向上移动。固定住肩部，只移动两胳膊，才是正确的姿势。

1 站立，胳膊肘弯曲呈90度

两腿分开，与肩同宽。挺直腰部，站立。两胳膊向上提，提到肩部的高度。然后胳膊肘弯曲呈90度。

2 伸直胳膊肘，两胳膊向上伸去

最大限度地伸直弯曲的胳膊肘，然后两手臂向头部上方伸去。此时身体有拉伸的感觉。

3 弯曲胳膊，回到最初的姿势。

再一次弯曲胳膊，回到最初的姿势。重复做该动作，20次为1组，共做3组。

21 DAY 胳膊运动 向上提拉哑铃到肩膀的高度

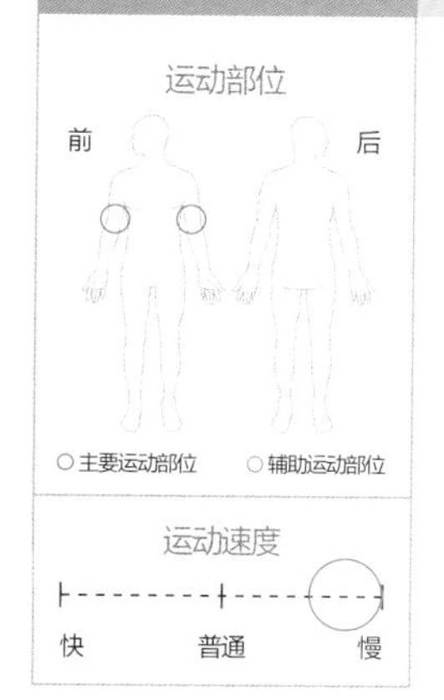

虽然与第7天的动作相似，但是手握哑铃的角度有所不同。像这样即使做同一动作，若角度稍微有所不同的话，产生运动效果的部位也不同。

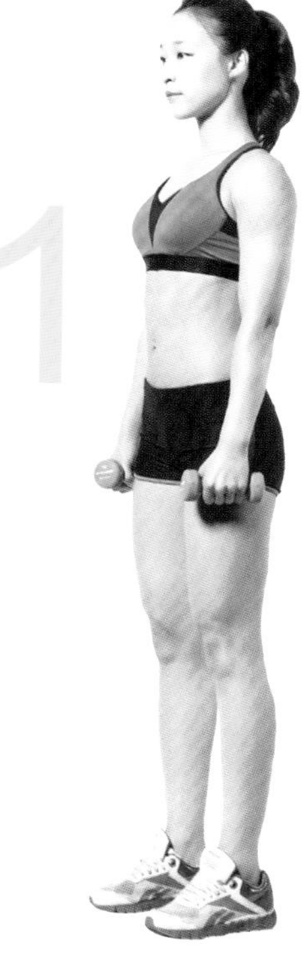

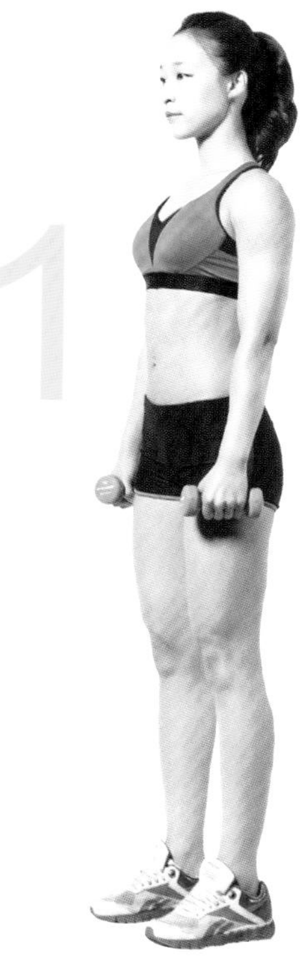

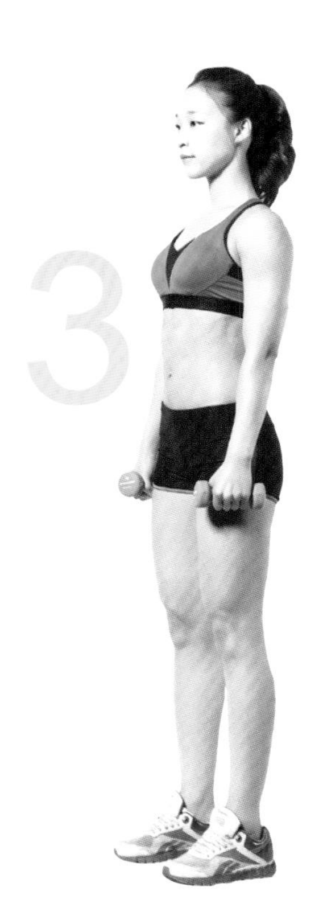

Point
握着哑铃的手的手掌，尽量紧靠大腿。

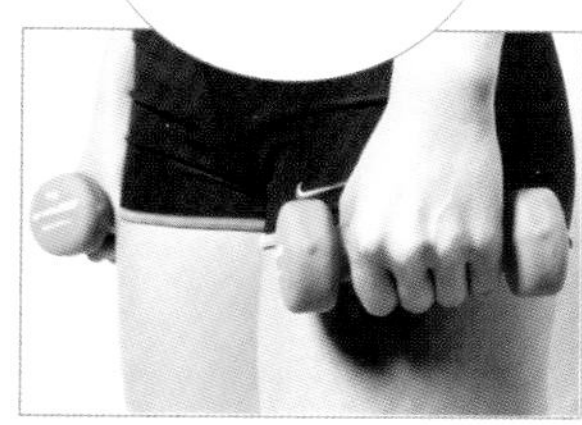

1 **两手握着哑铃，端正地站着**

两手分别握着一个哑铃。胳膊肘紧贴着两肋，端正地站立着。两腿分开，与肩同宽。

2 **弯曲胳膊肘，同时向上提拉哑铃**

两胳膊固定于两肋之间。只弯曲胳膊肘，向上提拉哑铃到肩部的高度。这个时候，把握着哑铃的两手掌相向。

3 **再一次放下胳膊**

向下放下胳膊，回到最初的姿势。重复做该动作，20次为1组，共做3组。

4 week

最后一个星期，坚持到底

眼看30天就要到了，今天起就到了最后一个星期的锻炼了。想必大家通过前3周的努力练习，感觉到身体的变化了吧。肯定也感觉身体变得轻松许多了吧。千万不要松懈，咬一咬牙，坚持到最后哟！

22 DAY

运动部位

前 后

○主要运动部位 ○辅助运动部位

运动速度

快 普通 慢

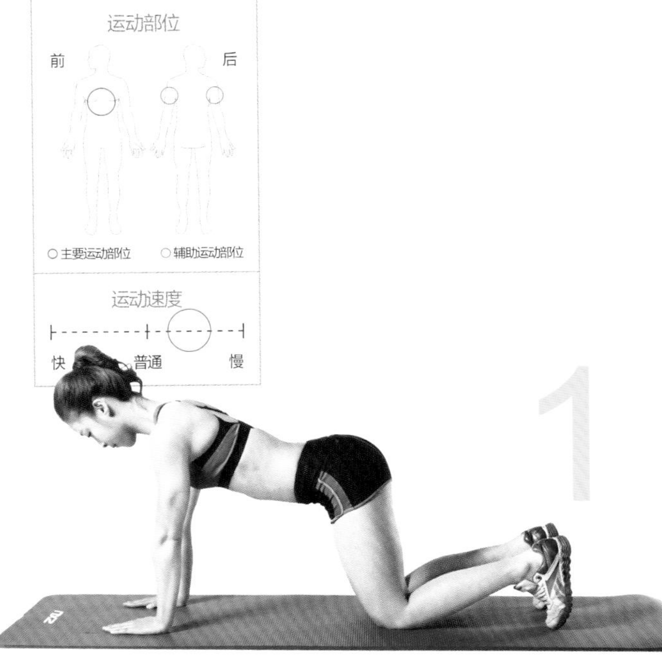

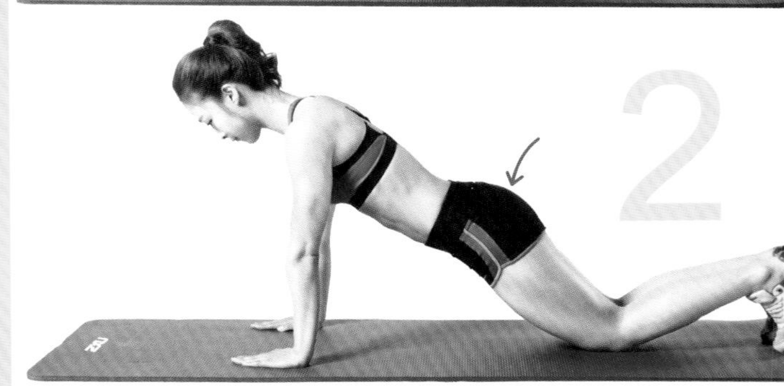

1 两手掌支撑于地面，曲膝

以趴着的姿势，两胳膊伸直并用两手掌支撑于地面。尽量使腰部和臀部呈一字形，膝盖和脚尖着地。

2 在胳膊伸直的状态下，下压臀部

保持胳膊伸直的姿势，臀部稍稍下压。比较重要的是，做出从头部到膝盖成一条斜线的姿势。

胸部运动 膝盖着地，做弯曲、伸展胳膊的动作

该动作是弯曲、伸展胳膊动作的另外一种延伸动作。有助于使胸部产生弹力，并能紧实胸部。注意不要盲目地做上下的动作。做动作时，要保持身体伸展到位，尽量使身体从头部到膝盖，从一条斜线到一条直线。

Point
对初学者而言，第三步的动作有能会有难度。那就不要一下子过多下压身体，而是循序渐进地做下压的练习。

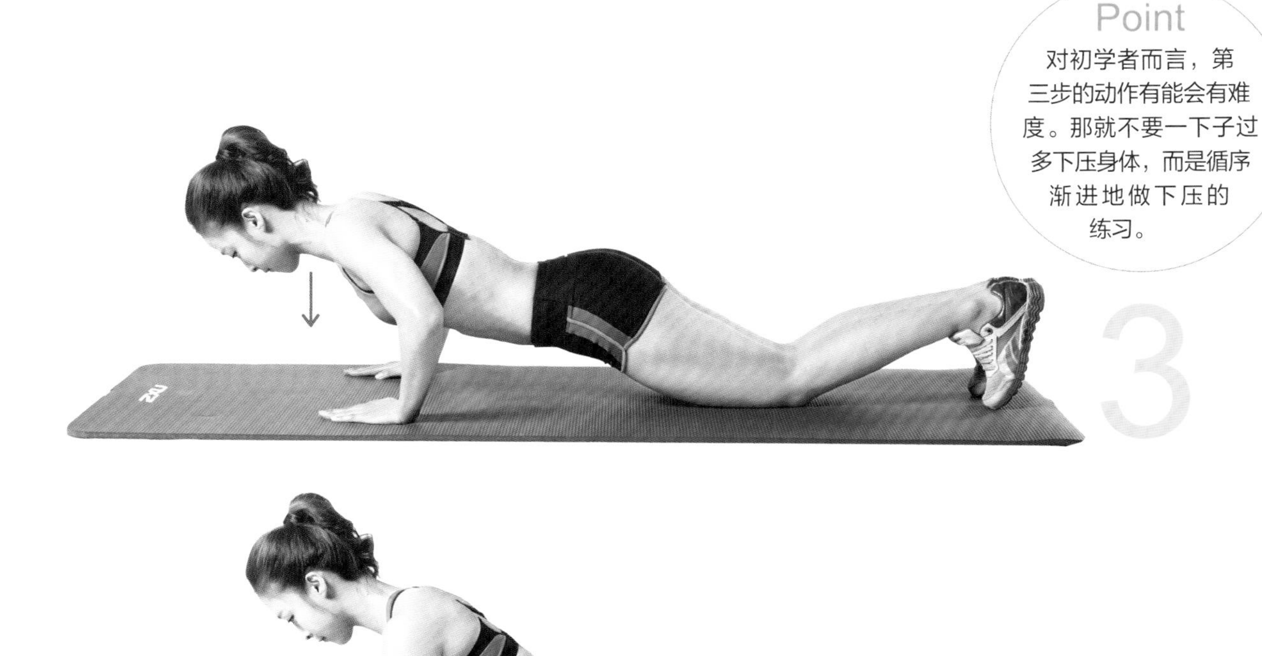

3 弯曲胳膊，上半身下压

最大限度地弯曲胳膊，同时下压上半身。保持两膝盖紧贴并着地、脚尖也着地的姿势。

4 再一次伸直弯曲的胳膊，并向上拉直上半身

再一次伸直胳膊，同时向上拉直上半身。使身体从头部到膝盖，再一次由斜线回到呈一条直线的姿态。重复做该动作，20次为1组，共做3组。

23 DAY 背部运动 下弯上半身，向后提拉一只胳膊

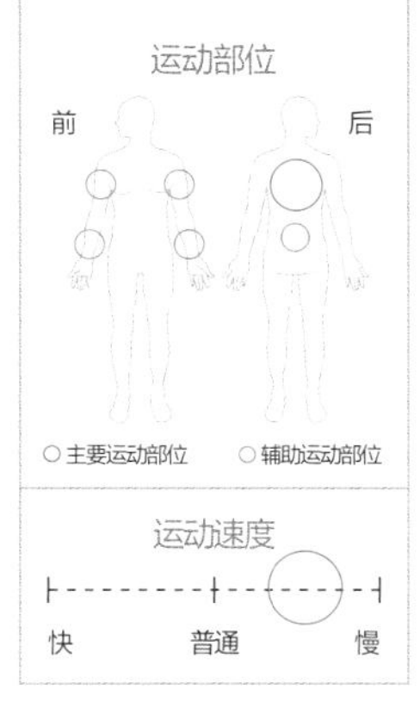

该动作对于锻炼背部十分有效，也可以一并锻炼到腰部和小臂，是可以用到上半身大多数肌肉的运动。运动时，配合使用重量较轻的哑铃，效果更佳。

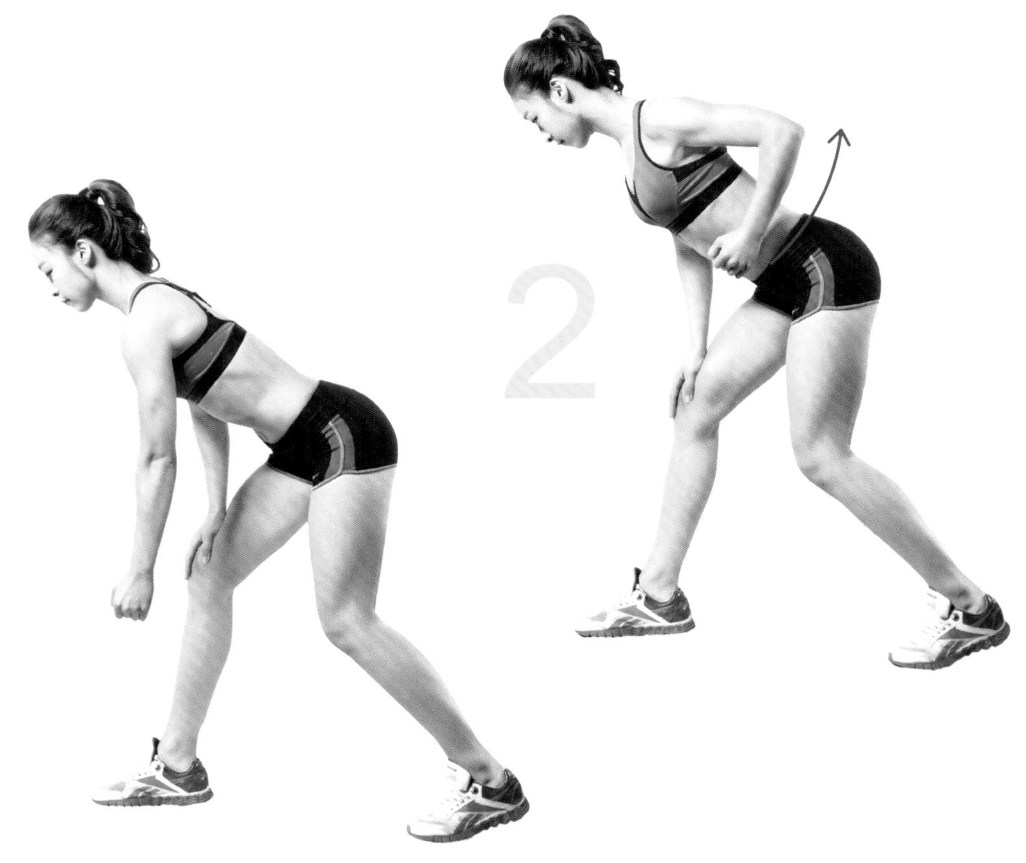

1 腿向前迈出，胳膊自然下垂

两腿张开，与肩同宽。右腿向前迈出，同时膝盖部位稍稍弯曲，上半身下弯45度。右手放在右膝盖上。左手臂握拳，并自然垂放，尽量与右腿平行。

2 弯曲左胳膊，同时向肋部方向提拉

在右手抓着右膝的状态下，弯曲左胳膊肘，并向肋部方向提拉手臂。

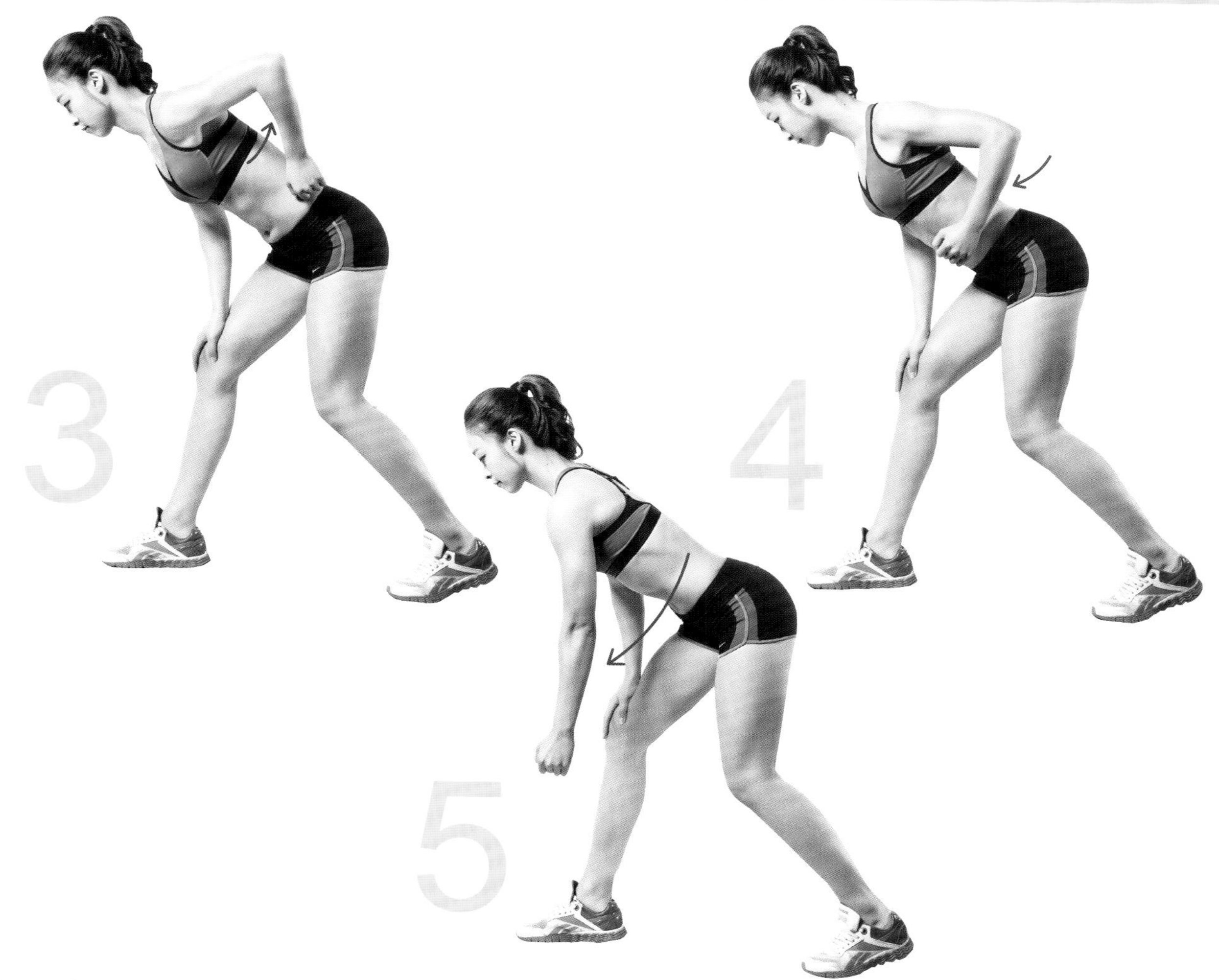

3 最大限度地向背部后方拉拽左胳膊

将提拉到肋部的左胳膊，再用力向身体后方拉拽。此时，最大限度地夹紧肩胛骨。

4 将向后拽拉的左胳膊，重新回到肋部

再一次使最大限度向后拽拉的左胳膊，重新回到肋部。

5 放下弯曲的胳膊，回到最初的姿势

伸直左胳膊肘，然后向下自然垂放，回到最初的姿势。重复该动作10次。换个胳膊，换条腿同样做10次。两边各做10次算1组动作，共做3组。

24 DAY 肩部运动 抬起臀部，下压肩部

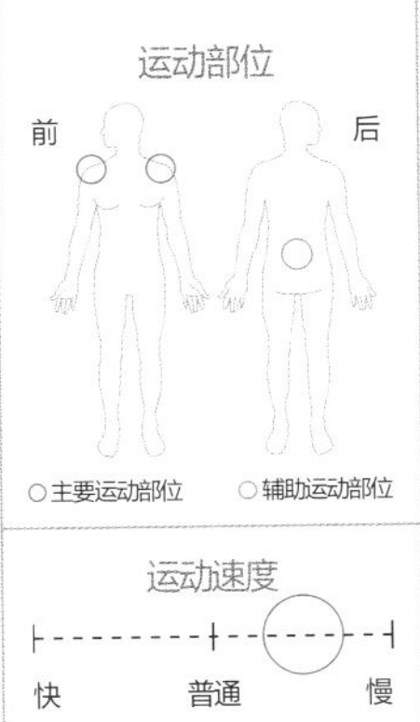

该动作能有效锻炼到肩部和腰部。因为动作幅度不大，仅用眼睛看，可能有理解不了的地方。除了臀部高高地翘起这个动作之外，其余动作与之前学过的弯曲伸直胳膊的动作一致。对于图片模特来讲，因为对该动作比较熟练，所以从一开始，就将整个脚掌紧贴于地面。对于初学者而言，一开始做动作时，脚后跟可以抬离地面。

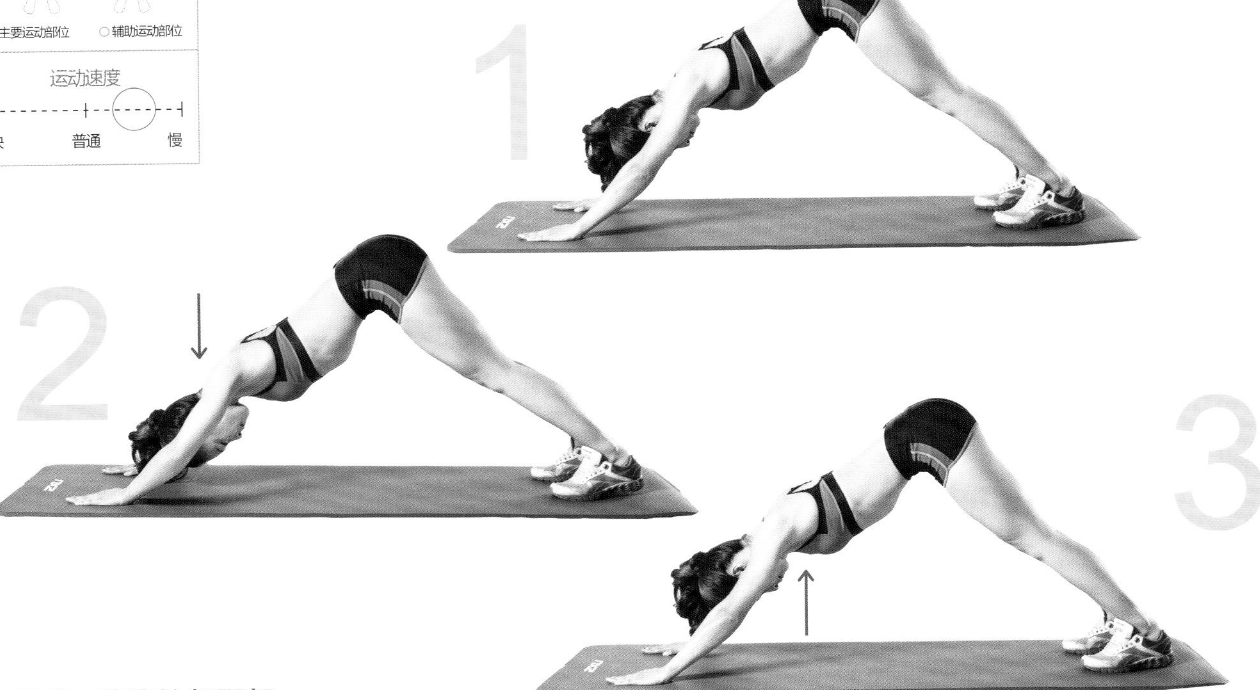

1 趴着，高高抬起臀部

趴着，两手手掌和两脚脚掌紧贴于地面。向上高高抬起臀部。两脚分开，与肩同宽。两手分开，比肩部稍宽。

2 在抬起臀部的姿势下，下压肩部

保持臀部向上高高抬起的姿势，同时弯曲胳膊肘，并最大限度地下压肩部。这个时候稍稍抬起脚后跟，然后将身体的重心移到脚尖。

3 向上抬起肩膀，回到最初的姿势

向上抬起下压的肩部，回到最初的姿势。重复做该动作，20次为1组，共做3组。

25 DAY 胸部运动 以趴着的姿势，做俯卧撑

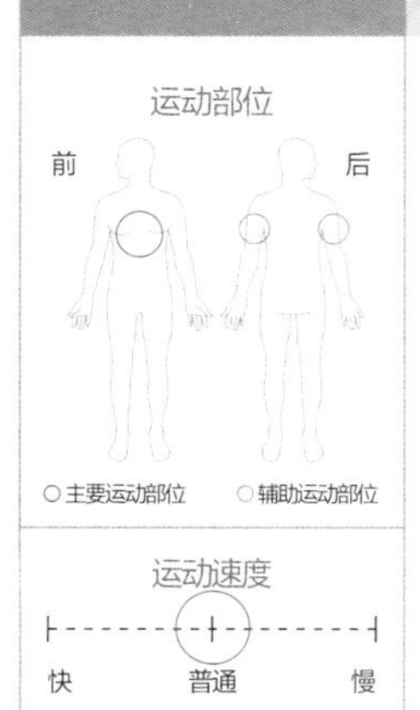

今天的动作可谓是俯卧撑的典型动作。对那些之前觉得做俯卧撑超级难的人来说，因为在前25天内，经过多次练习，肌肉也得到了一定的锻炼，所以现在做起来，会相对轻松很多。若你想要拥有紧实的胸部，那就努力地做吧。

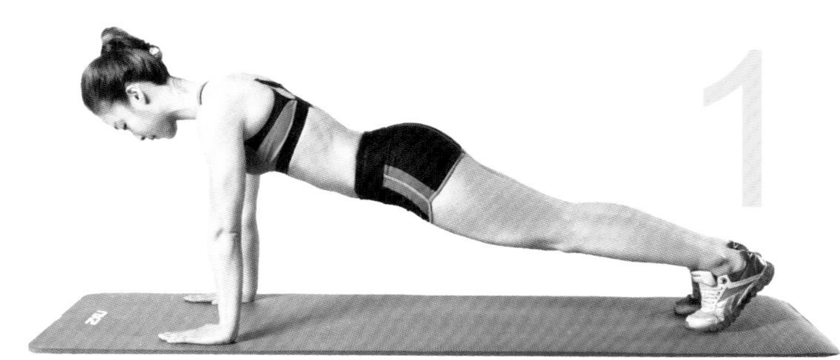

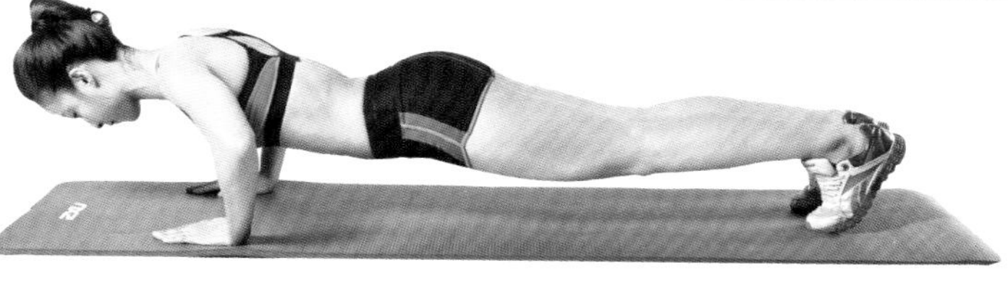

Point

初学者不要太为难自己。做到自己能做到的程度，然后弯曲胳膊。

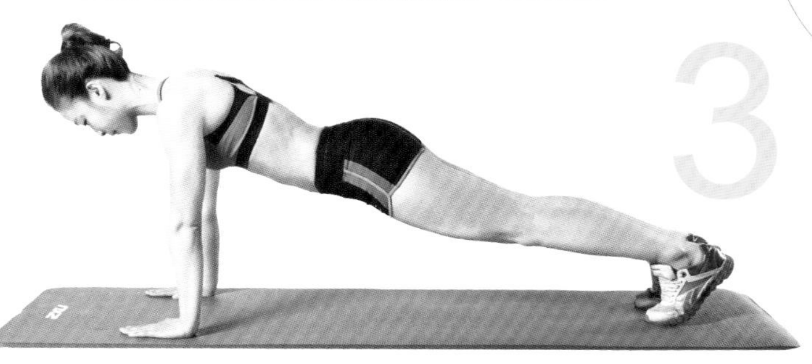

1 趴着，伸直胳膊支撑身体

趴着。两手手掌和两脚脚尖着地，胳膊伸直。注意身体不要弯曲，保持身体从头部到脚尖呈一字形。

2 弯曲胳膊，下压身体

向外弯曲伸得笔直的两胳膊肘，最大限度地下压上半身。注意，不要低头，尽量与身体保持一字形。

3 伸直胳膊，同时向上提拉身体

再一次伸直胳膊，回到最初的姿势。重复做该动作，20 次为1组，共做3组。

26 DAY 背部运动 下弯上半身，向身后提拉两手臂

运动部位

前 后

○主要运动部位 ○辅助运动部位

运动速度

快 普通 慢

该动作可以帮助你打造美丽的背部和胳膊。上半身下弯45度的时候，背部保持伸直的状态，才能起到运动效果。手上拉到腰部，最大限度地向身体后方拽拉胳膊肘。使用重量轻点的哑铃或者装满水的瓶子配合一起来运动，效果更佳。

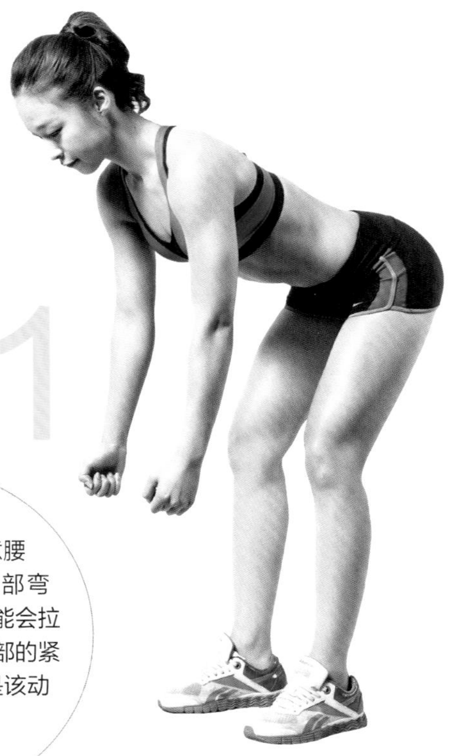

1

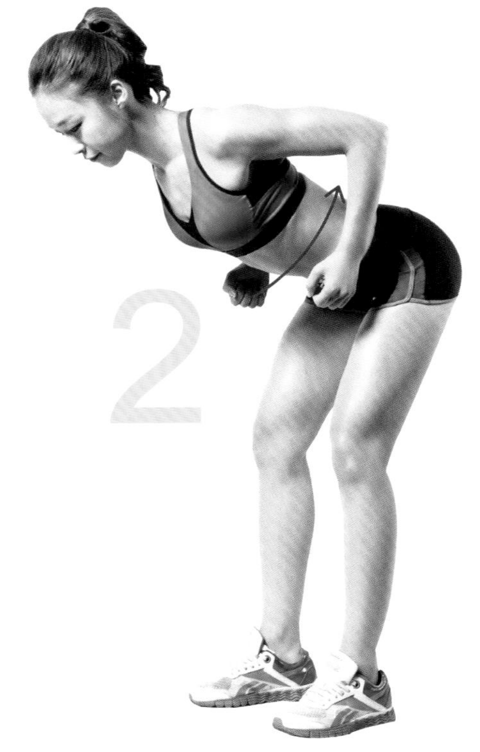

2

Point

做该动作时，注意腰部不能弯曲。若腰部弯曲，运动中，肌肉可能会拉伤。所以不要放松腰部的紧张感，腰部用上力是该动作的要领。

1 下弯上半身，两手臂自然下垂

两腿分开，与肩同宽。膝盖部位稍作弯曲，上半身下弯45度左右。两手握拳，两胳膊自然下垂。

2 弯曲两胳膊，并向背部方向拽拉

弯曲两胳膊时，并最大限度地向身体后方拽拉，使两手处于两肋的位置。这时，集中注意力，最大限度地夹紧肩胛骨。然后再一次放下胳膊，回到最初的姿势。重复做该动作，20次为1组，共做3组。

27 DAY 胸部运动 以趴着的姿势，做俯卧撑

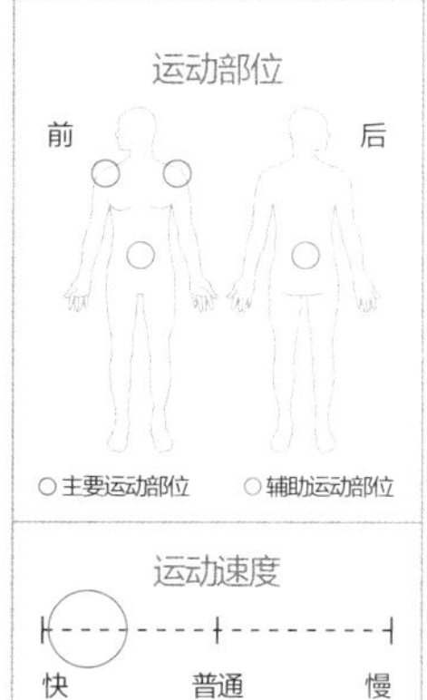

运动速度

快 普通 慢

该动作可以帮助你打造苗条美丽的肩部，也可以使肚子和腰部变得更加结实。像踏浪一样持续地做动作，身体就好像虫子一样扭动着。打开音乐，跟着音乐的节奏感，一起动起来吧。

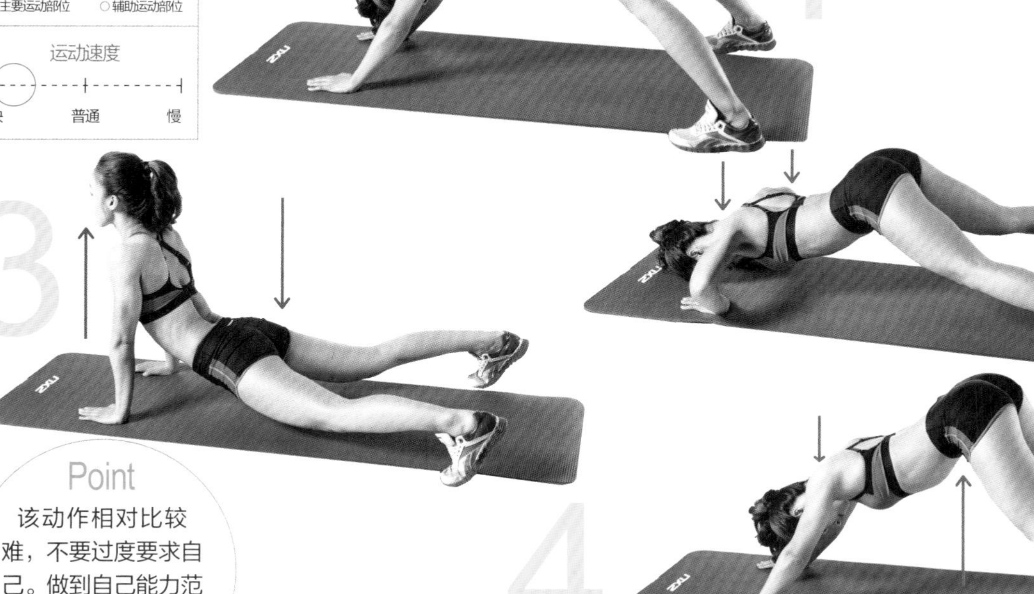

Point

该动作相对比较难，不要过度要求自己。做到自己能力范围内的强度和次数即可。

1 在趴着的姿势下，向上抬高臀部

趴着，两手掌和两脚掌着地，支撑着整个身体，向上抬高臀部，使身体呈三角形。两胳膊和两腿分开，比肩部稍宽。

2 弯曲胳膊，下压胸部

弯曲胳膊，下压上半身，这时感觉胸部轻轻掠过地面。弯曲胳膊肘时，尽量使手指朝向前方。

3 伸直胳膊，同时下压腹部

这次，最大限度地下压肚子，伸直两胳膊，同时上半身向上抬起。

4 向上抬起臀部，回到最初的姿势

臀部再一次向上抬起，回到最初的姿势。重复做该动作，20次为1组，共做3组。

28 DAY 胳膊运动 向头部上方提拉哑铃

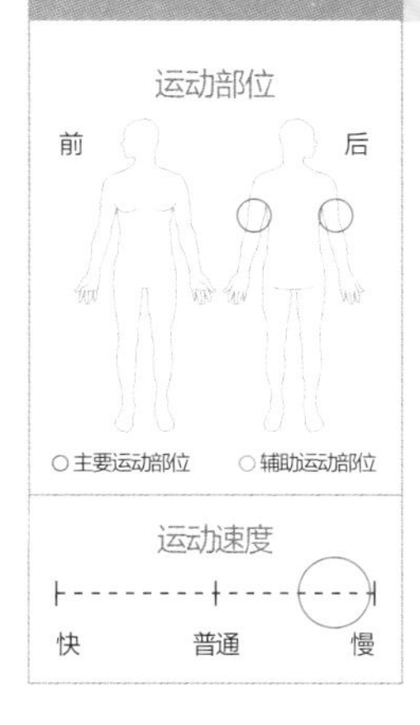

运动速度

快 普通 慢

该动作是握着哑铃做的胳膊运动。可以使从肩部到胳膊的线条富有弹力。肚子用上力，以端正的姿势来做运动吧。

1

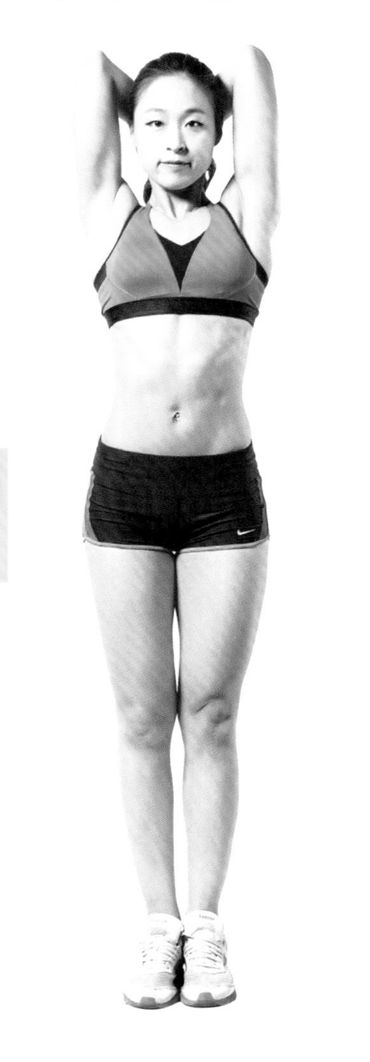

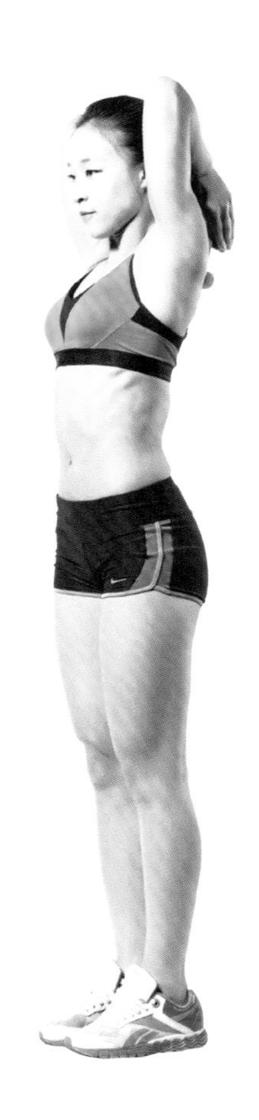

1 弯曲两胳膊。握着哑铃的两手，放于背部后方

两手抓住1只哑铃的一端，两脚并拢，端正站立。将哑铃放到背部后方，同时胳膊向后方弯曲呈90度。弯曲的胳膊轻轻贴着两侧的耳部，尽量使胳膊肘朝向上方。

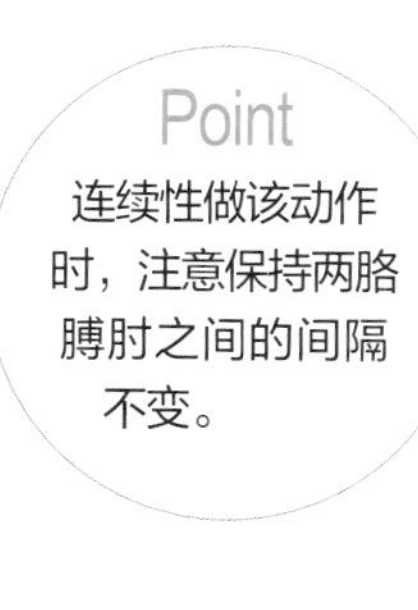

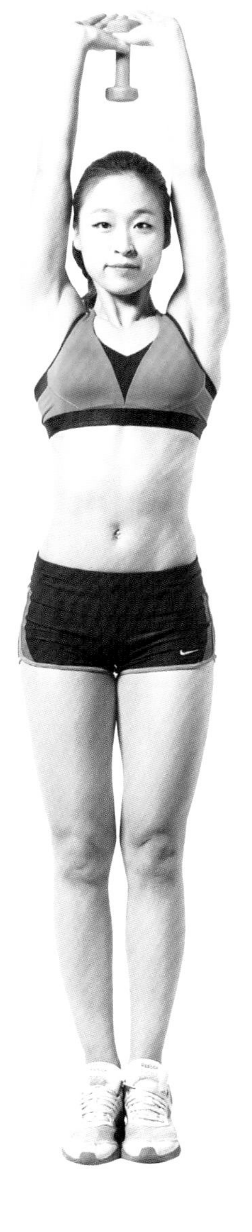

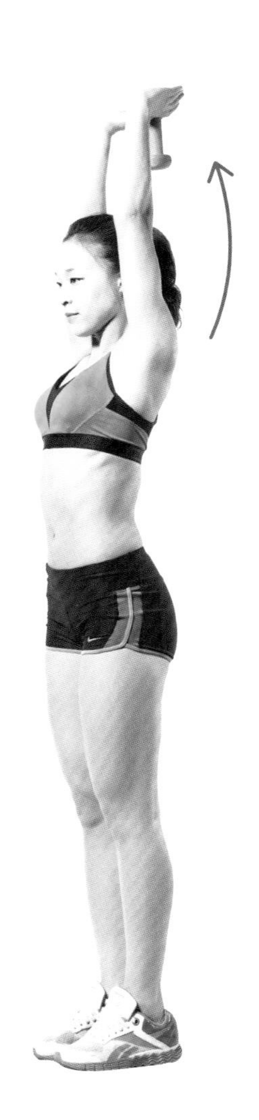

2

2 用力一下子伸直弯曲的胳膊，然后提拉哑铃至头部上方

以胳膊肘贴着耳旁的姿势，向头部上方，用力一下子伸直弯曲的胳膊。然后再一次弯曲胳膊，回到最初的姿势。重复做该动作，20次为1组，共做3组。

错误的姿势会搞垮身材，你知道吗？

每天的饮食习惯会改变我们的身材，同样，有规律地运动锻炼也可以帮助我们瘦身。但是，我们在养成并保持这些良好的饮食及运动习惯的同时，一定不能忽略姿势的重要性。当我们因不知道应该如何瘦身而郁闷的时候，瘦身专家们常常会对我们说，从平常生活开始，首先应拥有正确的姿势。因为，错误的姿势会打破我们身体的均衡，并导致肌肉的收缩松弛变得不协调。久而久之，我们的身体就会变僵硬，从而形成不好的体型。若已经形成了不好的体型，那后果就有点严重了，因为它不仅会使我们身体狂长肥肉，还会诱发多种病症。因而，我们需要从日常生活做起，多留心，纠正错误的姿势，养成良好的习惯。

日常生活中常见的3种具有代表性的错误姿势

乌龟脖&一字形脖姿势：对于那些没有电脑就无法生活的人来讲，这个姿势，尤其需要注意一下。

拥有这样姿势的人群，每次头后仰时，脖子上就会凸显出一圈圈褶皱起来的肥肉，因而心情肯定也会变得很糟糕。若想要处理掉这些肥肉，大家可以从纠正姿势做起。乌龟脖&一字形脖不仅会引起脖子长肥肉，它们还是对身体健康有害的代表性的错误姿势之一。

以同样的姿势，长时间坐在电脑前，无疑会加重脖子和肩膀的紧张压迫感。当然，也会导致头痛和肩膀痛。另外，也很容易使肩膀后部位和胳膊部位长肥肉。

另外，颈骨的位置（疏松）松散开来的话，同时也会招致脖子线条变粗的后果，因而很容易形成乌龟脖（头部向前方突出来）和一字形脖（像一字一样变坚硬的脖子）。因而，我们需要随时检查自己的姿势，并养成运动锻炼的良好习惯。

袋鼠姿势：因为需要一直挺着肚子，所以很容易诱发腰部的疼痛。

仅肚子凸显出来的体型就是所谓的袋鼠姿势。这类体型看起来十分奇怪。相比其他部位，肚子周边特别容易长肉，也很容易诱发慢性的腰部病症。对于热衷于穿高跟鞋的女性，出现这种姿势的概率比较高。所以各位爱美的女性们，从今天起，最先应该做的就是，选择一双方便走路，又有益于健康的鞋子。

蜘蛛姿势：容易引起内脏脂肪和关节炎等各种成人病。

蜘蛛姿势是结合了前面讲解的乌龟脖和袋鼠姿势的一种复合性类型。整体看来，其属于躯干容易变肥胖，胳膊、腿反而容易变细的体型。有蜘蛛姿势的人群中，大部分都因体型较为肥胖而一并伴有内脏脂肪、高血压、糖尿病、高血脂等成人病，或因为体重过重而一并出现关节的疼痛，所以需要积极进行改善性的恢复锻炼。

必须跟着练习的3个正确姿势

身体贴墙站立

据说该姿势是明星们为了打造美丽的身体线条而常用的方法之一。后背靠着平平的空墙壁，笔直站立。站立时，尽量让整个身体都贴着墙壁，感觉从后脑勺到脚后跟呈一条直线。然后让全身的肌肉紧张起来。

每次练习时，至少保持该姿势10分钟以上。长期下去，歪斜的线条就能被矫正过来。若每次坚持练习更长的时间，效果会更好。若从后脑勺、肩膀、臀部、脚后跟为止的身体贴着墙壁使你，感觉十分别扭的话，那说明你身体已经因长期的哈着腰的姿势，变得十分僵硬了。

走路时，养成抬头挺胸的习惯

某一天，我们会被连自己都不知道的自己微哈着腰走路的样子吓到。这是拜我们走路时低着头、过分扭动屁股、搭耸着肩膀及拖着鞋走路等不好的习惯所赐。但大家不用过于担心，以好的心情，带着些许压力，以正确的走姿练习走路，相信不久，你就可以得到矫正身材的效果。下面我们就来一起了解下该如何走路，是正确的走路方法是怎样的。

*走路时，挺直后背，抬头挺胸。

*走路时，收紧小腹。

*走路时，脚尖不能朝里，也不能朝外，应保持一字步直线向前。

*走路时，以脚后跟→脚掌→脚趾的顺序着地。

*走路时，步幅不要太小，以安全的步幅走路（本人的身高减去100cm）。

*走路时，集中注意在步伐上，每一步都踩实地面。

坐着时，做挺直后背的训练

对于很多事情都坐着做的现代人来说，坐姿就成为打造正确的体型的重要姿势之一。例如，坐着时，后背弯曲的话，下巴自然就会向前突出。同时，小肚子也会凸出来。这时，只需伸直后背，无论是肚子，还是上半身基本都会保持着紧张感。另外，用手托着下巴、跷着二郎腿、坐着的时候腿翘到椅子上等，都是需要纠正的姿势。这些姿势不仅会给骨盆和颈椎造成不好的影响，还是使身材走样的元凶之一。

身体坐在椅子上时，屁股尽量贴着椅子的内侧，挺直腰背，两腿并排并向前抬起。每次坚持2~3分钟。该动作对于锻炼关节和肌肉是相当好的方法，并且不受时间空间的限制，随时随地都可以做。

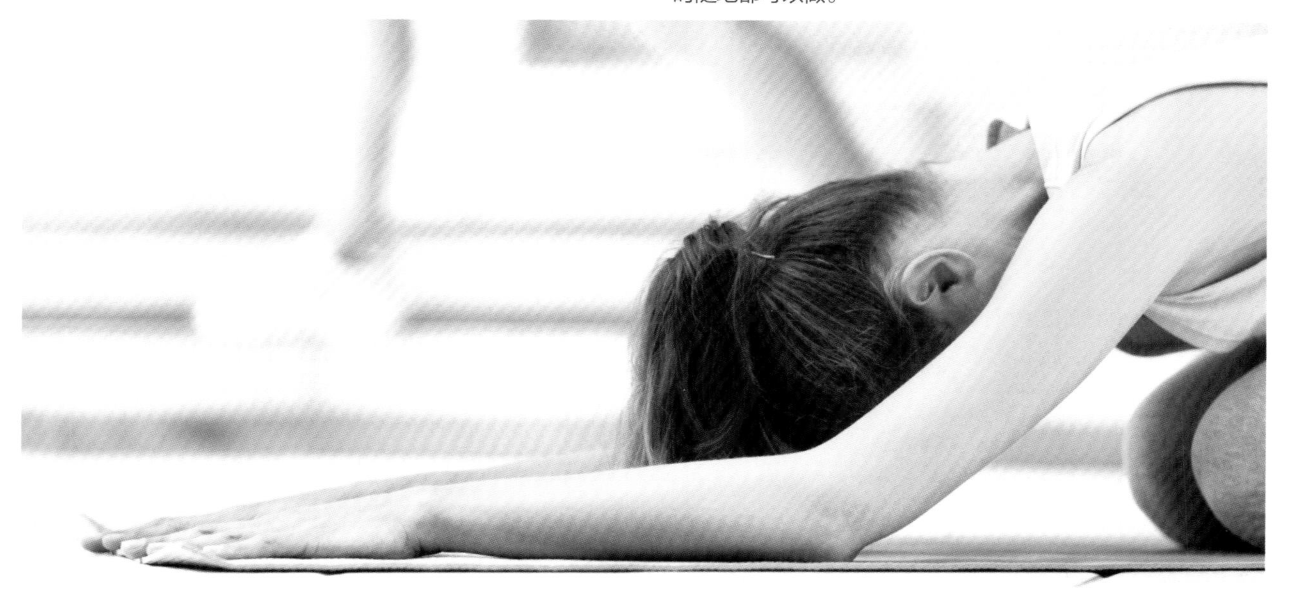

Last Days

最后冲刺

为期4周的每日上半身运动已经结束了。现在是30天中仅剩的最后2天冲刺时间，我们可以通过全身运动来锻炼肌肉。若一个月内，出现31日的情况，可以将第30天所做的内容再重复做一遍。

29 DAY

运动部位

前 后

○主要运动部位 ○辅助运动部位

运动速度

快 普通 慢

1 两脚稍稍分开，笔直站立

挺直腰部，笔直站立。两手握拳，放于身体前方。两脚自然分开。

2 曲膝，上半身下弯

弯曲膝盖，同时上半身下弯，两手掌支撑地面。

3 左脚向后方伸出

左脚向后方伸出。注意，此时不要低头，背部不要弯曲。

全身运动 Burpee Test 第一阶段

完成为时4周的规定运动后，我们需要通过使用到全身的肌肉动作来提高热量的消耗，帮助协调身体组织，提高运动技能。那么，在剩余的2日内，我们该做什么样的动作，来对上半身的瘦身做一个小结呢？那就是Burpee运动。记住，Burpee运动是因在最短的时间内，能消耗最多卡路里而有名的动作。所以，赶紧开始练习吧！

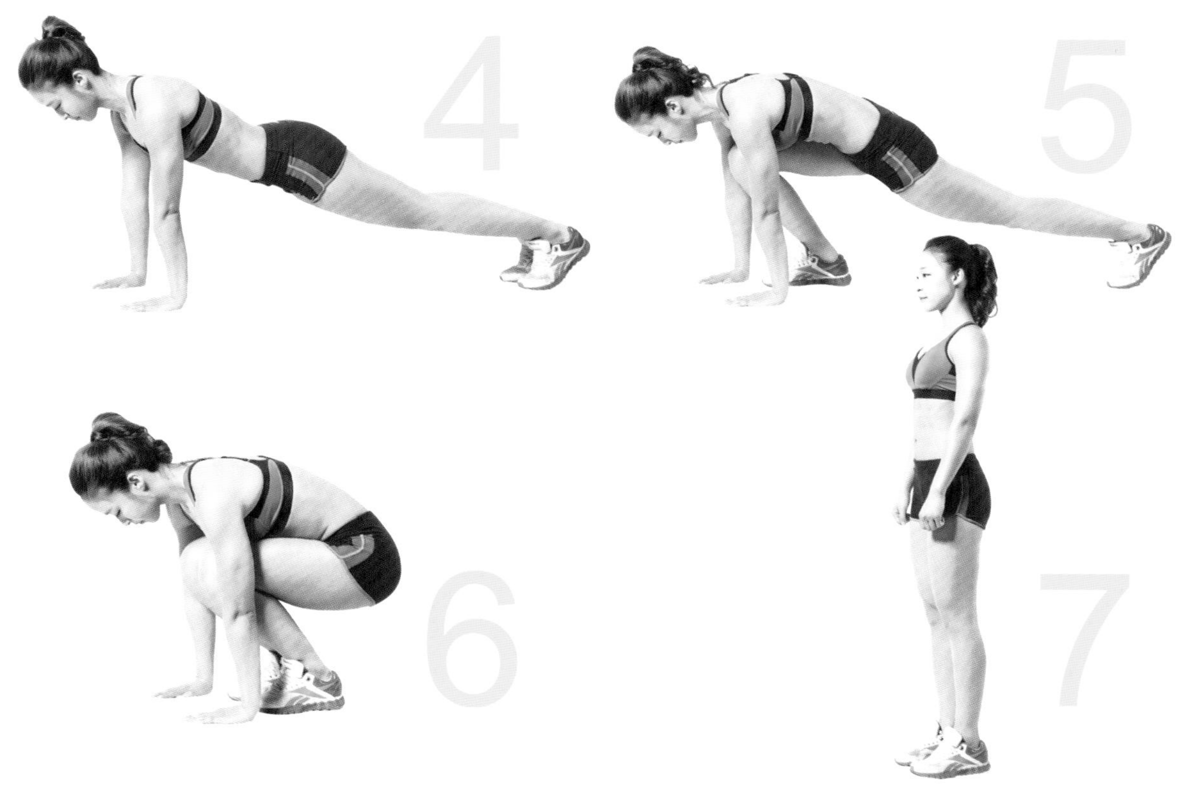

4 右脚也向后伸，然后做出趴着的姿势

这次右脚也向后伸，做出趴着的姿势，脚尖着地。保持两胳膊伸直、抬起上半身的姿势。

5 向前收回右脚

弯曲右腿，向胸部方向收回右腿。保持左脚脚尖着地支撑的姿势。

6 左脚也收回到前方，蜷缩着蹲坐

同样也弯曲左膝。将两脚合拢到胸部下方，蜷缩着蹲坐。保持胳膊肘，伸直的状态。

7 再一次笔直站立，回到最初的姿势

挺直上半身，回到最初的姿势，笔直站立。重复做该动作，20次为1组，共做3组。

30 DAY 全身运动 Swing(摇摆)

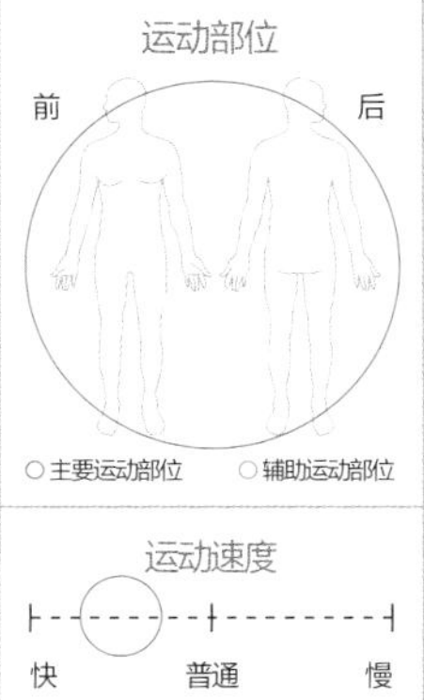

运动速度

快 普通 慢

时间过得真快，今天到了上半身瘦身的最后一课了。今天的动作是Swing（摇摆），相比第9天的动作Burpee第一阶段，今天的动作看起来更加单一。但是今天的动作跟Burpee运动一样，也是因能在短时间内能消耗最大限度卡路里而有名的动作之一。用力打开肩部，并向上伸直胳膊是该动作的要领。

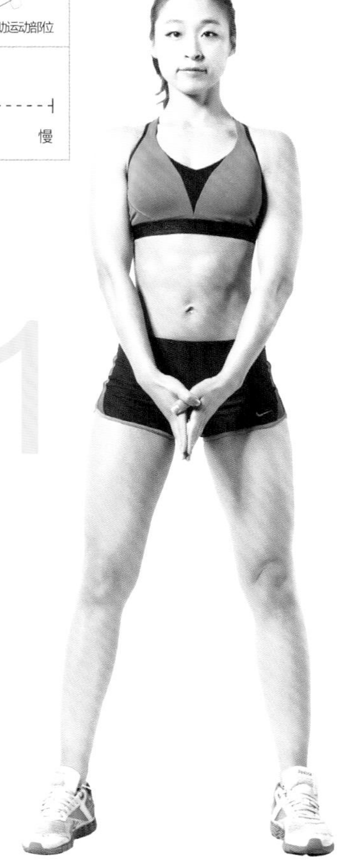

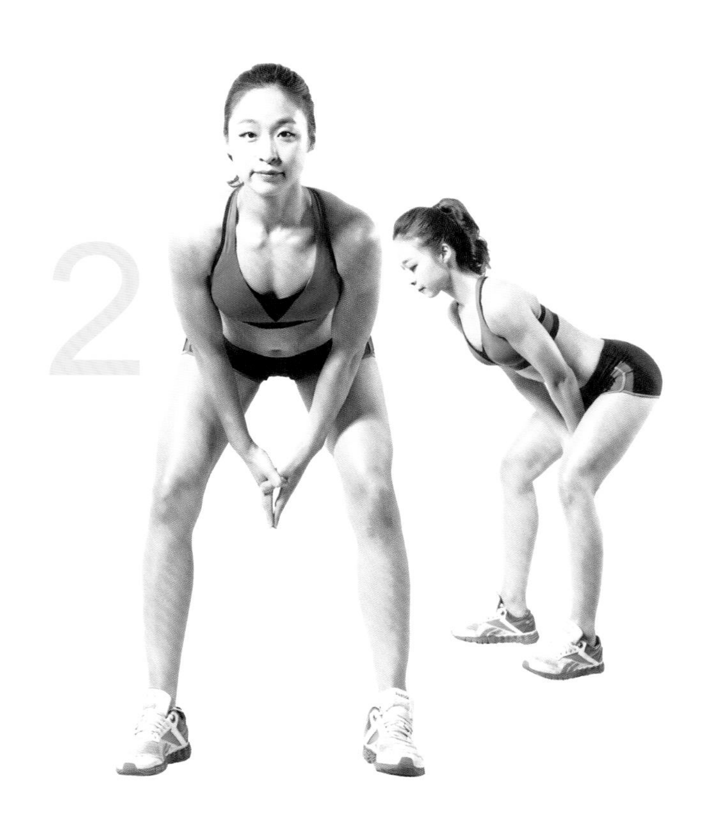

1 两脚打开，两手掌贴合，放于身体前方

站立，两脚张开，比肩稍宽。挺直腰部，两手掌贴合，并自然放于身体前方。结合哑铃一起做该动作，效果会更好。

2 曲膝，同时身体向前方弯曲

微微弯曲膝盖，同时下弯上半身。此时，不要低头，只移动胸部，从侧面看，从头到臀部成一条直线。

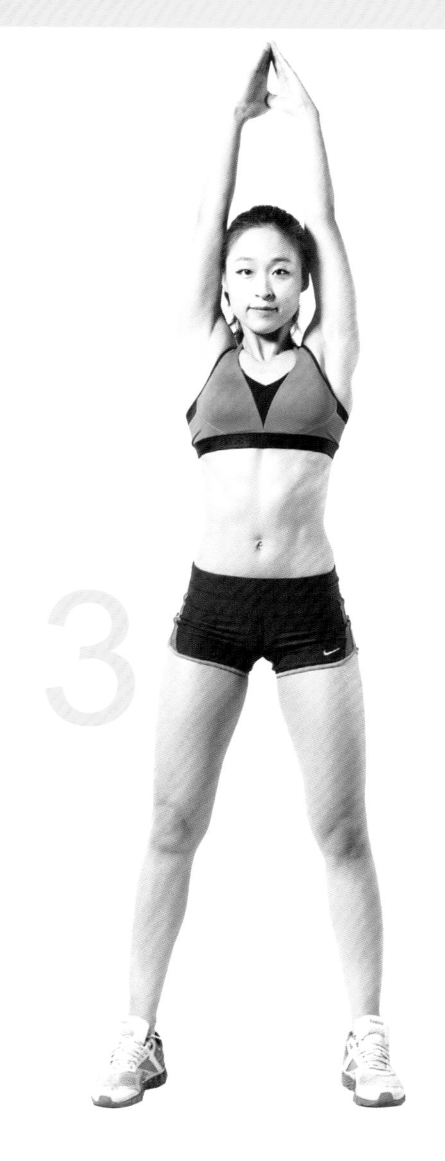

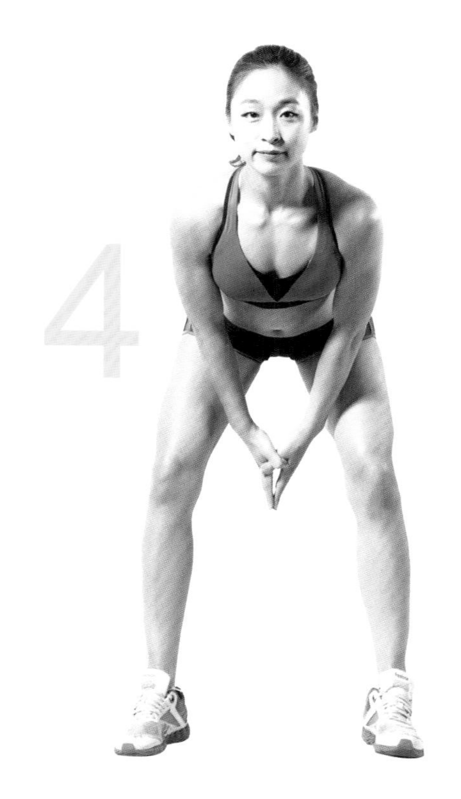

3 **两胳膊抬起于头部上方**

伸直弯曲的膝盖，抬起上半身，同时保持两手掌贴合的状态不变。以胳膊画圆的方式，两胳膊一直伸向于头部上方。

4 **再一次放下胳膊，下弯上半身，回到最初的姿势**

再一次放下胳膊，下弯上半身，回到最初的姿势。重复做该动作，20次为1组，共做3组。

有助于减掉上半身脂肪的饮食

采用无规律的节食或者食用单一食物的方法来减肥，虽然一段时间内，体重会有所减轻，但必定会反弹。所以相比之下，最好还是养成好的饮食习惯，即摄取定量的低卡路里并对健康有益的食物。

对于肉类、米粉等以及糖分高的食物来讲，我们做到完全不去触碰，似乎有点不切实际。所以，减少摄取的次数是一种相对有效的方法。另外，我们要有这样的想法。既然吃相同卡路里的食物，那为什么不吃对我们身体有好处的食物呢？也可以像这样，说服我们自己，来养成健康的饮食习惯。

有助于减掉上半身肥肉的食物

黑巧克力：据说吃少量的黑巧克力，能有效减轻体重。在2005年美国的《临床营养》期刊中曾报道过这样一个实验：吃黑巧克力的孩子，相比吃白巧克力的孩子，胰岛素的敏感度会变高，胰岛素的抵抗性则会变低。因为胰岛素敏感度变低的话，得肥胖症或者糖尿病的概率会更高。

樱桃：2007年美国密歇根大学研究队的一项实验表明，实验鼠在食用90天左右的樱桃酱饼后，其体内与代谢性并发症有关的总胆固醇、中性脂肪、胰岛素、空腹时血糖值等明显变低。另外，其腹部脂肪量也减掉了17%左右。除此之外，多食用樱桃，血液内接受抗酸化成分的能力也会有所提高。

食醋：2009年《生物科学》期刊中曾报道过，吃脂肪含量较高的食物时，若一起食用含散发酸味成分的食醋，体脂肪的增加会变得钝化。在夏天，代替糖分很高的饮料，用食醋来冲水喝，对瘦身十分有帮助的。

绿茶：绿茶中含有的起着抗酸化剂作用的儿茶素成分，能促进脂肪的分解并有助于延缓衰老。因此，常饮用绿茶，不仅能加速燃烧脂肪、瘦腹部、减轻体重，还可以保持年轻态。

洋葱：相比煮熟的洋葱，洋葱生吃或者蘸着食醋吃，对身体健康更有好处。洋葱中含有的会出辣味的乳化成分，若被人体吸收可以有效阻止营养成分合成脂肪。

西红柿：西红柿的热量很低，100克西红柿仅含14卡路里热量。另外，水分占其成分的95%左右。所以食用西红柿，易使人产生饱腹感，从而减少进食。经加热烹调的西红柿还能有效溶出红色的番茄红素成分，能坚固胰脏、消除浮肿、提高基础代谢、增加脂肪的燃烧率，即能使身体变成易瘦体质。不仅如此，西红柿中的酸性成分还能促进胃液的分泌，有助于消化。另外，还能够中和油脂，从而促进排便。

好莱坞女星们的西红柿瘦身食谱

近期使用被称为维生素之宝的西红柿来瘦身，在好莱坞明星间显得十分火热。小天后莲莎·露夏恩最近备受瞩目，因为其通过3天短期的西红柿瘦身，成功瘦掉了5千克。美国女星卡梅隆·迪亚兹虽然已年过40，但仍拥有一副傲人身材。据说她也是利用西红柿当早饭，来解决腹部肥胖的苦恼。

另外，安妮斯顿·詹妮弗也不甘示弱。2个月内，她是先通过饭前食用西红柿，来获取饱满感。然后就会减少其饮食的摄取量，从而成功减轻体重。

举了几个例子，但因为太遥远，估计大家并没有太大感触。那么，下面我举一个我们身边的例子，电影明星黄正敏为了能演好电影《你是我的命运》中的角色，1周内只食用水和西红柿，体重成功减少了20千克，从而一度成为当时的热门话题。然而，过度地减少饮食量，无疑对我们的身体健康有害。因此，相比以上方法，我建议大家把摄取西红柿当作零食或者三餐中的一餐来对待。

安妮斯顿·詹妮弗的饭前食用西红柿的方法

早餐：1个西红柿、半杯热饮的土豆粉羹、1个水煮蛋

中餐：1个西红柿、除了米粉食物外的一般饮食

晚餐：1个西红柿、鸡胸肉色拉

卡梅隆·迪亚兹的早餐法

早餐：不加调味料的西红柿白菜色拉、1杯低脂牛奶

中餐：除猪肉、土豆、米粉之外的一般饮食

晚餐：1个水煮蛋、半个西柚、1杯豆浆

莲莎·露夏恩的3日短期减肥法

早餐：用橄榄油拌的西红柿和西蓝花色拉、1杯葡萄汁

中餐：3个用开水焯好的西红柿、1杯豆浆

晚餐：2个生西红柿、1杯矿物质水

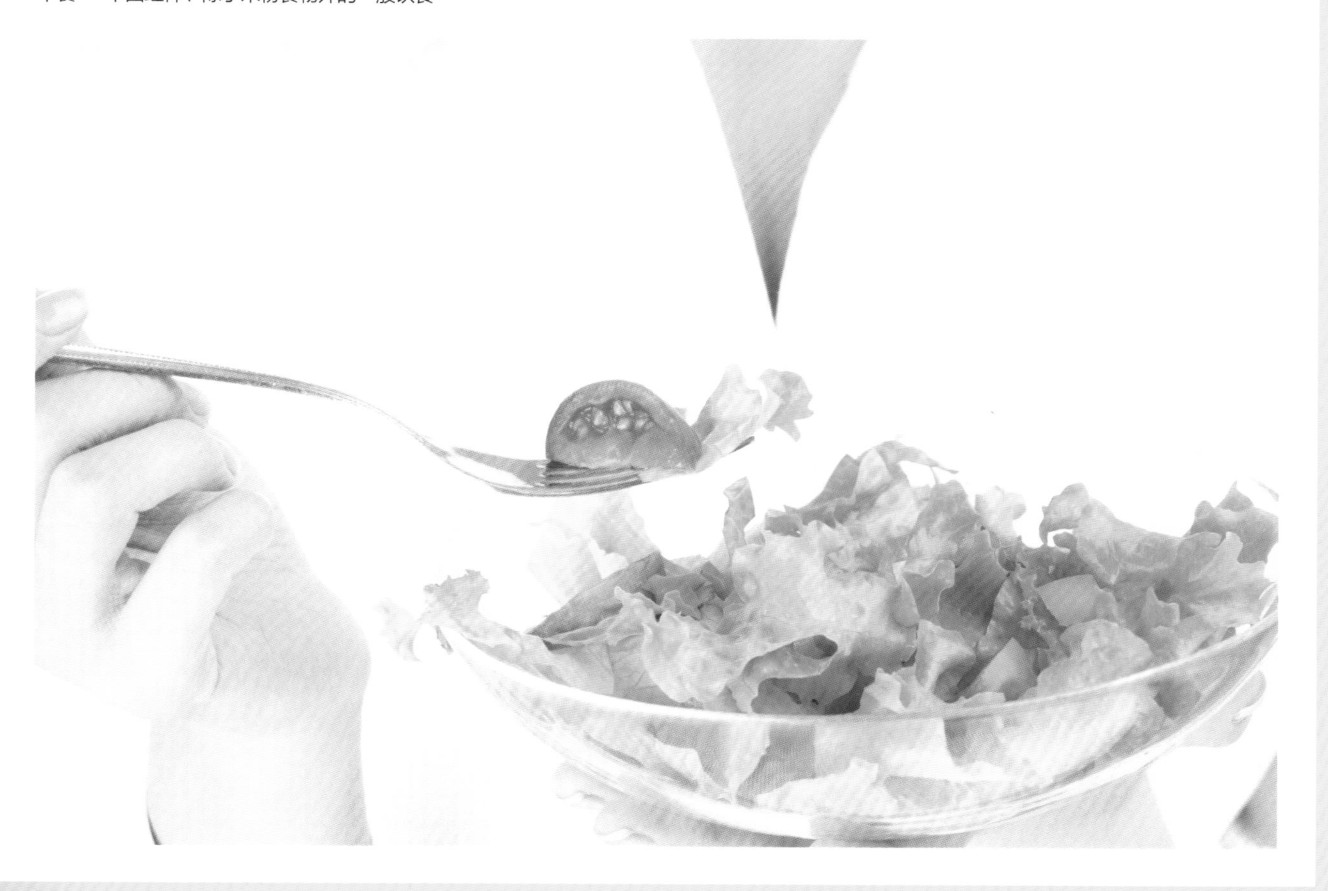

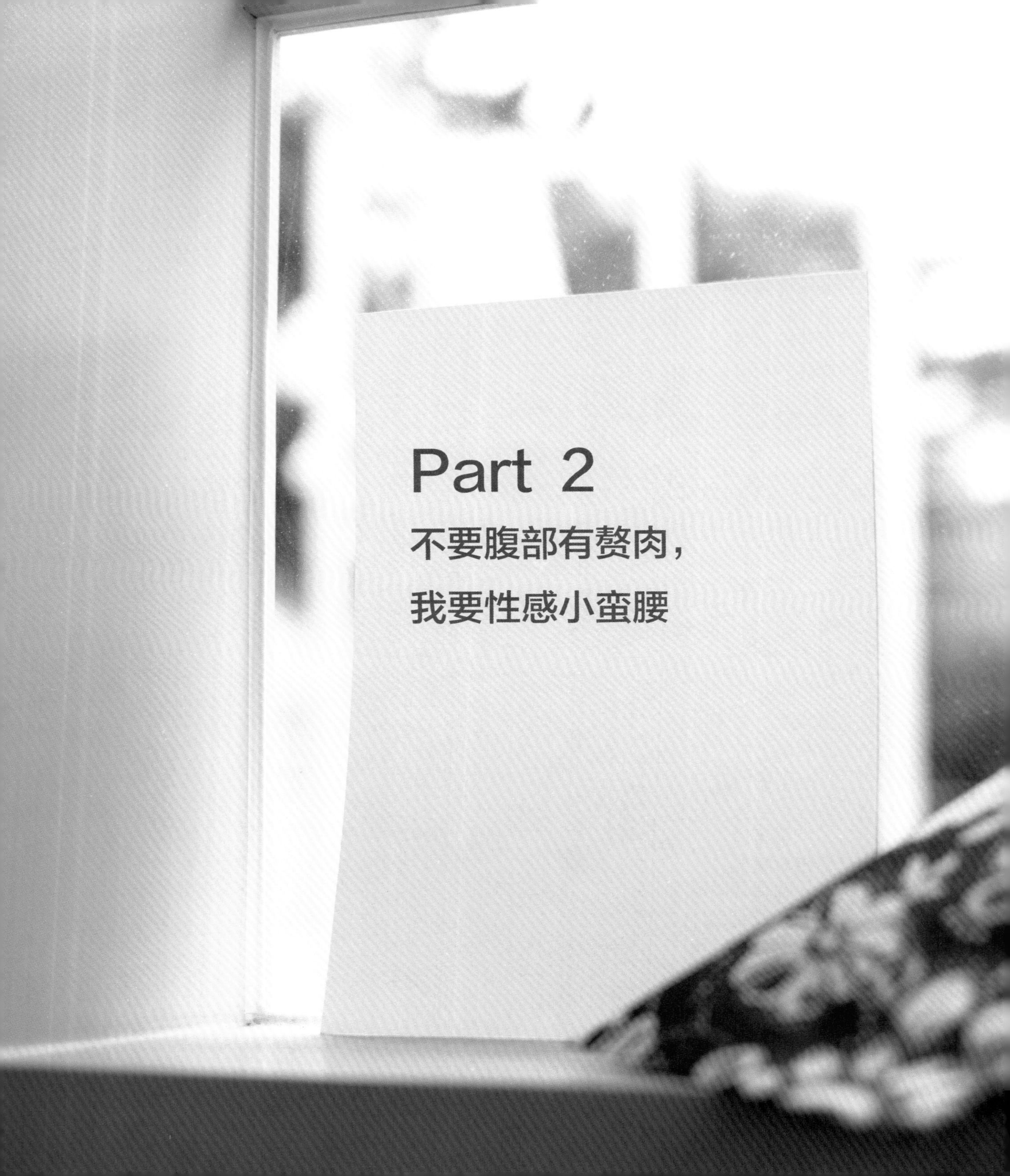
Part 2
不要腹部有赘肉，
我要性感小蛮腰

“腹部革命”的秘诀

想要完美的腹肌吗?
很难做到，所以要放弃吗?
不用担心！因为这里就有被称为“腹部革命”的秘诀。

“唉！难道我真的老了吗？”看见肚子上日益增多的肥肉，我猜谁都会有这样的无奈吧。虽然，赘肉与年纪并没有太大的关系，但是随着年纪的增长，一不小心，肚子上的线条就立马走样了，所以这也表明多少与年纪有点关系。尤其对于那些对身材有着严格要求的女孩来说，肚子上的肥肉简直就是噩梦！

如果你在挑选衣服时，只挑宽松的，或者已经开始穿整形内衣的话，那你可要当心了！这时你必须要对肚子上的肥肉搞点小动作了，如果还继续放任不管，长此下去，肚子上的肥肉会越堆越厚，你就会踏上一条悲催的“肥胖之路”。

引起腹部肥胖的原因很多，其中影响最大的要数饮食习惯。其实不仅与每天饮食的量和种类有关，还与所摄取的热量息息相关。如果摄取的热量没有被完全消耗，不断地在体内储存，日积月累，就形成了脂肪，而这正是问题的关键所在。

特别是，如果有吃完饭就马上睡觉的习惯，那么想要肚子上不长肉都难。许多年轻人饮食习惯不健康，再加上平时缺乏运动，腹部肌肉活动能力自然就会钝化，这样肚子上也会疯狂地长肉。

还有，如果你的消化功能不好，或是有嗜酒的习惯，那么肚子上的肥肉也就离你不远了。另外，女性怀孕生产所形成的赘肉也是相当难减掉的。压力过大的人群也容易有大肚腩，因为这部分人一般会通过暴饮暴食，或者吸烟饮酒来缓解释放压力，如此造成的结果，还用想吗?

诸如此类，多种原因导致的腹部肥胖，运动是唯一能搞定它的办法。只通过节食或者改变饮食习惯，就想拥有迷人的腹肌，那绝对是在白日做梦。

如果一位女性，她的腹部没有赘肉而又紧实，甚至有着完美雕琢的肌肉，那么她可以称得上是真正的完美身材了。看到这里是不是有点小嫉妒呢，从现在起，你大可不必，因为你也可以……

本书可以教会你如何戏剧性改变腹部和腰部线条。只需坚持练习30天，让每日运动悄然地融入你的生活，成为你的一个好习惯。认真坚持做下去，相信不久，腹部及腰部线条的变化就会给你莫大的惊喜。如果你还在为越来越松垮的大肚腩、赘肉堆积的水桶腰而郁闷，那就赶快行动起来吧！

记住，千万不要放弃！千万不要有“这么多赘肉，真能减掉吗？”这样的想法。因为这样的忧虑只会削弱你减掉赘肉的决心，阻挡你迈入“瘦人”世界的脚步。光说无用，不妨亲自体验一下。所以希望你现在就打开本书，每天练习腹部运动。只要坚持下去，相信不久你就会拥有梦寐以求的腹肌和傲人的身材，开始崭新的人生之旅。你，你，还有你，还在等什么呢？！

写给梦想拥有美丽腹肌的你们
崔成宇

30天肌肉训练，塑造完美的腹部曲线

想必大家已通过准备运动对肌肉做了彻底的放松。那么，现在该进入规律运动的阶段了。你们准备好了吗？

规律运动是一种接近于肌肉锻炼的无氧运动。它能帮助你打造出紧实并毫无赘肉的腹部、有律动感的腰部线条等。30天内，每天一个动作，如果能坚持做，相信上腹、下腹及肋部就会变得弹力十足，腹部的完美蜕变必定会使你眼前一亮。

规律运动阶段，每天的运动任务由3组组成。每做完1组，可以休息30秒钟左右再开始下一组。当3组全部做完后，休息1分30秒左右，然后进入下一个阶段——有氧运动。

运动指导（ExerciseTechnic）

若你已经适应了规定运动，那就尽量拉长有氧运动的时间吧。

本章操作实例

【例】腹部规定运动 1组 → 30秒钟休息 → 腹部规定运动2组 → 30秒钟休息 → 腹部规定运动3组 → 1分30秒休息 → 有氧运动 → 整理运动

另外一种运动方法操作演示

＊除本章外的另外两部分：从消灭上半身赘肉开始、从消灭下半身赘肉开始，若想要一起锻炼，可在做完腹部规定运动的3组练习后，休息1分30秒，然后继续进行另外两章的运动。

【例】腹部规定运动 1组 → 30秒钟休息 → 腹部规定运动2组 → 30秒钟休息 → 腹部规定运动3组 → 1分30秒休息 → 上半身或下半身规定运动1组 → 30秒钟休息 → 上半身或下半身规定运动2组 → 30秒钟休息 → 上半身或者下半身规定运动3组 → 1分30秒休息 → 有氧运动 → 整理运动

根据运动部位循环方式，所制订的腹部规定运动的30天的运动计划如下：

<table>
<tr><th colspan="14">腹部</th></tr>
<tr><th>日期</th><th>部位</th><th>日期</th><th>部位</th><th>日期</th><th>部位</th><th>日期</th><th>部位</th><th>日期</th><th>部位</th><th>日期</th><th>部位</th><th>日期</th><th>部位</th></tr>
<tr><td>1</td><td rowspan="4">上腹</td><td>2</td><td rowspan="4">下腹</td><td>3</td><td rowspan="4">肋部</td><td>4</td><td rowspan="4">上腹</td><td>5</td><td rowspan="4">下腹</td><td>6</td><td rowspan="4">肋部</td><td>7</td><td rowspan="4">腰部</td></tr>
<tr><td>8</td><td>9</td><td>10</td><td>11</td><td>12</td><td>13</td><td>14</td></tr>
<tr><td>15</td><td>16</td><td>17</td><td>18</td><td>19</td><td>20</td><td>21</td></tr>
<tr><td>22</td><td>23</td><td>24</td><td>25</td><td>26</td><td>27</td><td>28</td></tr>
<tr><td>29</td><td>全身</td><td>30</td><td>全身</td><td colspan="10">＊若遇到一个月有31天的情况，就将30日的全身运动，再多做一天。</td></tr>
</table>

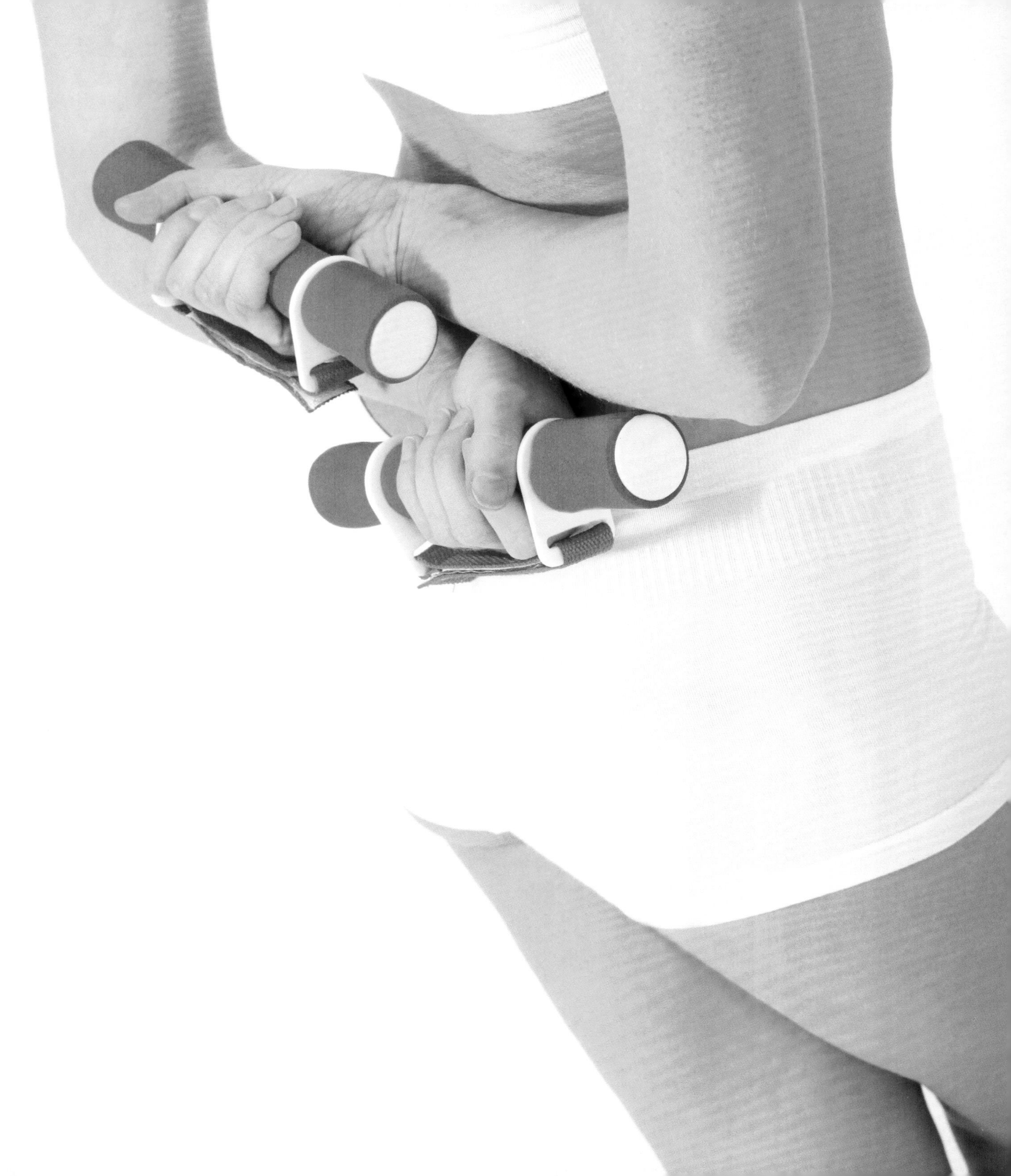

1

week

1 DAY

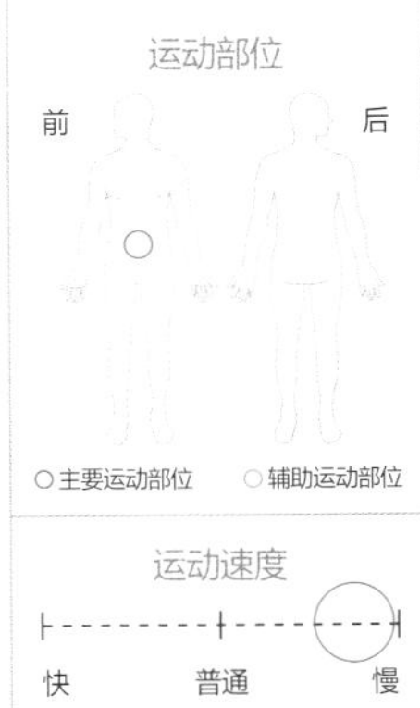

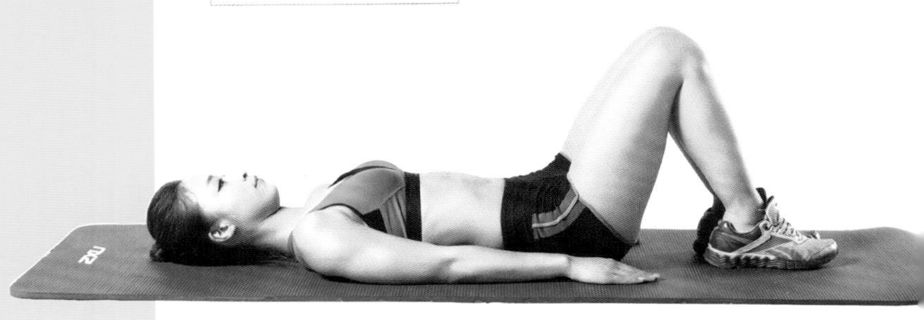

1

最大限度地让肌肉有拉伸感

第1周的规定运动主要是由简单动作组成的，需要躺着来完成。你可不要轻易觉得这周的运动太简单了。在这里我建议大家，在每次运动的时候，最好最大限度地让肌肉有拉伸感。另外，大家需要有这样的认识，第1周的努力程度，决定着30天后，打造腹肌的成败。所以，赶紧跟着做起来吧！

1 以平躺的姿势，弯曲并抬起膝盖部位

后背着地，平躺于垫子上。两手紧贴于身体两侧，并自然放于垫子上。弯曲并抬起膝盖，此时脚掌着地。

上腹运动 平躺，抬头

做腹部用力，使上半身稍稍抬起的动作，对上腹的锻炼效果十分明显。记住，并不是脖子用力，使上半身抬起，而是一定需要腹部用上力！

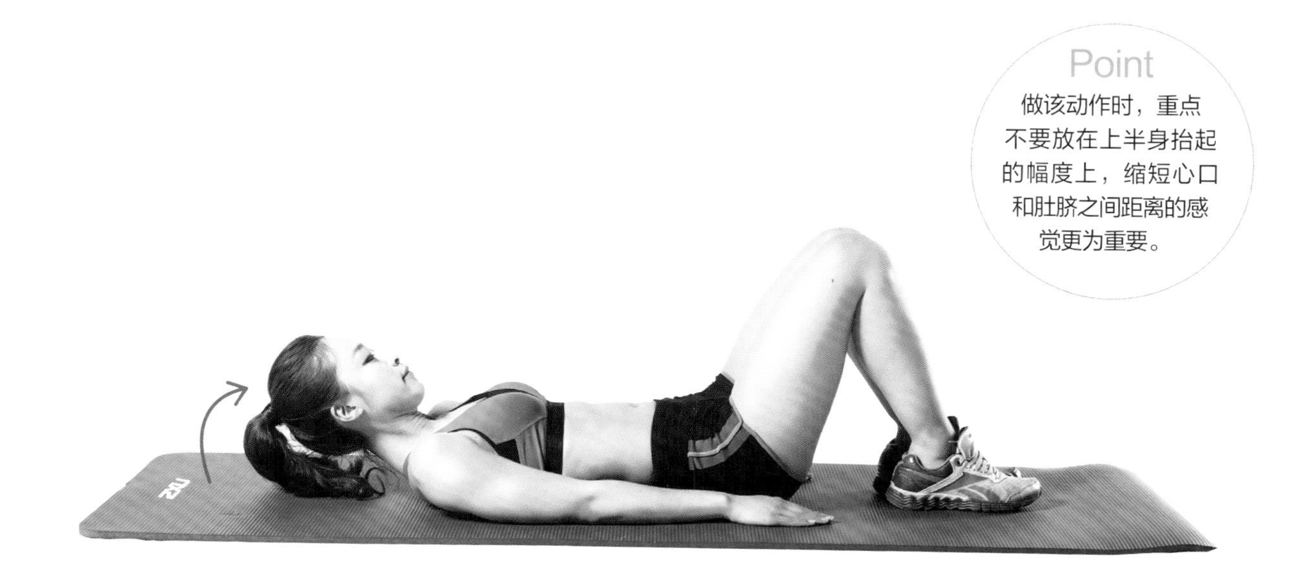

Point

做该动作时，重点不要放在上半身抬起的幅度上，缩短心口和肚脐之间距离的感觉更为重要。

2

2 上腹用力，同时向上抬起头部

向上抬起头部，同时腹部用力，以腰部被卷成圆圈的感觉，收缩腹部。重复做该动作，20次为1组，共做3组。

2 DAY 下腹运动 平躺，弯曲并向上半身方向提拉两膝

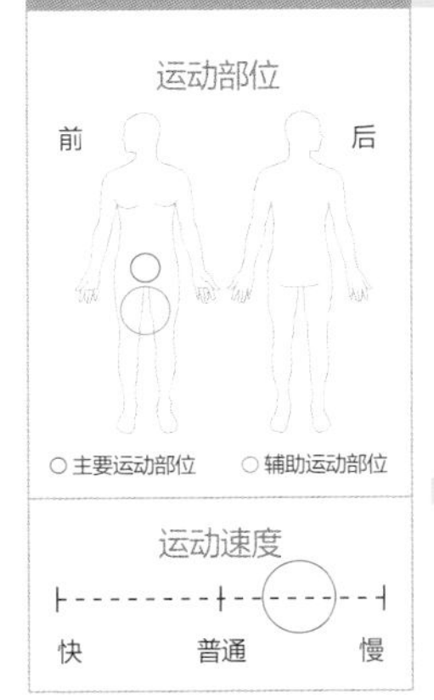

今天的动作，可以使下腹变得紧实而有弹力。弯曲并向上半身方向提拉两膝的动作，能增加大腿的力量并使大腿富有弹力。所以，你还在等什么呢？赶紧腹部用上力，来进行今天动作的练习吧。

1

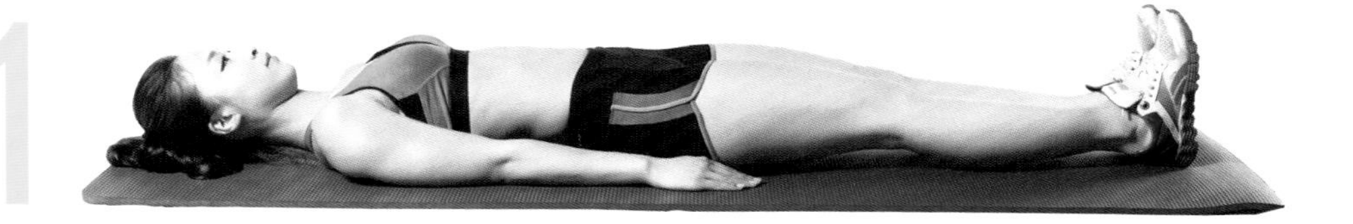

2

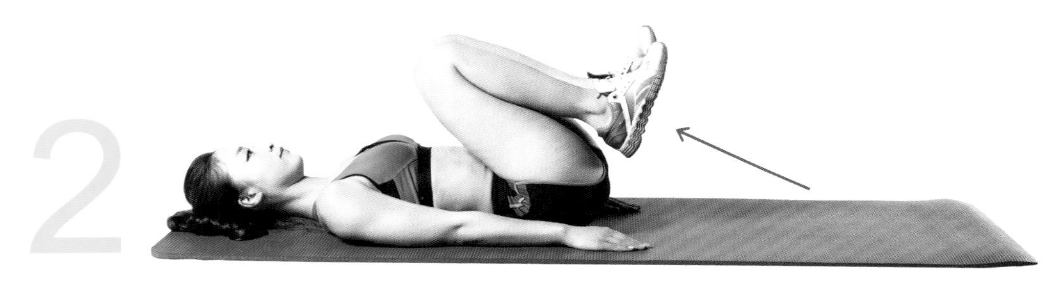

3

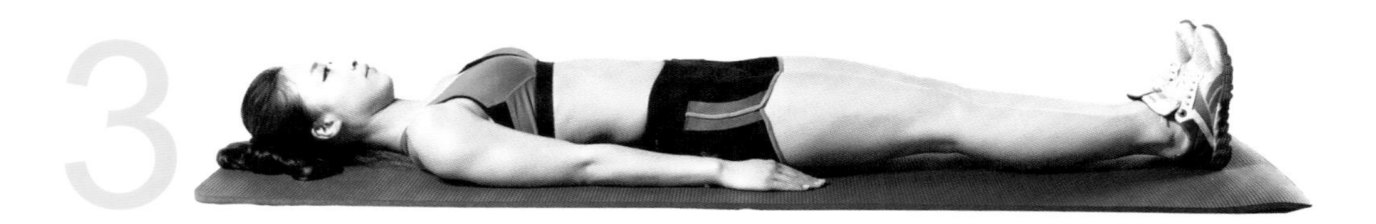

1 四肢伸直，平躺于垫子上

后背着地，平躺于垫子上。两手伸直，自然放于身体两侧，且手掌着地。

2 向胸部方向，提拉两膝

保持两手的姿势不变，仅弯曲两膝并用力向胸部方向提拉。

3 伸直双腿并放下两膝

然后伸直双腿并放下两膝，回到原先的姿势。重复做该动作，20次为1组，共做3组。

3 DAY 肋部运动 站立，向身体两侧弯曲上半身

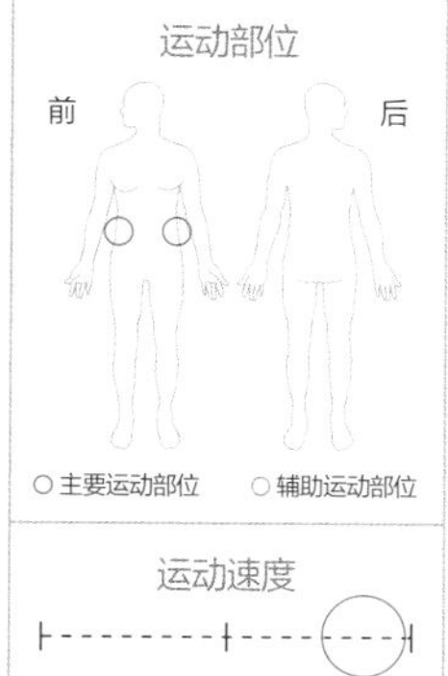

今天的动作可以除去肋部的赘肉，瘦腰部，美化腰部线条。做该动作时要注意，并不是依靠颈部或者头部发力，来带动上半身，而是应该全靠腹部发力。也只有这样，才能得到较好的运动效果。

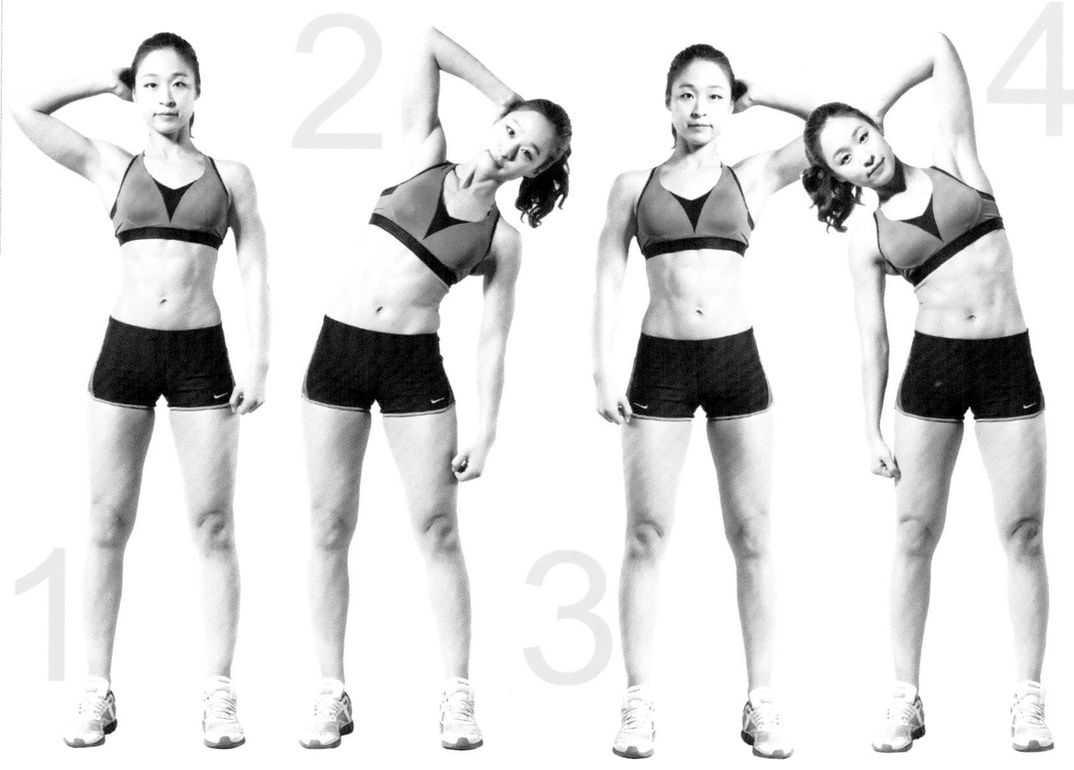

1 笔直站立，弯曲右胳膊肘，右手扶着头部

站立，两脚分开，与肩同宽。右手扶着头部，像捂着耳朵一样。左手自然垂放于大腿外侧。

2 上半身向左边弯曲，就好像上半身被弯曲的胳膊推送着一样

上半身向左边充分弯曲，就好像上半身被扶着头部的右手向左边推送着一样。这时，保持下半身不动。

3 使上半身重新回到垂直的姿势，换左手来扶着头部

上半身返回到垂直的姿势。这次换左手来扶着头，右手自然垂放于大腿外侧。

4 向右弯曲上半身，尽量拉伸肋部的肌肉

上半身充分向右边弯曲，尽量使自然垂放于大腿外侧的手，最大限度地滑向下方。重复做该动作，20次为1组，共做3组。

4 DAY 上腹运动 平躺，伸直胳膊，向上抬起上半身

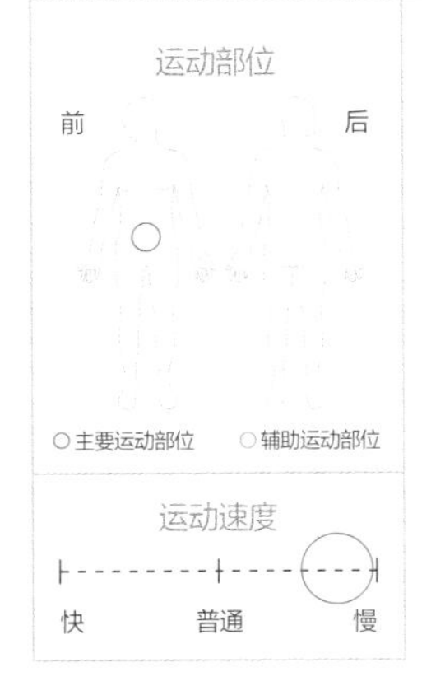

今天的动作是锻炼上腹肌肉的。与第1天的上腹运动相比，上半身向上抬起的幅度更大，也就是说运动强度稍加强了些。做该动作时要注意，并不是肩膀用力向前推送指尖，而应该是腹部用力向上抬起上半身，双手尽量向前推送。

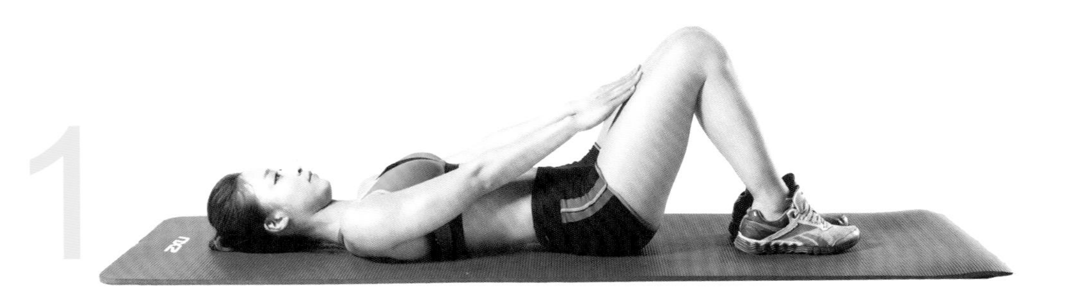

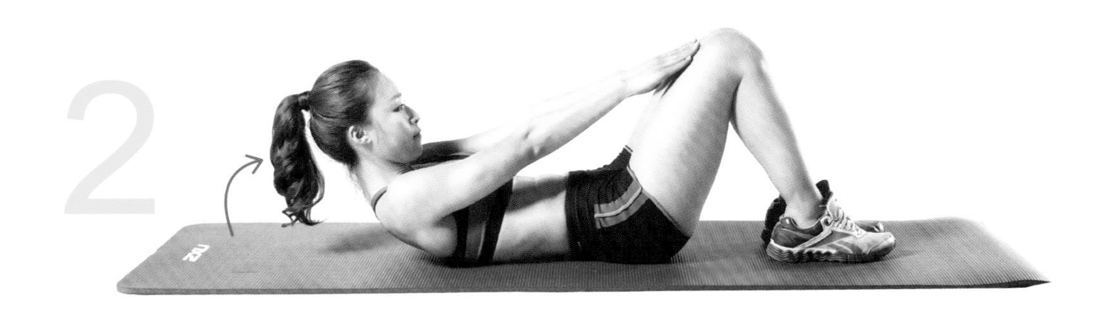

1 自然平躺于垫子上，向上弯曲两膝

后背着地，自然平躺于垫子上。向上弯曲两膝。两脚脚掌紧贴于地面，两胳膊伸直，并自然抬起，然后置于大腿上方。

2 腹部用力，同时向上抬起上半身

腹部用力，向上抬起上半身，感觉指尖向膝盖方向滑去。重复做该动作，20次为1组，共做3组。

5 DAY 下腹运动 平躺，向胸部方向提拉膝盖

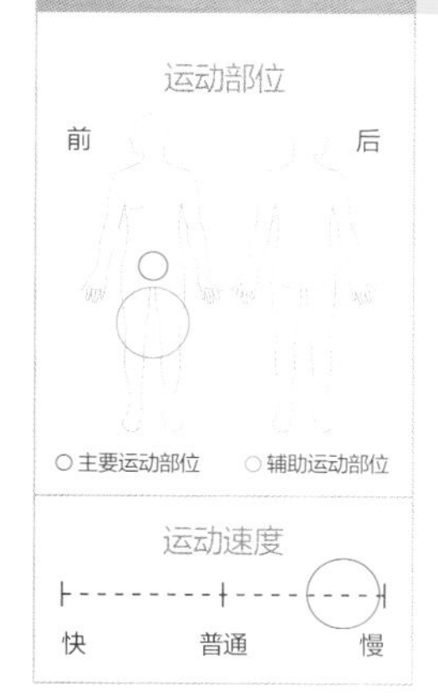

跟着做今天的动作，你的小腹会得到一定的刺激锻炼，从而使得下腹一下变苗条。向胸部方向提拉膝盖时，也会锻炼到大腿的肌肉，所以可以一起期待下大腿部位的运动效果。最到位的做法，应该是两脚抬离地面。对于初学者，也可以两腿着地，来做动作。

1

2

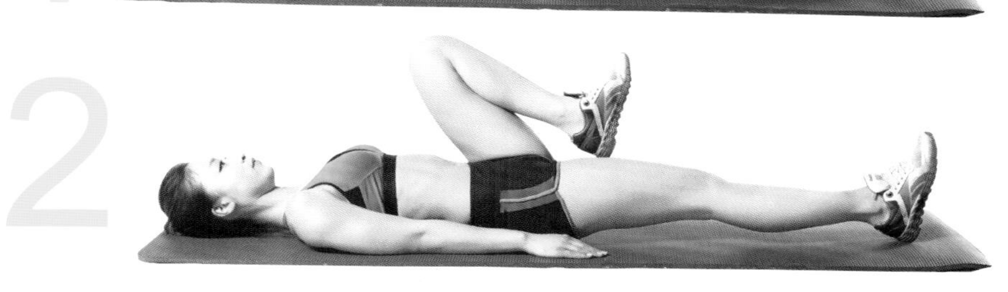

3

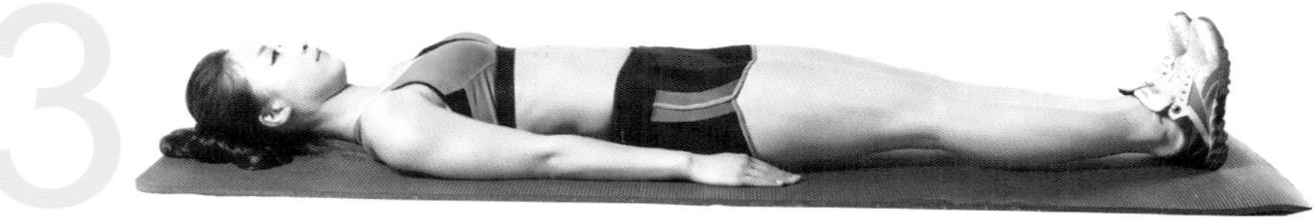

4

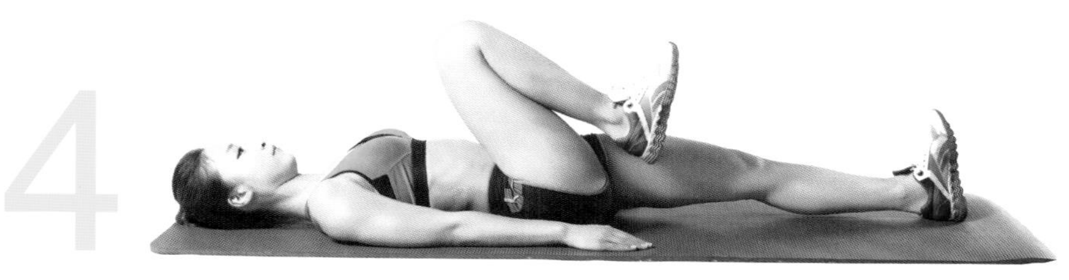

Point

若想最大限度地提高运动效果，最好在两脚稍稍抬离地面的姿势下，开始运动。若很难维持这种姿势，在做3组该动作的过程中，坚持不住时，可以将脚着地，来做动作，然后再将脚抬离地面。如此交替着来完成运动任务。

1 平躺于垫子上，四肢伸直。

后背着地，自然平躺于垫子上。两胳膊伸直，自然放于身体两边。为了提高运动强度，可以将两脚抬离地面10厘米左右。

2 向胸部方向，提拉左腿膝盖。

维持两胳膊的姿势不变，小肚子用力，向胸部方向，用力提拉左腿膝盖。

3 然后再伸直弯曲的膝盖

伸直向胸部方向最大限度提拉的左腿膝盖，同时回到原先的姿势。

4 换右腿膝盖，向胸部方向提拉

这次换脚，充分地向胸部方向提拉右腿膝盖。同时最大限度地收紧小腹的肌肉。交替做提拉两膝的动作，20次为1组，共做3组。

6 DAY 肋部运动 斜侧卧，向上抬臀部

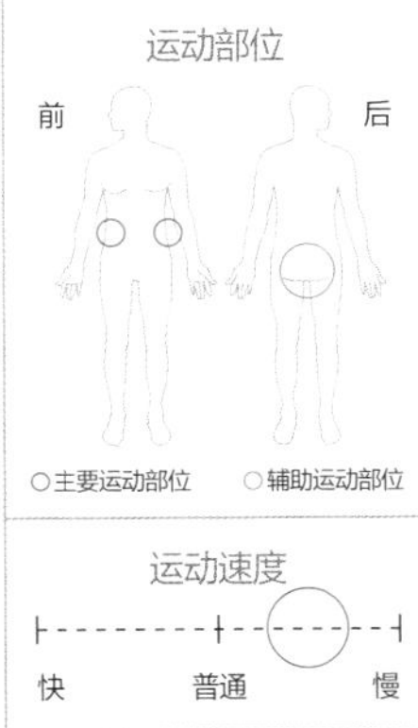

今天的动作，能有效减去两肋和臀部上的肥肉。做该动作时，需要腹部和臀部用力。再次放下臀部时，要尽可能速度慢些，以提高运动效果。

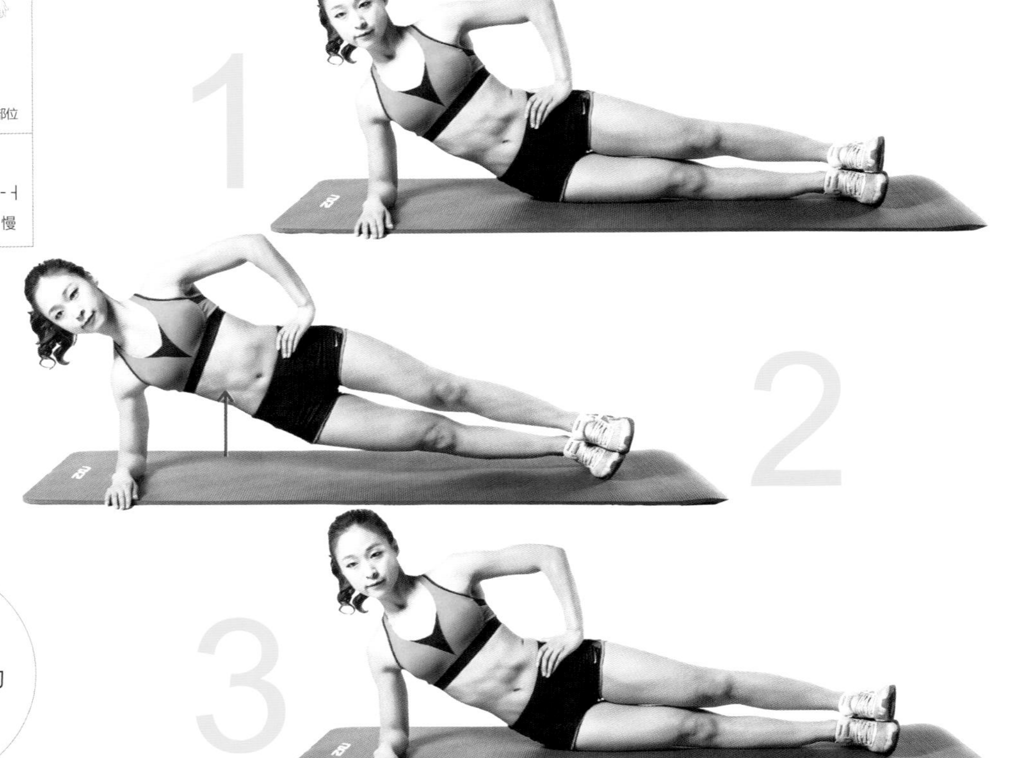

Point
尽量不要上下移动支撑身体的胳膊这边的肩部。

1 斜侧卧于垫子上，一只胳膊支撑着整个身体

斜侧卧于垫子上，弯曲一只胳膊，小臂紧贴地面。另一只手叉腰。两腿伸直，两脚并拢。

2 固定住其余部位，仅向上抬起臀部

固定住胳膊、腿等其余部位，保持不动。仅向上抬臀部，尽量使身体从头到脚成一条直线。腰和胳膊肘用力，来支撑整个身体。

3 放下臀部，回到原先的姿势

再次放下臀部。重复做该动作10次后，以相反的方向，侧卧，并以同样的方法，做该动作10次。到这里为 1 组动作，共做3组。

7 DAY 腰部运动 以四肢着地的姿势，下压腰部

运动部位

前 后

○ 主要运动部位 ○ 辅助运动部位

运动速度

快 普通 慢

今天的动作是有一定名气的，在瑜伽动作中称之为猫姿势。该动作可以强化腰部的整体肌肉，并有助于矫正脊椎，增加上半身的柔韧度。

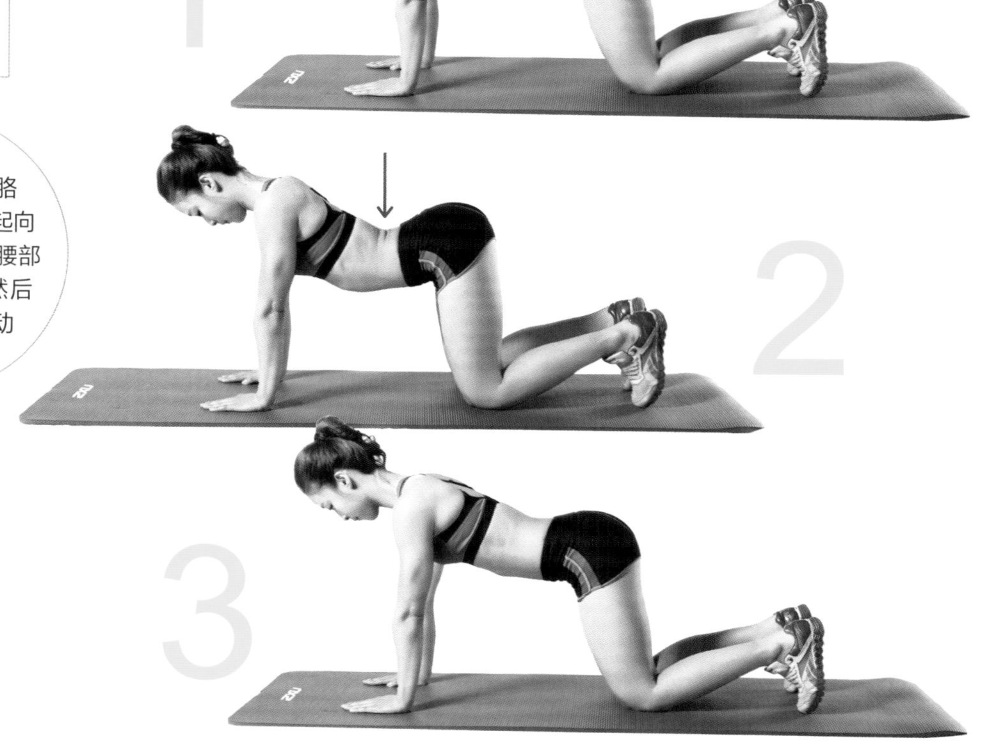

Point

下压腰部时，两胳膊和臀部不跟着一起向下运动。固定住除腰部外的其他部位，然后再做下压腰部的动作。

1 两手掌和两膝着地，做出四肢着地的姿势

两手掌、两膝及两脚尖着地，做出四肢着地的姿势。

2 下压腰部，身体像弓一样

下压腰部，感觉整个上半身就像张开的弓一样。

3 再次向上抬腰部，回到原先姿势

缓慢向上抬起腰部，回到原先姿势。重复做该动作，20次为1组，共做3组。

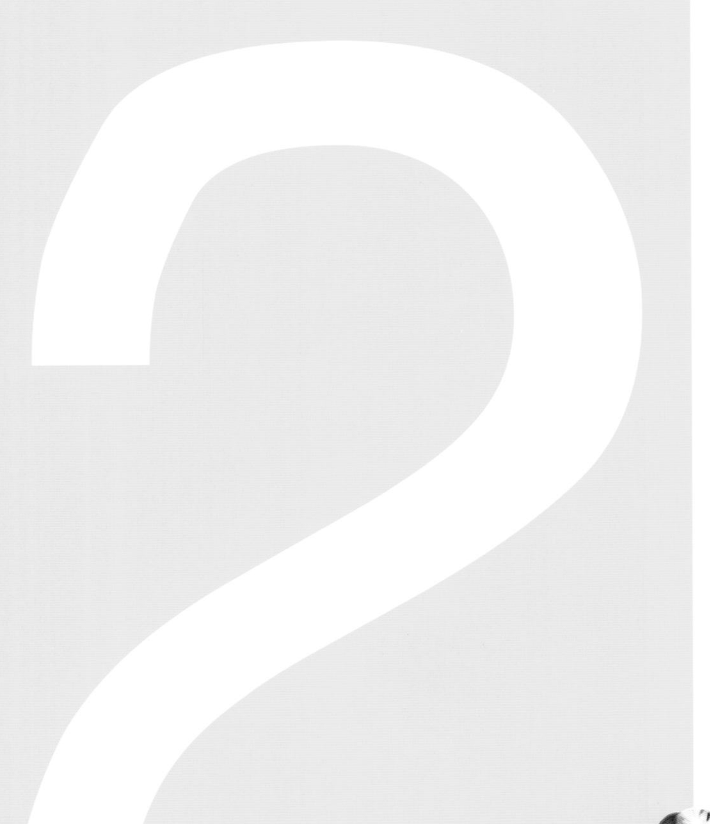

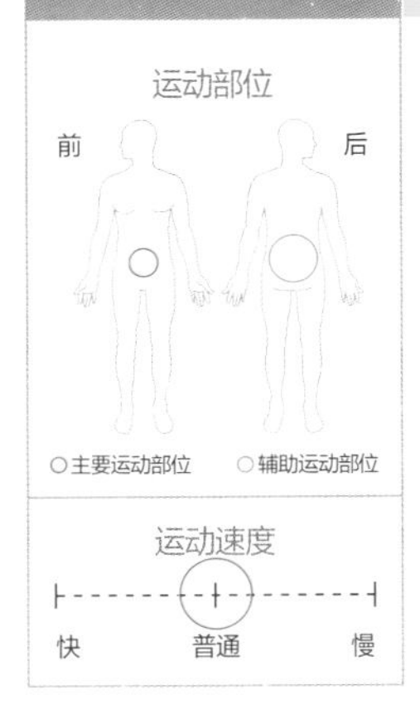

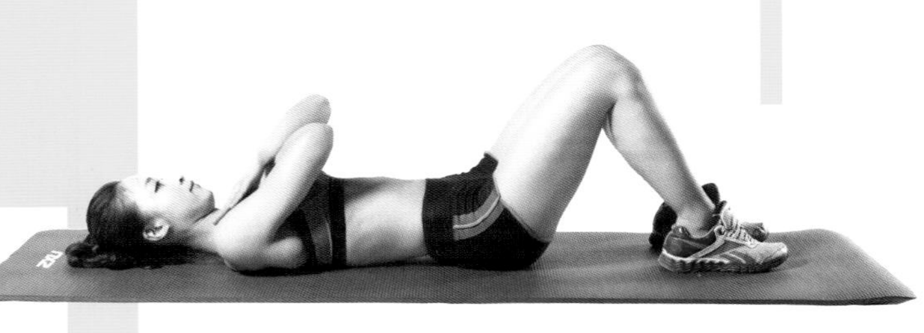

Point

做该动作时，并不是像平时那样，一下子抬起上半身。而是应该有上半身慢慢被向上卷起的感觉。这也是该动作的要领。

充分使用平时用不到的肌肉

强化腹部和腰部肌肉的运动中有很多弯曲身体和将身体卷起来的动作。相信你每次做这些动作的时候，都会有这样的感觉：能充分使用到平时不常运动的肌肉。你只有带有最大限度地使肌肉动起来的意识来做运动，效果才会明显。

1 向上弯曲两膝，两胳膊弯曲并交叉于胸前

后背着地，平躺于垫子上。两脚掌与地面贴合，向上弯曲两膝。弯曲两胳膊，并交叉成“X”形，置于胸前。

下腹运动 上半身向上卷起

今天的动作可以减掉上腹肥肉，练就上腹肌肉。运动时，请记住，上腹体脂肪减少，肌肉增多的话，胸部下方部位就会产生弹力，从而让你拥有更美丽的上半身。所以开心运动起来吧！

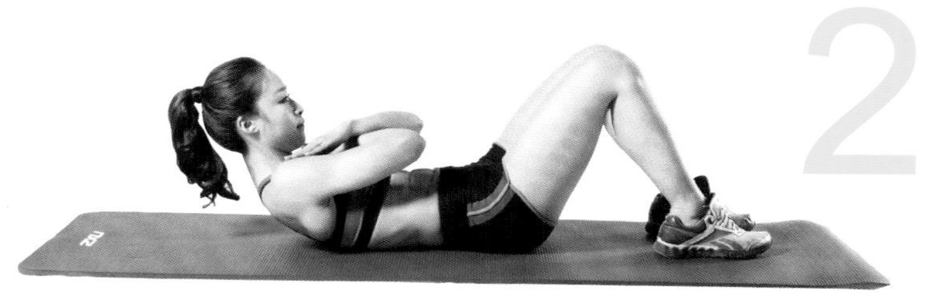

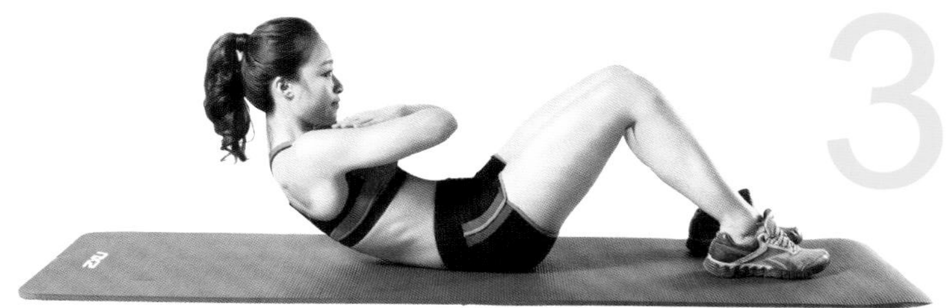

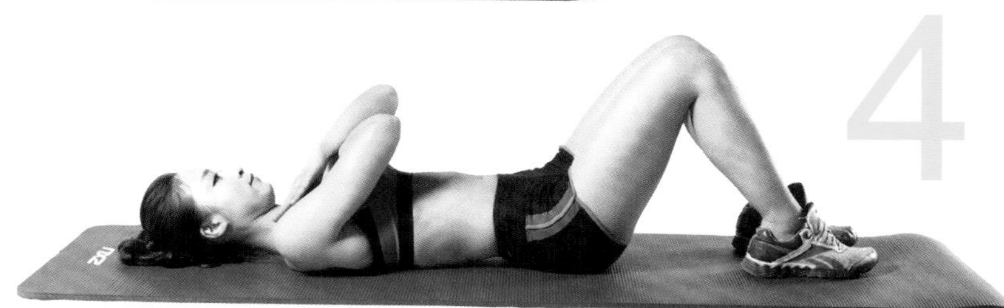

2 上半身缓缓向上抬起

腹部用力，上半身缓缓向上抬起，感觉上半身向膝盖方向卷起来一样。

3 高高抬起上半身，感觉上半身就像被卷起来一样

最大限度地，向膝盖方向，抬起上半身。这时感觉上半身被卷成圆形一样，这是做这个动作的要领。继续最大限度地向上卷起上半身，同时腹部用力，支撑整个身体。

4 放下上半身，回到原先姿势

再次放下向上抬起的上半身，回到原先的姿势。重复做该动作，20次为1组，共做3组。

9 DAY 下腹运动 站立，抬起膝盖

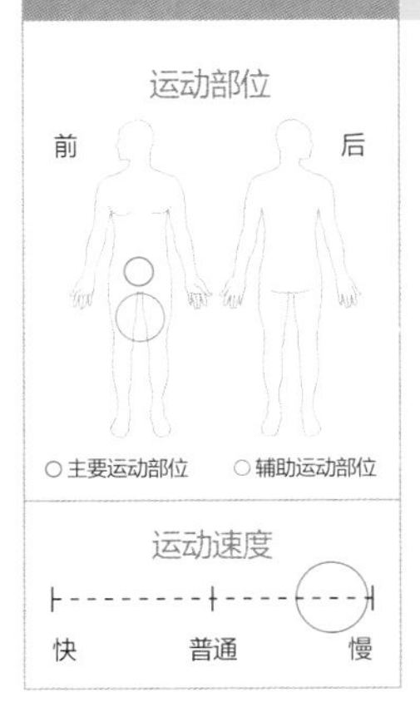

运动速度

快 普通 慢

今天的动作，虽然是难易度相对简单的动作，但对肌肉的拉伸很有效果。另外，还可以一并锻炼到下腹和大腿。保持身体均衡，慢慢来做该动作吧。

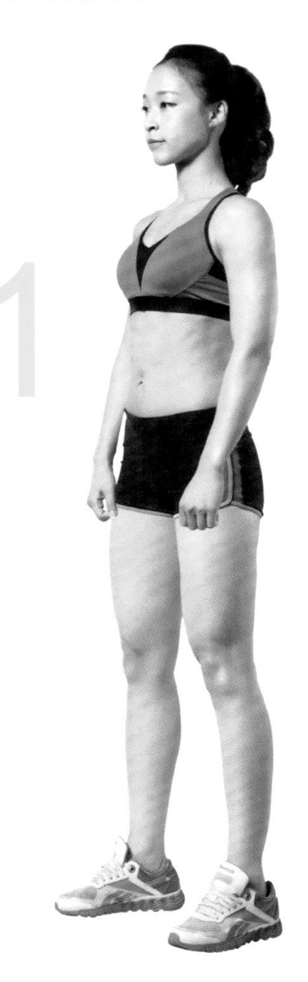

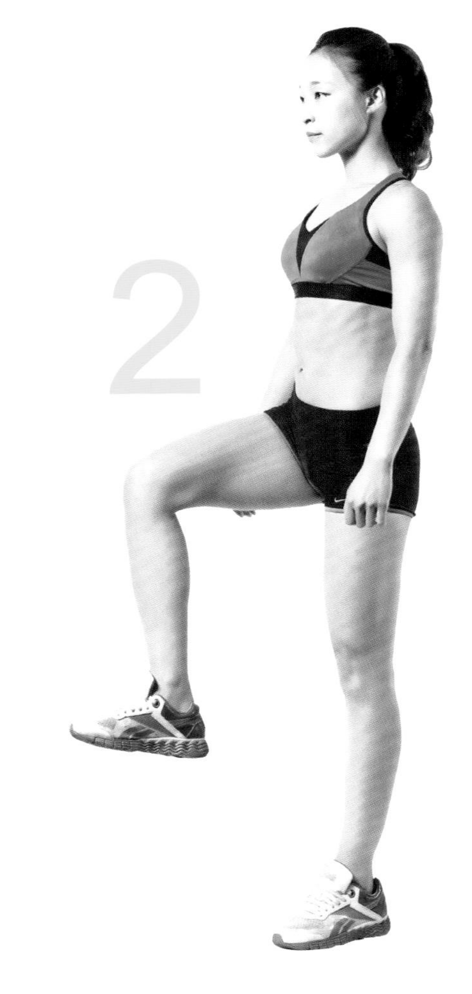

1 站立，两手垂放

站立，打开肩膀，挺直腰背。两腿分开，与肩同宽。两胳膊自然垂放于身体两边。

2 向上抬起右腿膝盖

保持胳膊向下垂放的姿势不变，向胸部方向，抬起右腿膝盖，同时抬起脚尖。

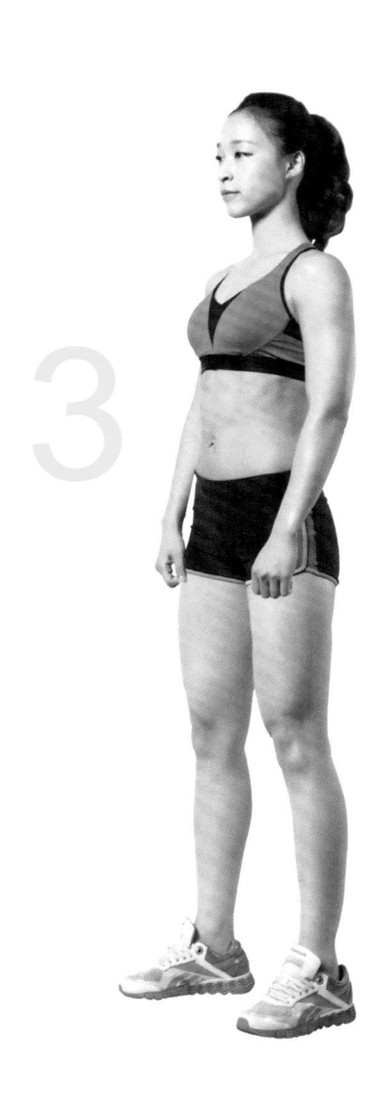

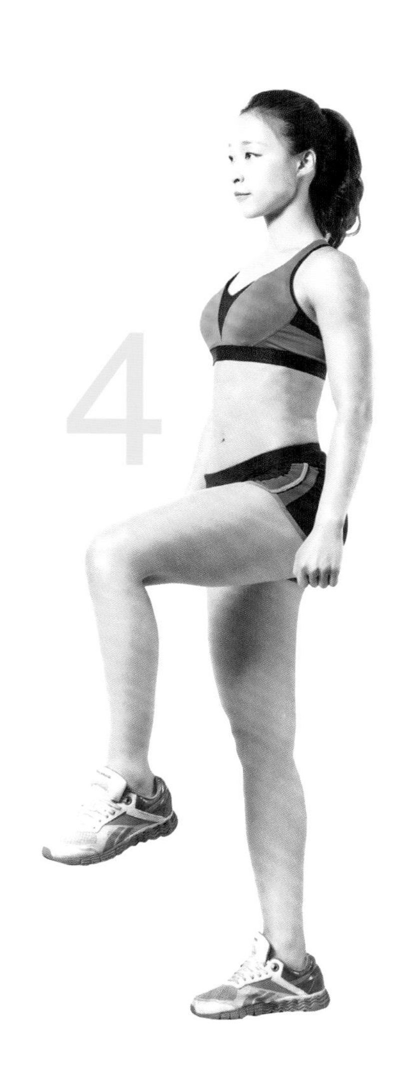

3 放下右腿，以原先的姿势站立

放下朝向胸部抬起的右腿，回到原先的姿势。

4 抬起左腿膝盖

这次换左腿来做向胸部抬起并放下的动作。做动作时，保持身体不歪斜，下腹和腰用力，来保持身体平衡。重复做该动作，20次为 1组，共做 3组。

10 DAY 肋部运动 斜趴着，向身体侧方

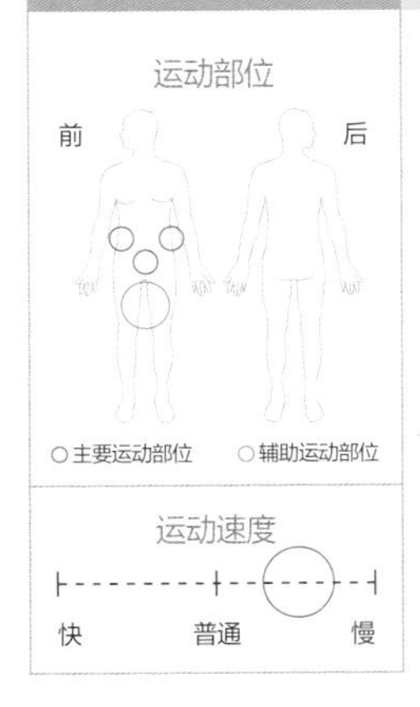

今天的动作不仅可以锻炼到两肋，还可以锻炼到腹部、大腿外侧肌肉。最大限度地向肋部方向，拽拉膝盖，做成青蛙腿的姿势。

1

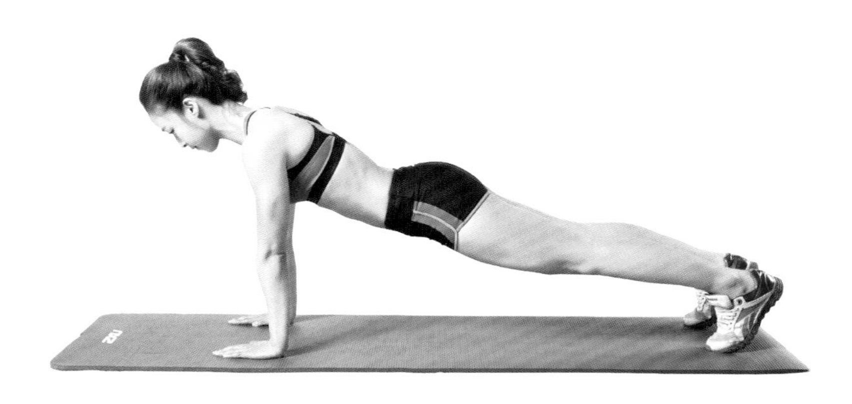

2

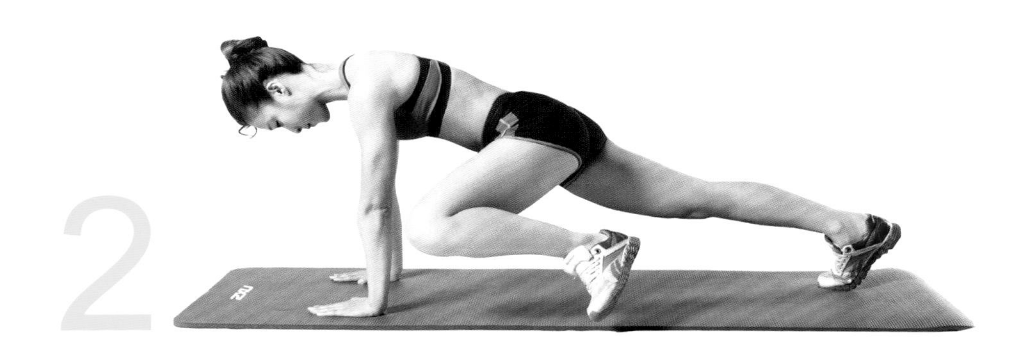

1 以两手掌和两脚尖着地，来支撑整个身体，做出斜趴着的姿势

手脚着地，做斜趴姿势。注意膝盖不要着地。

2 向肋部方向，拽拉左腿

抬起左腿，并向肋部方向拽拉。注意固定住除了左腿之外的其余部位，使这些部位不晃动。

拽拉膝盖部位

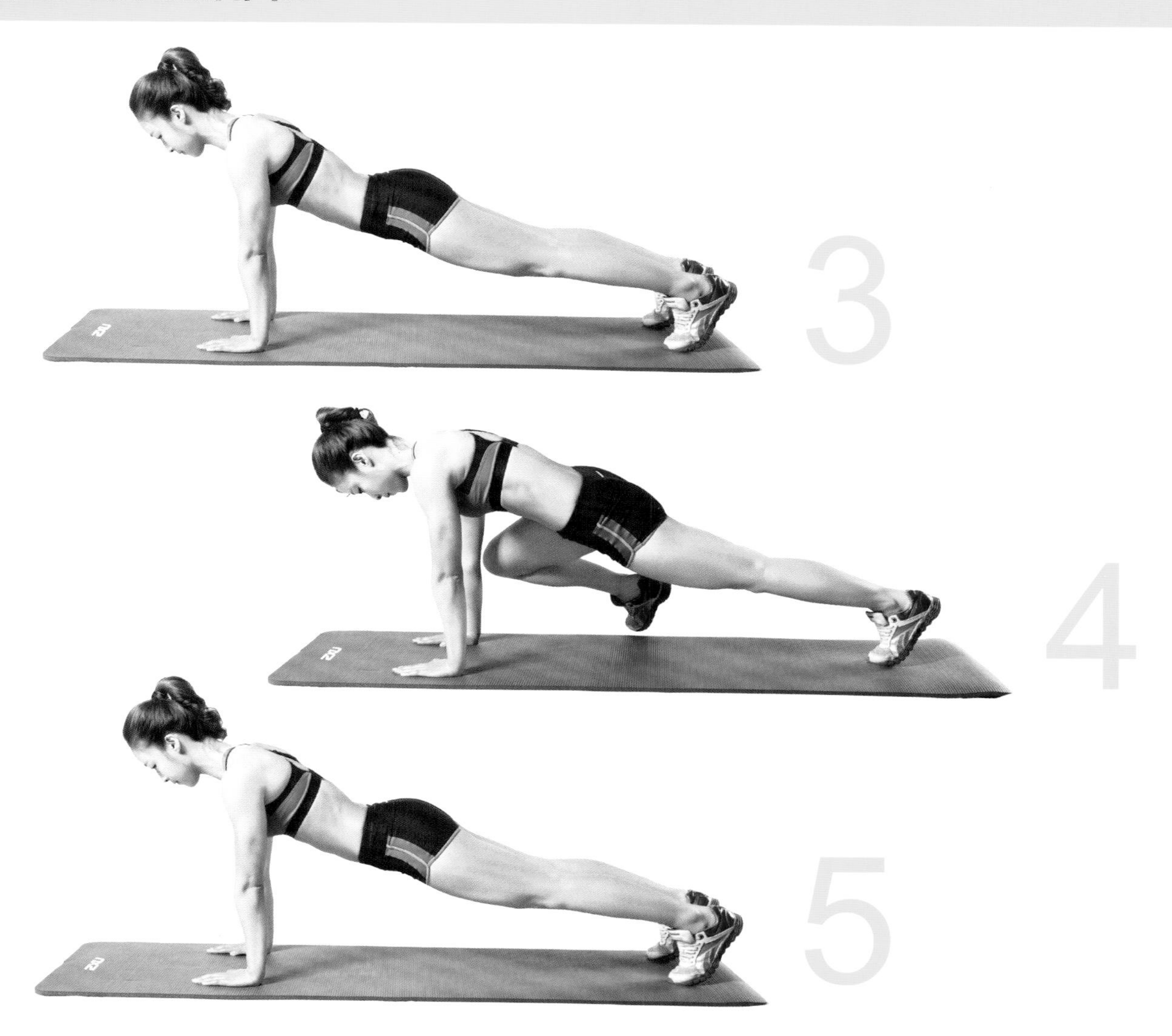

3 **左腿回到原位置**

放下向肋部方向拽拉的左腿，回到原位置。

4 **像拽拉左腿那样，拽拉右腿**

换成右腿，抬起，并向肋部方向拽拉。

5 **右腿回到原位置**

放下向肋部方向拽拉的右腿，回到原位置。重复做该动作，20次为 1组，共做 3组。

11 DAY 上腹运动 斜趴着，向胸部方向

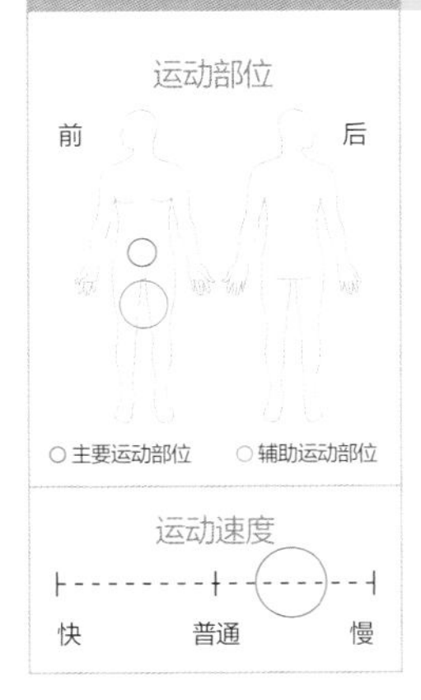

今天的动作与第10天的动作类似。唯一不同的是，今天的动作是向胸部方向，拽拉膝盖部位。第10天的向肋部拽拉膝盖部位的动作，可以锻炼到肋部和大腿外侧肌肉。而今天的动作能有效地锻炼到上腹和大腿前侧肌肉。

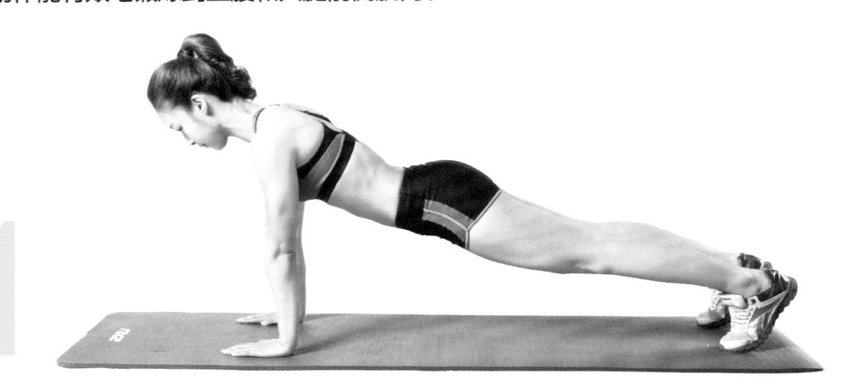

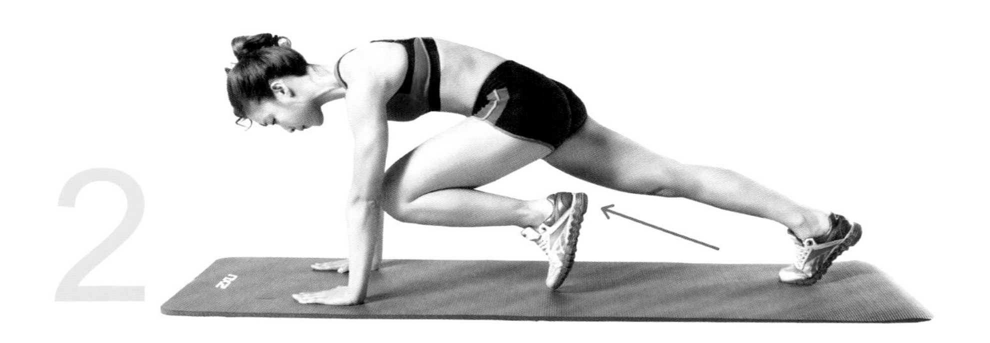

1 以两手掌和两脚尖来支撑整个身体，做出斜趴着的姿势

以两手掌和两脚尖来支撑整个身体，做出斜趴着的姿势。固定住身体，使膝盖不抬离地面。

2 向胸部方向，拽拉左膝

注意保持除左腿外的其他部位不动。向前弯曲左膝，并向胸部方向拽拉。

拽拉膝盖部位

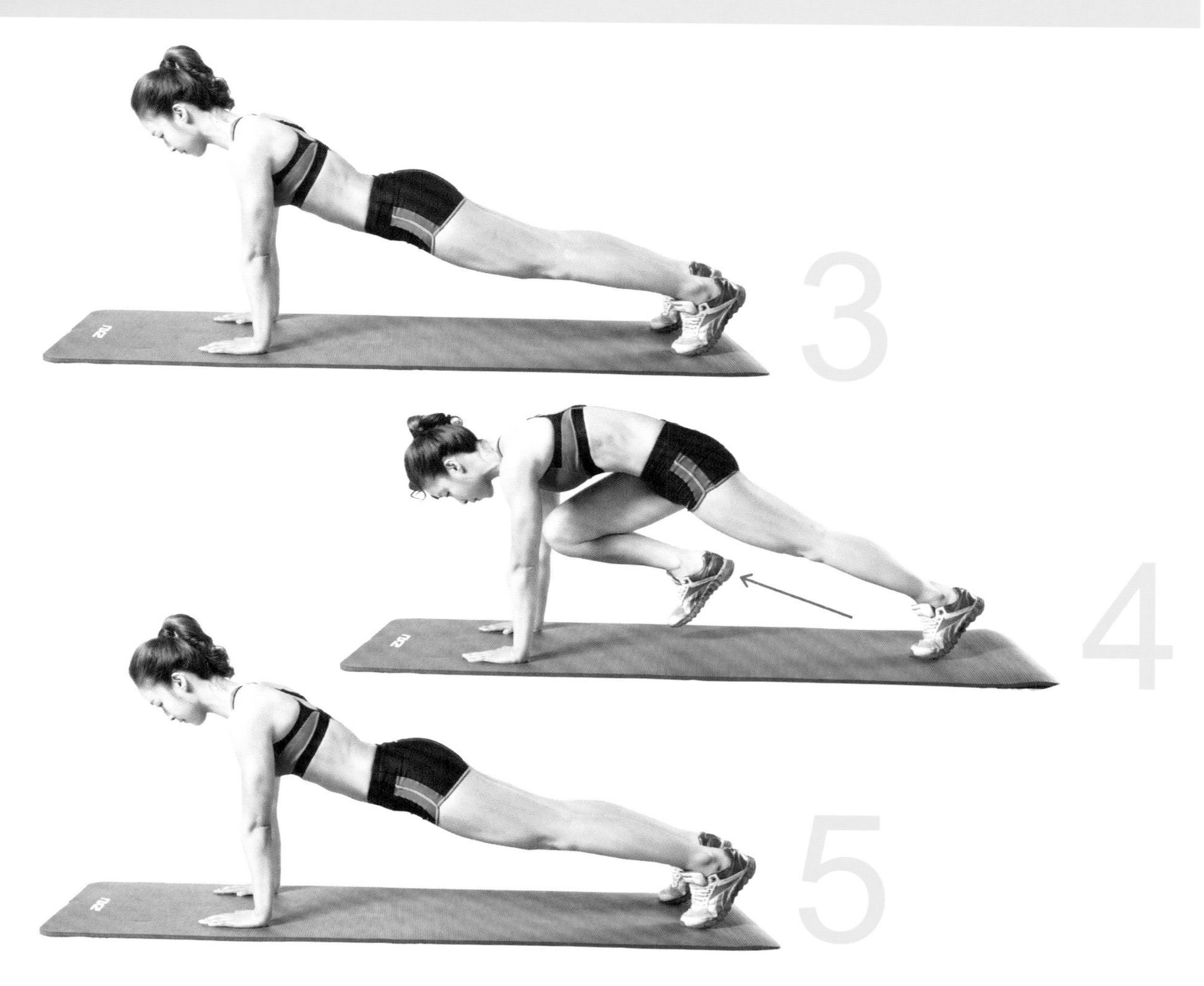

3 **放下左膝，回到原先位置**

伸直向胸部方向拽拉的左膝，回到原先位置。回到最初的姿势，固定好身体，保持不动。

4 **向胸部方向，拽拉右膝**

这次弯曲并向胸部方向拽拉右膝。注意膝盖不要向身体侧方移动。

5 **放下右膝，回到原先的姿势**

放下向前方拽拉的右膝，回到原先的姿势。重复做该动作，20次为1组，共做3组。

12 DAY 下腹运动 坐在凳子上

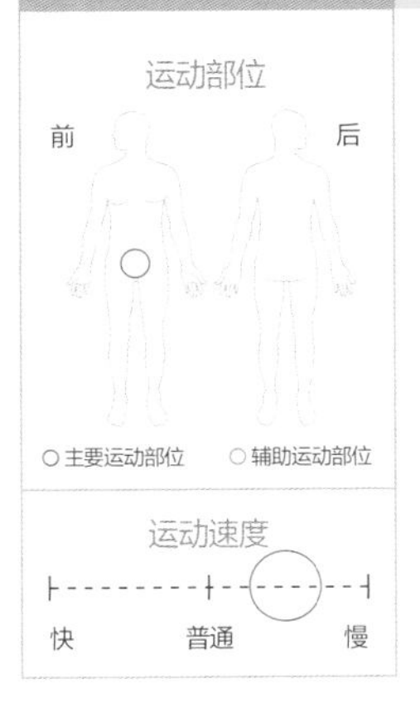

今天的动作，可能看起来比较简单。实际上恰恰相反，因为需要腹部用很大的力。坚持做今天的动作对瘦下腹很有效。在办公室、学校里，若坐着的时间相对比较多，可以一有时间，就将今天的腹部运动练习起来。

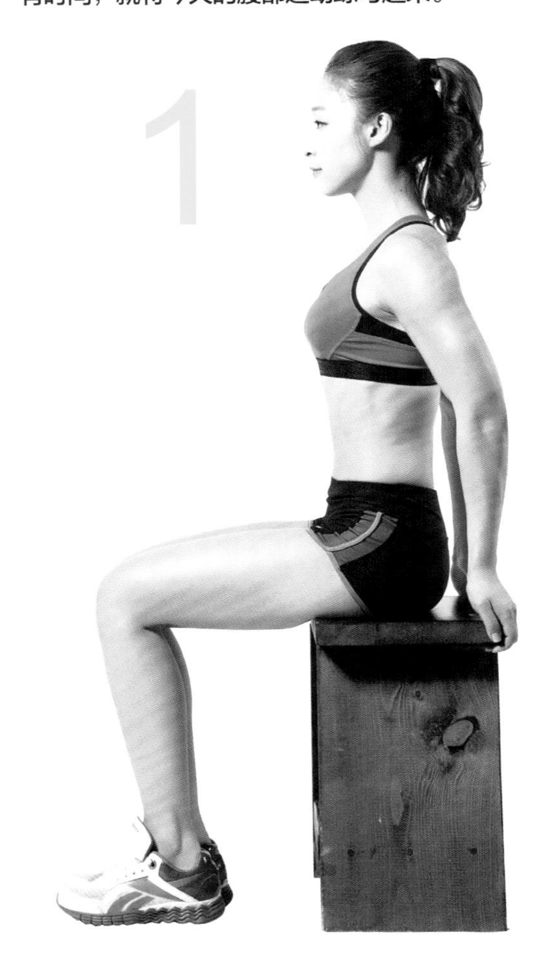

1 坐在凳子上，两手抓住凳子的后方

挺直腰背，坐在凳子上。两胳膊放于身体背部后方，两手抓住臀部后方的凳子边沿。注意，凳子最好是没有后背的。

向胸部方向提拉两膝

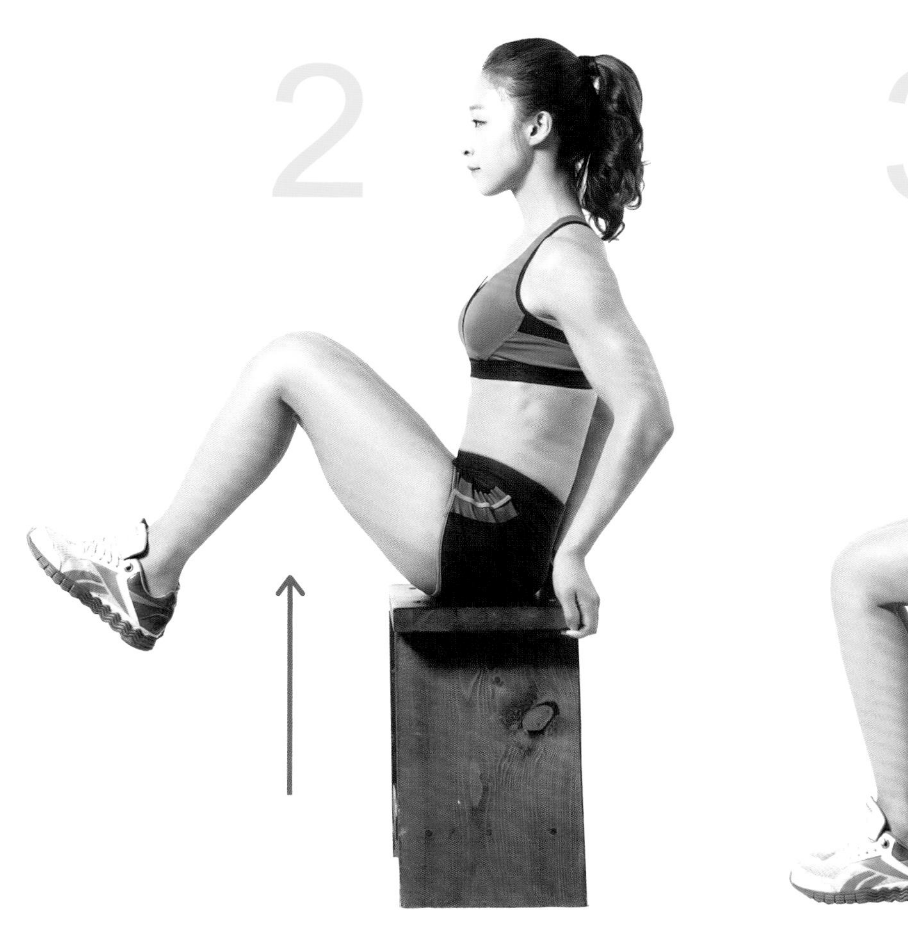

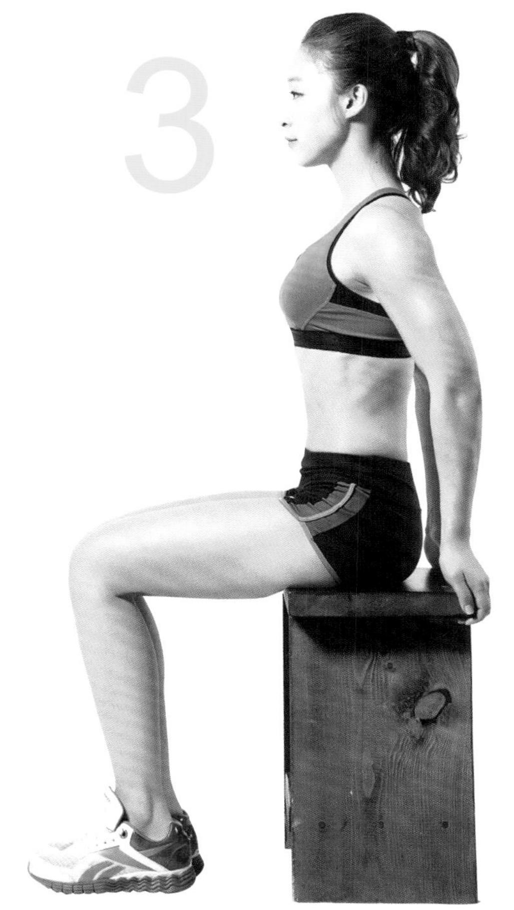

2 **向上抬起两膝，并向胸部方向提拉**

一并向上抬起两膝，并最大限度地向胸部方向向提拉。下腹用力，两手牢牢抓住凳子，保持上半身不动。

3 **放下两脚，回到原先的姿势**

放平向胸部方向提拉的两膝，同时放下双脚，回到原先的姿势。重复做该动作，20次为1组，共做3组。

能帮你早日从晃荡的肚腩烦恼中解救出来的几点疑难解答

Q我一般吃得很少，但肚子却鼓得特别厉害。这是为什么呢?

对于肥胖凸起的肚子，一般有三点原因：第一点，是腹部皮下脂肪堆积所导致；第二点，肚子中脏器内堆积的内脏脂肪所导致；第三点，没有皮下脂肪，也没有内脏脂肪，而是因为没有腹肌，肚子弹力不足，因重力原因导致脏器下垂，从而使肚子凸出来。

你的情况很可能是第三点。坚持做腹部运动，使肚子产生弹力，这种烦恼就会少很多。另外，你也不用太焦虑。因为即使拥有完美肌肉的人，饭后因肠胃充满未消化的食物，肚子也会鼓出来，这是十分正常的。

Q我父母其他部位都偏瘦，唯独肚子却鼓出来很多。虽说年纪大了，肚子上的肥肉特别难管理，但真的就没有什么办法了吗？因为腹部肥胖对他们的健康也有了影响，所以十分担忧。

因年纪增长而长肥肉的情况，与前面所提到的三点原因都有关联。皮下脂肪、内脏脂肪及重力原因，腹部肯定会长肥肉的。因年纪增长而长的肥肉，需要特别注意并用心管理，尽量使其不影响健康。坚持不懈地进行运动和调节饮食可以得到一定的改善效果。做子女的你们可以陪着父母一起散散步，让父母们运动起来，并保持好的心情。

Q我每次去健身房，总会很羡慕健身教练那匀称的身材及完美的腹部。所以我很想知道健身教练们平时的饮食习惯?

虽然每位教练的情况都不一样，但包括我在内的大部分教练的肌肉量和身体的健康水准都到了一定的阶段，所以平常的饮食调节并没有想象般严格。因为平时避免暴饮暴食的习惯基本都已经养成，所以并没有什么太坏的饮食习惯。有比赛或者摄影等需要时，虽然要彻底坚持以蛋白质为主的食谱，但包括我在内的大部分教练都会觉得，相比低卡路里的食谱，运动显得更为重要。

Q因为便秘，总觉得小肚子沉甸甸的。吃乳酸菌、食用纤维，只会产生一股气，毫无效果。可不可以给我介绍一种可以解决便秘的伸展运动或者按摩方法?

你的症状与使大肠运动变慢的缓行性便秘的症状类似。因为大肠的运动能力变弱，粪便就会长时间滞留在肠内。平时可多做轻松简单的有氧运动，再加上书中介绍的有关腹部管理的伸展运动。因为腹部运动可以刺激肠道，加强肠道的功能。另外，你要先丢掉一次就想成功解决便秘问题的野心，坚持不懈地做运动，相信好消息不会离你太远。

Q我的两肋部位肥肉很多。身体只要稍稍向两旁弯曲的话，肋部的肥肉就会褶皱起来好几层，而且那种不便感十分强烈。相比其他部位，请问两肋部位的肥肉这么多的原因是什么呢？用什么方法才能减掉呢?

两肋部位肥肉很多的原因，除了特殊的情况之外，是十分常见的现象。其实是身体整体都长胖了，而腹部没有肌肉，因重力原因导致两肋的肥肉下垂，才会感觉两肋的肥肉相比其他部位特别多。也就是说，两肋感觉不方便的原因，是因为身体整体都堆积了很多体脂肪。相比练习只针对于瘦两肋的特别动作，用心全方位减掉身体总体脂肪，是更明智的选择。坚持不懈地做本书中介绍的腹部运动和有氧运动，腹部会产生肌肉，两肋肥肉的烦恼也会随之越来越少。

Q不久前，体检时我被判定为“瘦型肥胖”，医师说我的内脏脂肪比较多。我以前一直引以为豪的无论怎么吃都不会胖的体质，现在却……所以我稍稍受了打击。那么怎样才能减去内脏脂肪呢?

皮下脂肪或者内脏脂肪较多的人群，很容易得糖尿病、心脏病、高血压等疾病。因此我们需要用心进行减肥了。过食、运动不足以及糖和盐的摄取是形成“瘦型肥胖”的主要原因。希望大家平时积极改变饮食习惯，并坚持做减少体脂肪的有氧运动。

Q对于含有可以分解脂肪的HCA（从藤黄果中萃取出来的）、CLA等成分的多种减肥辅助产品，我开始是认为没有什么效果。但最近因看了那些产品的广告，我又产生了些兴趣。请问那些产品的真实效果如何呢?

虽说减肥辅助产品中含有能够分解脂肪的多种成分，但至今还没有一个具有说服力的研究结果能够证明其效果。然而，这些成分能够人为性地增加心脏的活动量，并加快体内循环，所以有可能会给心脏带来意想不到的压力。所以我觉得，相比人为性地加速心脏活动，通过运动自发性地使心脏血液循环加快，对健康和去除肚子肥肉，更有帮助。

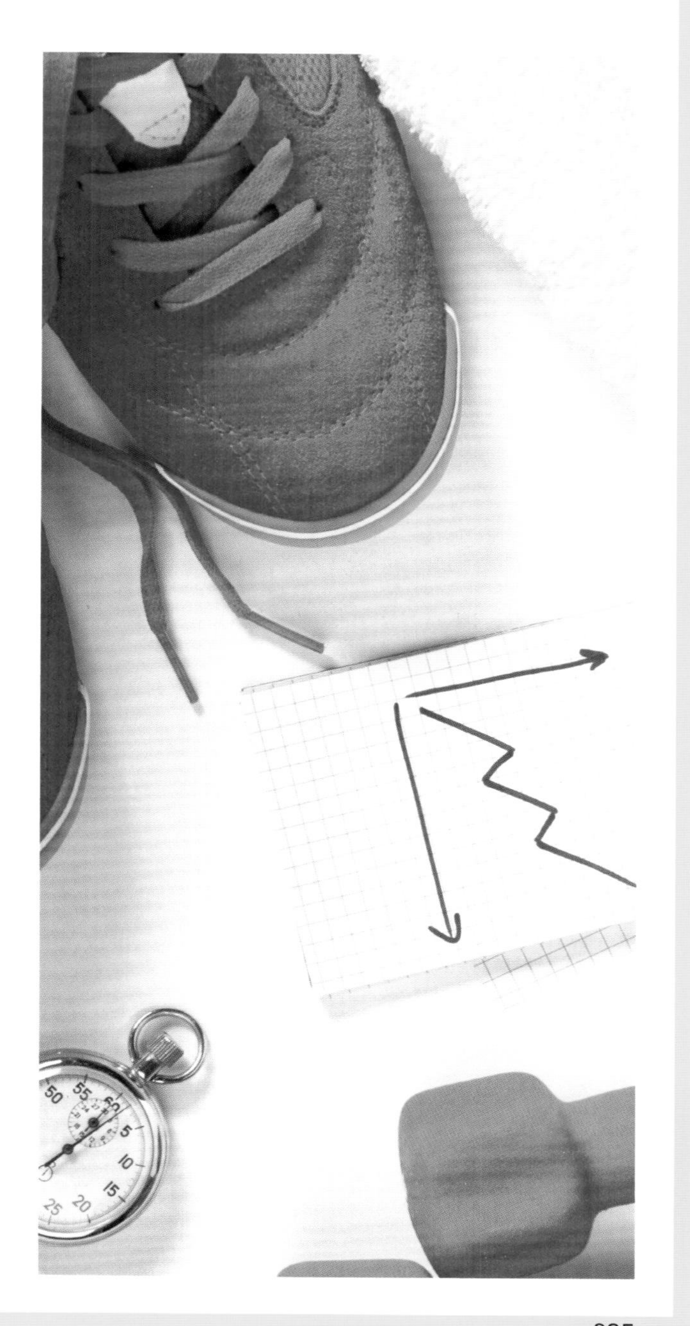

13 DAY 肋部运动 平躺，胳膊肘向相对的膝盖方向靠拢

运动部位

前 后

○主要运动部位 ○辅助运动部位

运动速度

快 普通 慢

今天的动作需要上半身和下半身同时配合，所以能一并锻炼到平时不怎么使用的肋部肌肉。特别是对于想拥有水蛇腰的人来讲，这是非常有效的动作。需要注意的是，抬起上半身时，脖子不要用力过猛。

Point

注意两手尽量不要拽拉脖子或者支撑着脖子。该动作的要领是，做动作时，腹部用力来代替手用力。

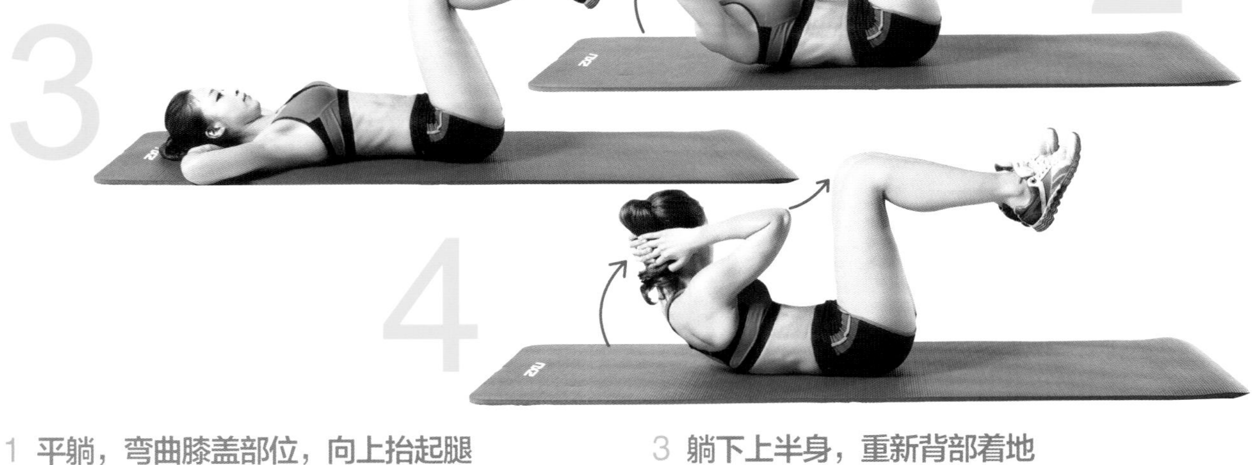

1 平躺，弯曲膝盖部位，向上抬起腿

后背着地，平躺于垫子上。两手十指轻轻交叉，垫于头部下方。弯曲两膝，并向上抬起，尽量使大腿和地面保持垂直。

2 斜着扭曲上半身，左胳膊肘向右腿膝盖靠拢

腹部用力，上半身斜着向上抬起，使左胳膊肘尽力向右腿膝盖靠拢。

3 躺下上半身，重新背部着地

平放向上抬起的上半身，回到原先姿势。

4 斜着扭曲上半身，右胳膊肘向左腿膝盖靠拢

这次换右胳膊肘来靠拢左腿膝盖，腹部用力，上半身同样向上抬起。重复做该动作，20次为1组，共做3组。

14 DAY 腰部运动 以四肢着地的姿势，伸直胳膊和腿

今天的动作不仅可以帮助我们甩掉腰间肥肉，还能帮我们打造翘臀。做动作时，注意不要使身体向一方倾倒。有可能的话，尽量长时间保持胳膊腿伸展出去的姿势，然后再回到原先的姿势。

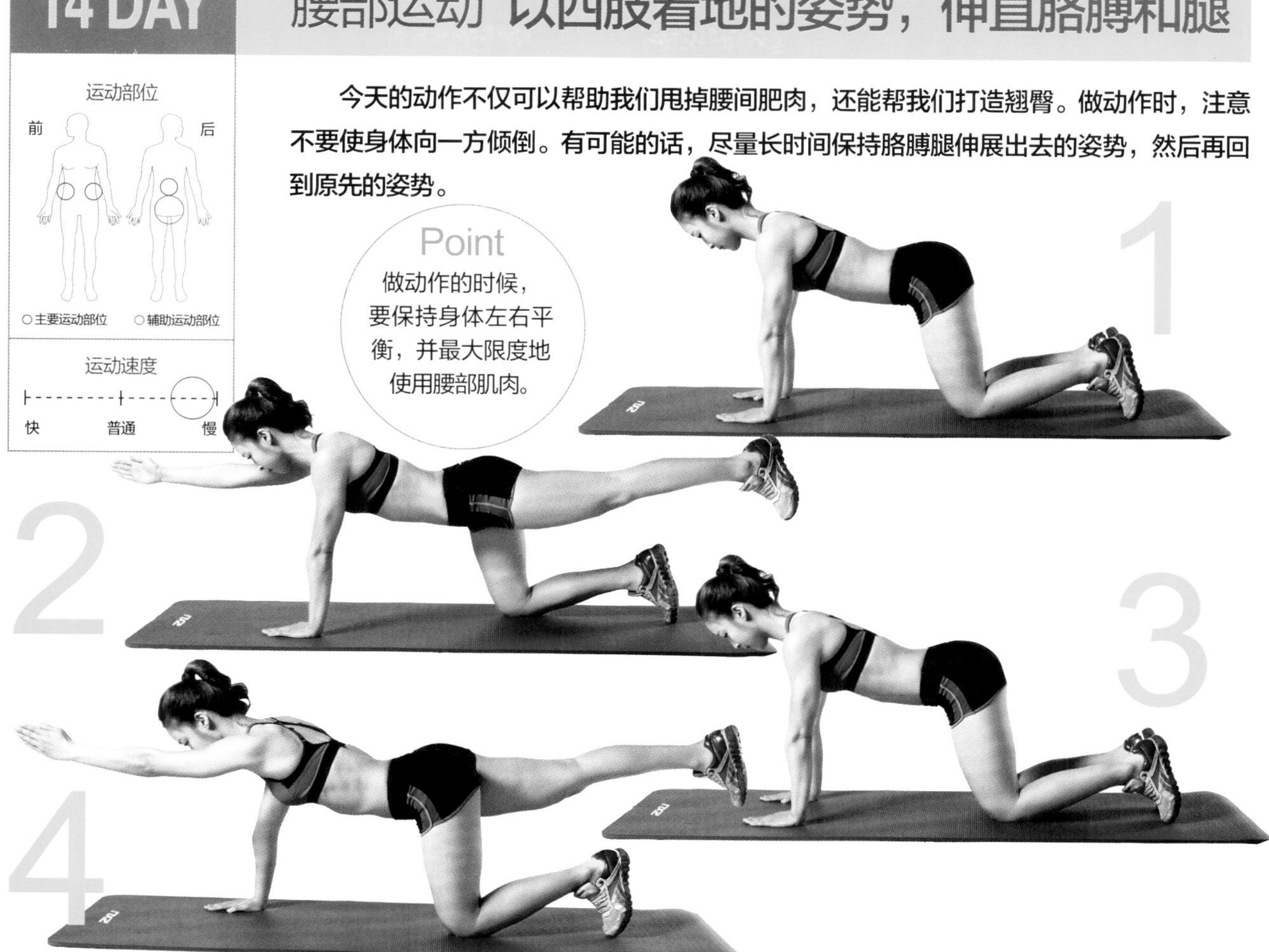

1 做出端正的四肢着地的动作

趴着，弯曲膝盖，以两手掌和两脚尖来支撑身体平衡，做出四肢着地的动作。同时要注意的是，腰部用上力，将姿势做到位。

2 伸展出右胳膊和左腿

以四肢着地的姿势，向前笔直地伸展出右胳膊，并向后伸出左腿，同时保持右胳膊和左腿在同一水平线上。

3 放下胳膊和腿，回到原先姿势

放下伸出去的右胳膊和左腿，回到原先姿势。

4 伸展出左胳膊和右腿

这次换左胳膊和右腿来做运动，以四肢着地的姿势，向前笔直伸展出左胳膊，并向后伸出右腿。然后放下胳膊腿。重复做该动作，20次为1组，共做3组。

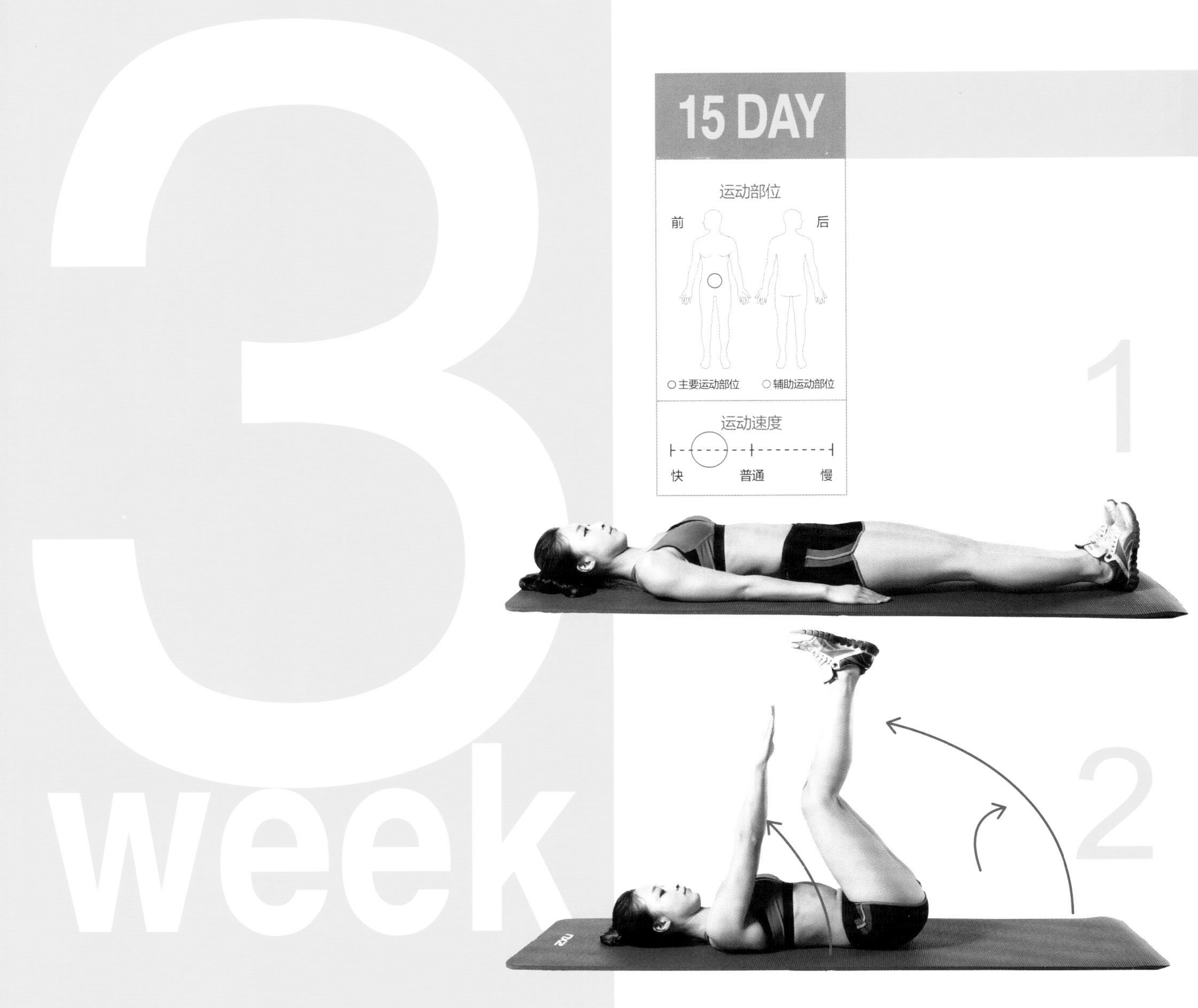

最大限度地锻炼上下腹、两肋和腰部肌肉

第3周的动作主要是由可以最大限度锻炼到上下腹、两肋和腰部肌肉的动作组成。同时，这些动作会用到胳膊和腿，并能使用到平时不常用到的肌肉，可有效减掉肥肉，打造弹力十足的身材。

1 后背着地，平躺于垫子上

后背着地，自然平躺于垫子上。四肢伸直，并紧贴地面。

2 向上伸直胳膊和腿

稍稍弯曲两膝，同时垂直向上抬起胳膊和腿。向上伸直胳膊时，尽量使胳膊与腿保持平行。

上腹运动 抬起上半身，同时两手伸直够向脚尖

在下半身高高抬起的姿势下，做抬起上半身的动作，难度相对较高。虽然动作比较难，但相应的运动效果也很好，所以请好好锻炼吧。

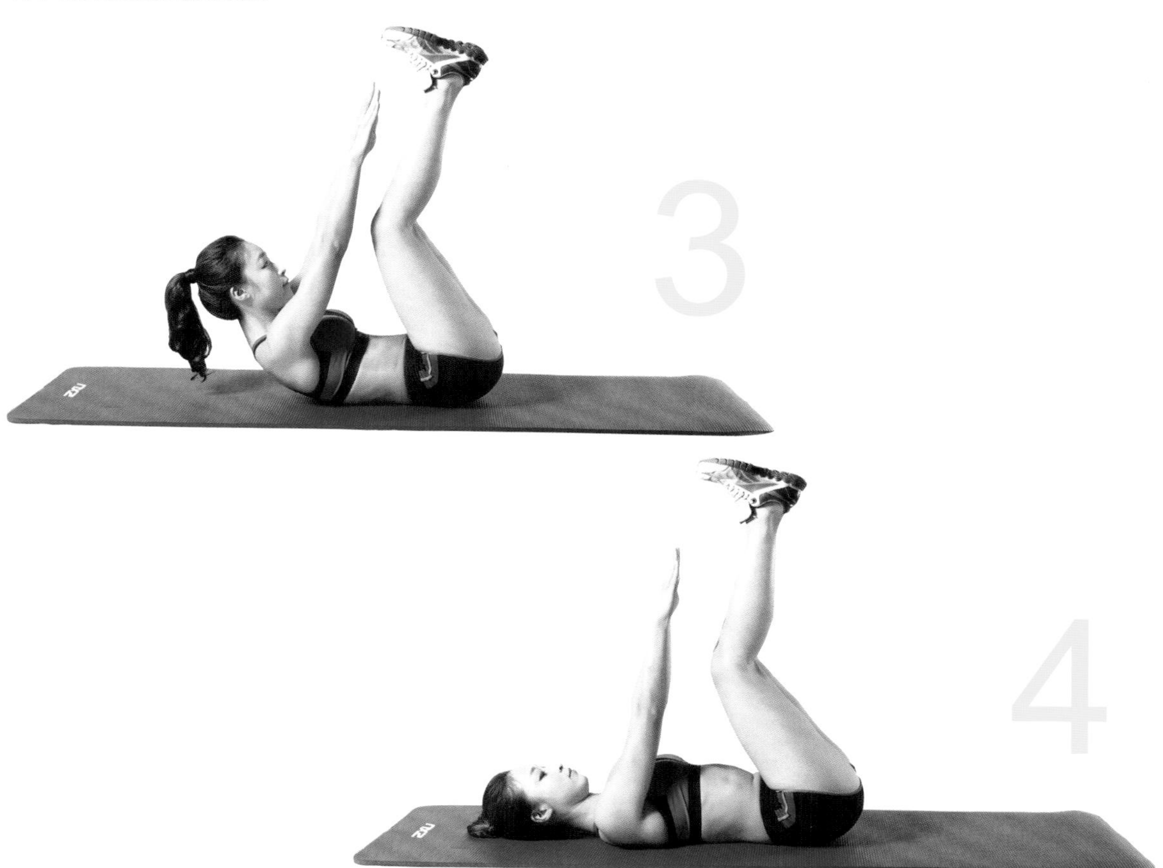

3 抬起上半身，使手指尖和脚尖触碰到一起

腹部用力，抬起上半身。同时向上抬起两手，并用力伸向脚尖方向。做该动作时，会感觉到从肩部到手指尖都在向脚尖方向推送。

4 躺下上半身

躺下上半身，手还保持向上伸直的姿势。然后回到第2步动作的姿势。重复做第2~3步动作，20次为1组，共做3组。

16 DAY 下腹运动 平躺，交替抬起两腿

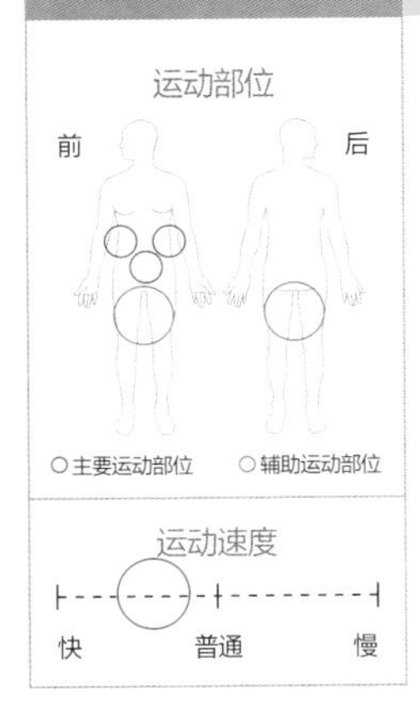

今天的动作是，保持两腿在半空中，然后交替抬起两腿。这一动作需要下腹用很大的力，也能够充分运动到大腿的前后部位肌肉。

Point
做该动作时，尽量不要使腰部抬离地面。另外，要最大限度地使用到下腹和腰部的肌肉。

1

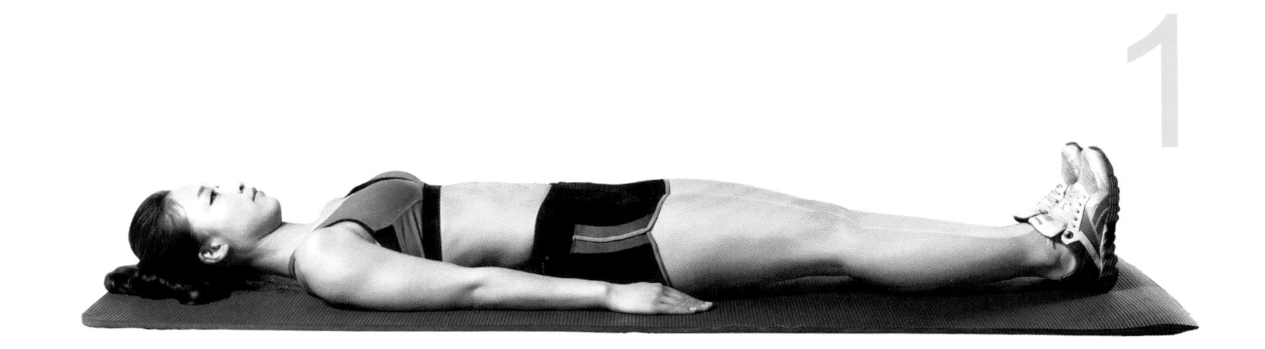

1 四肢伸直，平躺于垫子上

后背着地，自然平躺于垫子上。四肢伸直，两手贴放于臀部外侧。

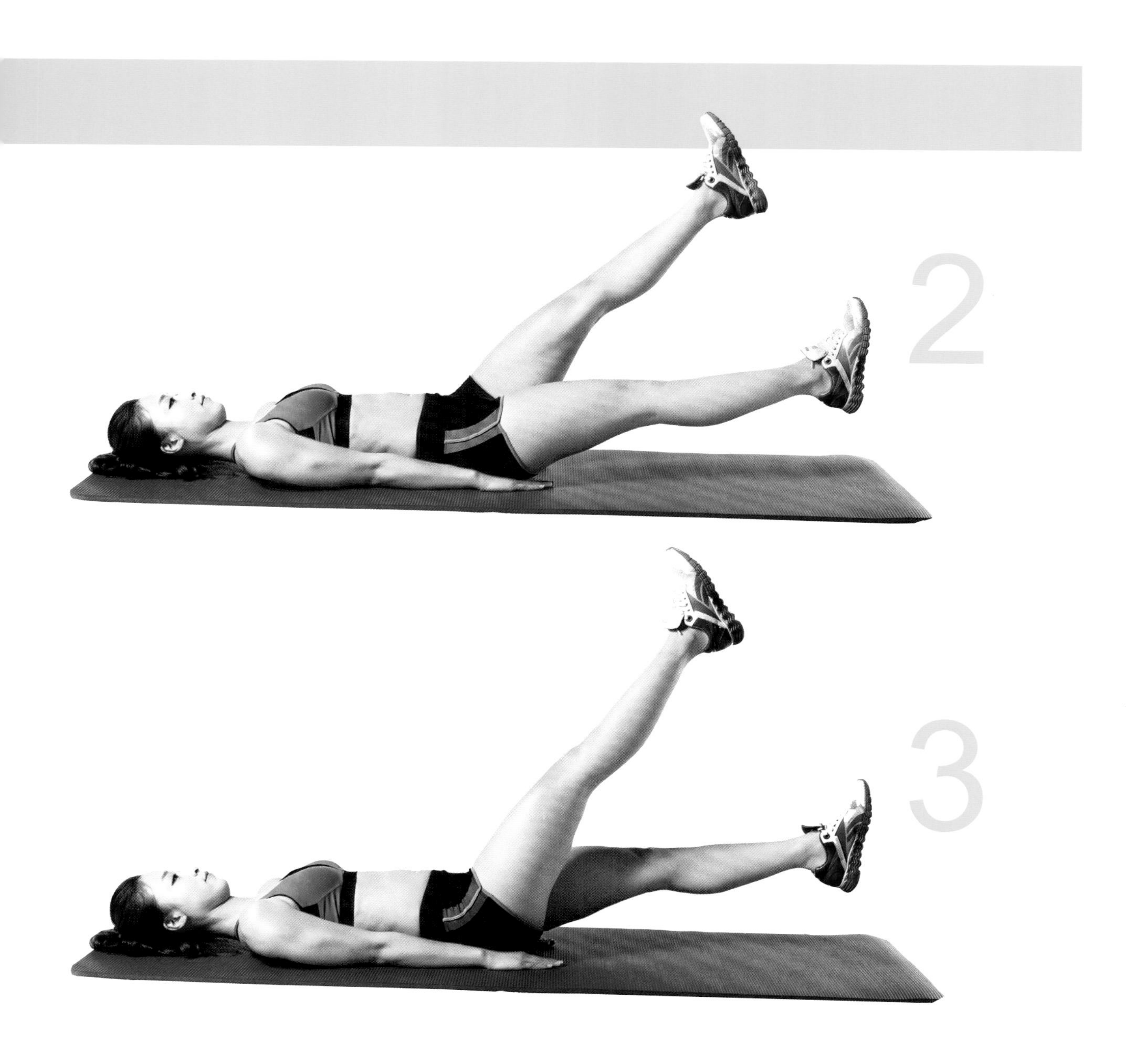

2 分别以不同角度抬起两腿

两手垫于臀部下方，保持身体平衡。右脚抬离地面30厘米左右。最大限度地向上抬起左脚，使两腿与地面互相形成不同的角度。

3 交换左右腿，向上抬起

保持膝盖伸直不弯曲的姿势，这次交换左右腿，最大限度地抬起右腿，左腿稍微矮点。重复做该动作，20次为1组，共做3组。

腹部肥胖的另一个名称——“内脏肥胖”

腹部肥胖也就是肚子上脂肪堆积过多的意思。对于韩国人来讲，男性标准腰围在90cm(35.4英寸)，女性在85cm（33.5英寸）。大于上述标准范围，就属于腹部肥胖。

体内脂肪根据其分布，分为皮下脂肪和内脏脂肪。内脏脂肪（人体脏器内部或者脏器与脏器空隙间等堆积的脂肪）堆积严重时，会大大提高成人病的发病率。所以，内脏肥胖也被当做腹部肥胖一样的用语来使用。然而，为什么会产生内脏肥胖呢？如何才能减掉内脏肥胖？

针对内脏肥胖，我们需要追加了解的事项

为什么会产生内脏肥胖？我们怎样才能觉察到？

一般而言，引起内脏中脂肪堆积的原因十分复杂，有年纪增长、暴饮暴食、运动不足、吸烟、遗传性影响等。男性一般在退伍或婚后，女性一般在闭经后，出现腹部肥胖的概率会比较高。

腹部肥胖会全面性地增加体重，同时也会增粗腰围，所以自己通常不难察觉到。但在体重正常的情况下，也会有腹部肥胖的可能，这种情况就比较危险了！因内脏脂肪的堆积，引起横膈抬高，胸廓动作受阻，易造成呼吸时换气困难。另外，也容易引发睡眠暂停综合征。

针对内脏肥胖，首先清空肠道

内脏肥胖不会单纯地止于腰围的增粗，也会成为威胁健康的要素之一。所以，去除内脏脂肪就变得十分必要了。这也解释了，即使体脂肪的数值不立刻减少、体量不降低，也得集中解决内脏肥胖的原因。《内脏肥胖》一书的作者李往林博士建议大家“首先清空肠道”。

现代人与过去不一样，因过多食用膳食纤维含量低、脂肪含量高的油炸食品和快速食品，以及人工调味料，所以会引起多种影响我们身体健康的问题。特别是动物性脂肪摄取量增多，会使血中饱和脂肪酸、胆固醇的含量增加，同时升高了患脂肪肝及心血管疾病的概率。

这些代谢物不能被及时排出体外，与水分一起被大肠吸收。溶解到血液中的毒素会降低肝脏的解毒能力，增加肝脏指数，影响肝脏的活性，从而引起多种肝脏疾病。

另外，能量消耗后，剩余的热量会转换成脂肪，并堆积在体内。中性脂肪会堆积在皮下组织和肠系膜上。因此在治疗内脏肥胖方面，最基本的要点在于分解营养要素，并使一直起着提供场所作用的肠子回到初始状态，从而重新找回身体自我调节的机能。

内脏肥胖的自我诊断法

为了了解自身体内内脏脂肪的程度，最简单的方法就是看自己的肚子鼓出来的程度。可以用眼睛直接来确认，也可以用手来进行抚摸。

尽管肚子鼓出来，很难100%断定是内脏脂肪型肥胖，但是，大多数情况可以被看作内脏脂肪。另外，我们也可以通过内脏肥胖权威者李往林博士提供的以下调查表来进行判断。若调查表中的内容，你已符合5项及以上时，那基本可以被看作内脏肥胖，而且还是比较严重的内脏肥胖。

1. 相比年轻时候的自己（男性20岁、女性18岁），现在体重明显增加了。
2. 小肚子（下腹）凸出来了。
3. 每周喝酒1次以上。
4. 经常不吃早饭。
5. 经常在外面吃。
6. 经常吃夜宵、零食。
7. 平时常开车或因讨厌走路而经常打车。
8. 常常觉得疲劳或明显感到体力不如以前。
9. 喜欢甜、辣、咸、刺激性食物。
10. 因压力等因素，造成内心失落、不愉快时，就会沉默不语。
11. 饭或者零食不能尽兴吃个够的话，就十分不爽。

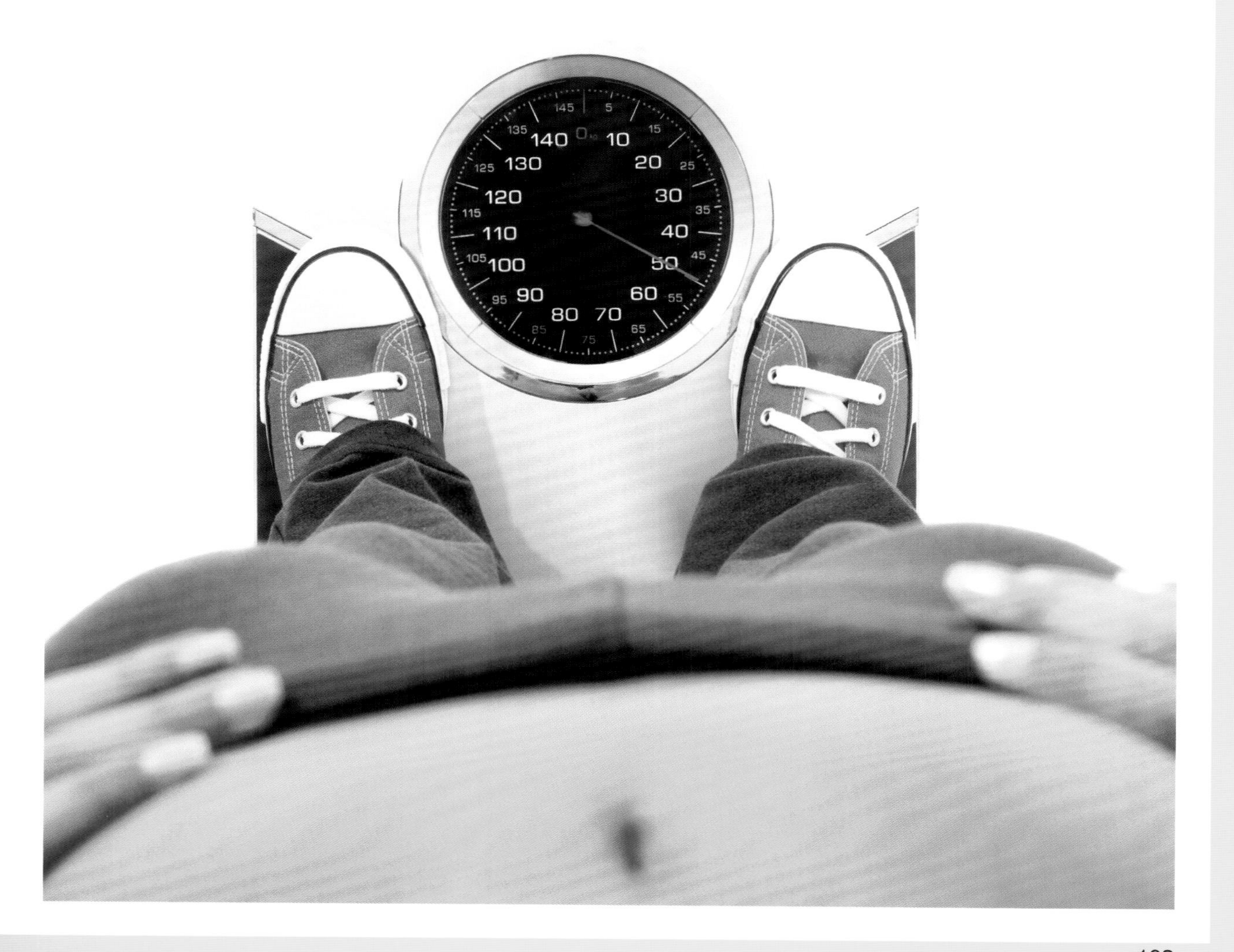

17 DAY 肋部运动 侧卧，抬起上半身

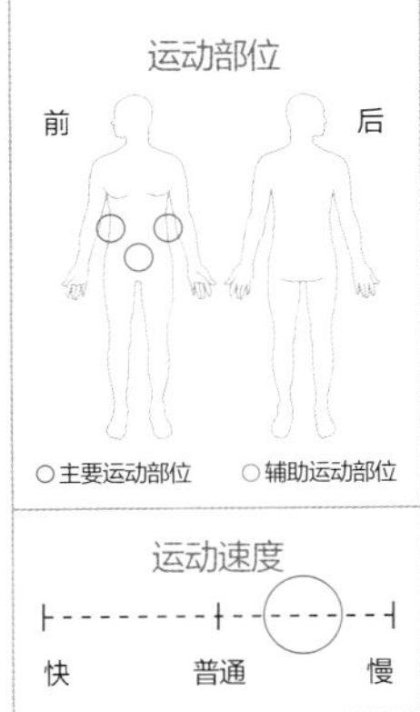

今天的动作可以减去肋部的肥肉。做抬起上半身的动作时，不是脖子和手用力，而应该是腹部用力，这样才不会给身体带来过大压力，运动效果才能很好地体现。

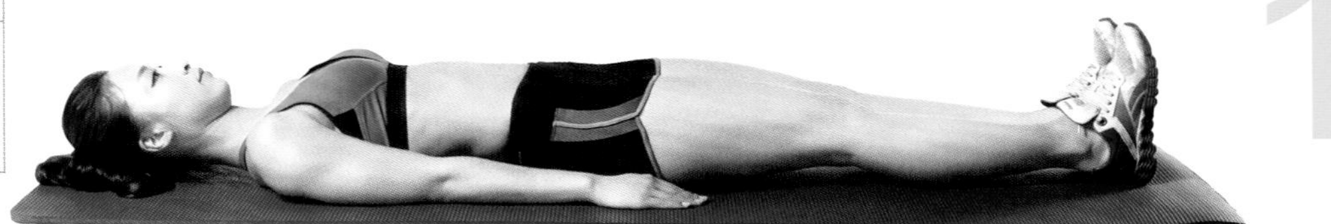

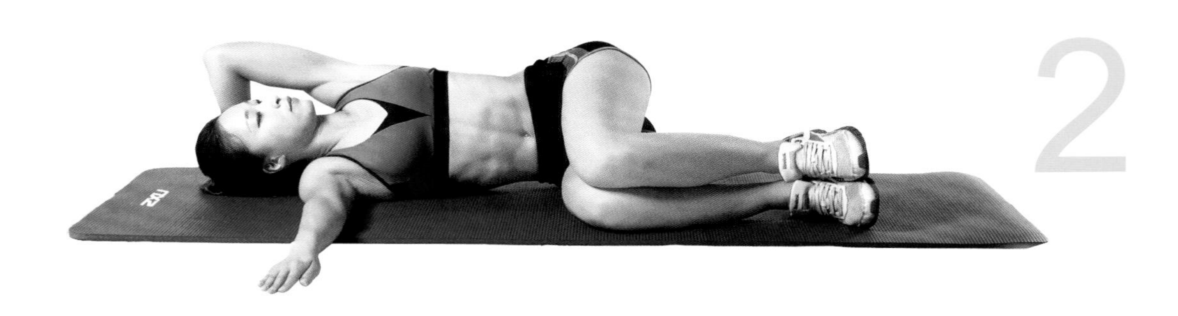

1 后背着地，四肢伸直，平躺于垫子上

后背紧贴在垫子上，两胳膊和两腿伸直，端正地平躺在垫子上。

2 弯曲两膝，靠在右侧的垫子上

向上抬起左胳膊，并弯曲左胳膊肘，左手掌垫于头部下方。右胳膊向右侧伸直，同时上半身稍稍向右侧倾斜，两腿并拢，弯曲两膝，并拢靠在右侧的垫子上。

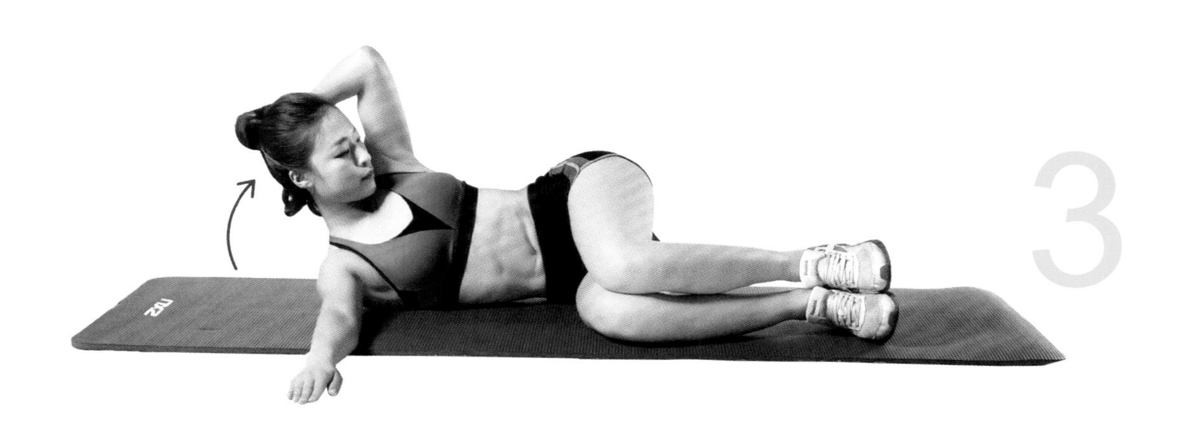

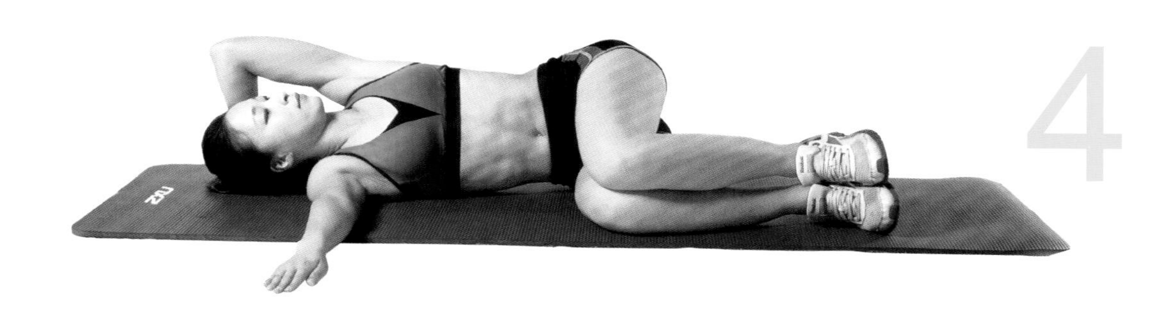

3 维持第2步的姿势，然后抬起上半身

肋部用力，抬起上半身，就好像垫于头部下方的手在推送着整个身体一样。

4 上半身再次躺到垫子上

向上抬起的上半身再次躺到垫子上，回到第2步的姿势。重复该动作10次后，换个方向，以同样的方法，做该动作10次。分别交替身体两侧各做完该动作，10次为1组，共做3组。

18 DAY 上腹运动 平躺，向上弯曲两膝，抬起上半身

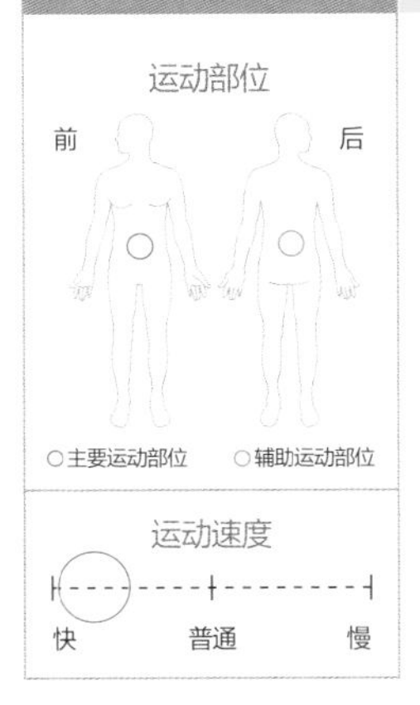

今天的动作可以一并运动到上腹和腰部。抬起上半身的动作与平时抬起上半身的动作类似，但是相对来讲，运动幅度更大一点，使腹部做到最大限度地紧绷和放松，从而提高运动效果。

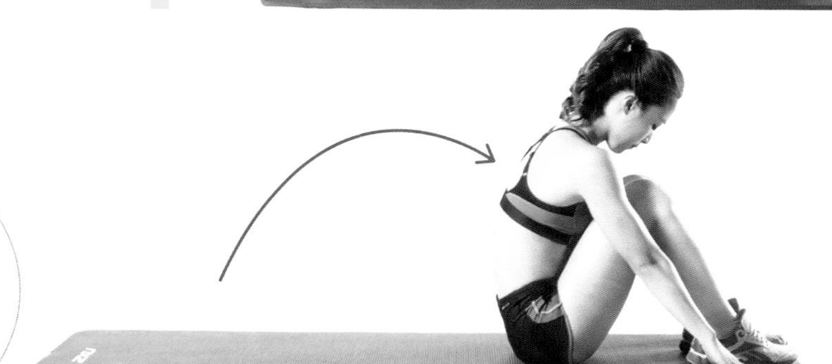

Point

做抬起上半身的动作时，可以使用胳膊来给予身体一些反冲力。

1 两胳膊往头部上方伸去，平躺，向上抬起两膝

后背着地，平躺于垫子上。向上抬起两膝，两脚脚掌紧贴于地面。两胳膊往头部上方伸去，紧贴两耳。两手掌心朝向天花板。

2 挥动胳膊，抬起上半身，坐起来

向头部上方伸出去的胳膊，以画圆的方式向腿部方向挥去，同时抬起上半身。这时，指尖正好位于两脚的两边。向上抬起上半身时，要集中感觉到上腹所产生的紧张感。

3 再次平躺于垫子上，回到最初的姿势

上半身再次躺于垫子上，两胳膊再次伸向头部上方，回到最初的姿势。重复做该动作，20次为1组，共做3组。

19 DAY 下腹运动 平躺，抬起双腿，张开、合并两腿

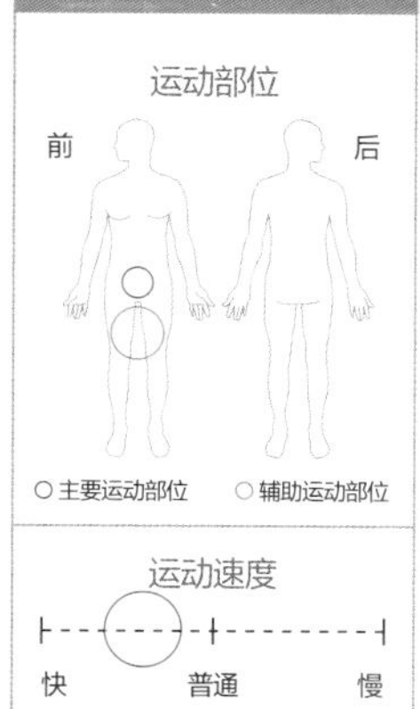

今天的动作类似于第16天的动作。那天是上下分别抬起两腿，能有效运动到大腿前后部位。而今天的动作，你可以期待下腹部、大腿内外侧部位的运动效果。

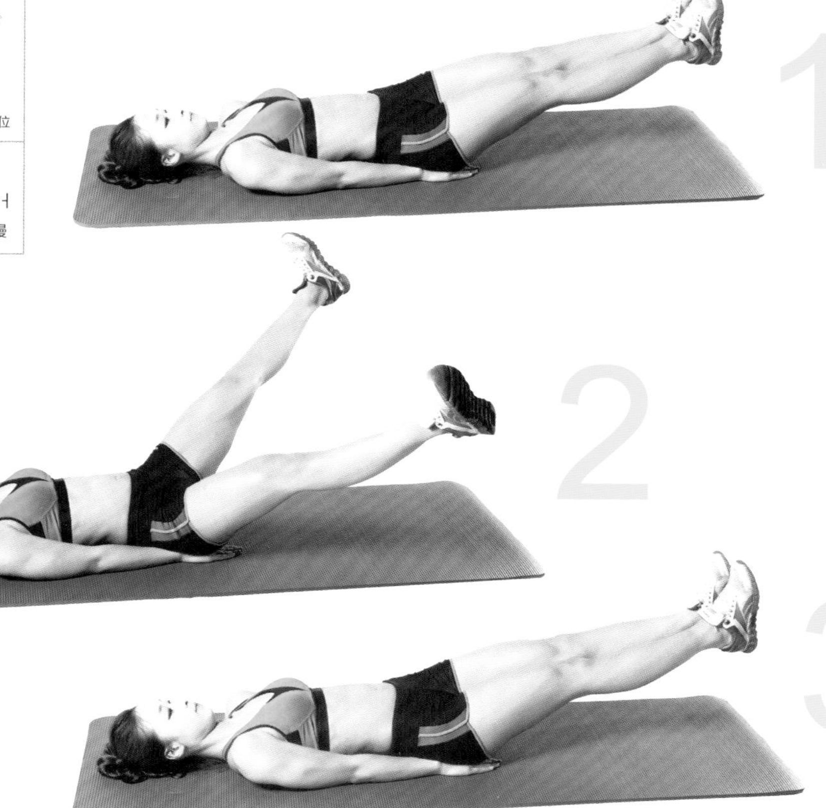

1 后背着地，平躺，抬起两腿

后背着地，平躺于垫子上。两腿向上抬起，离地面大概30cm的高度。这时，两手垫于臀部下方。

2 张开向上抬起的双腿

最大限度地向两边张开向上抬起的双腿。同时，保持脚尖朝上。

3 再次合拢两腿

合拢向两旁张开的两腿，回到原来的姿势。重复做该动作，20次为1组，共做3组。

20 DAY 肋部运动 上半身向后方倾斜并扭转

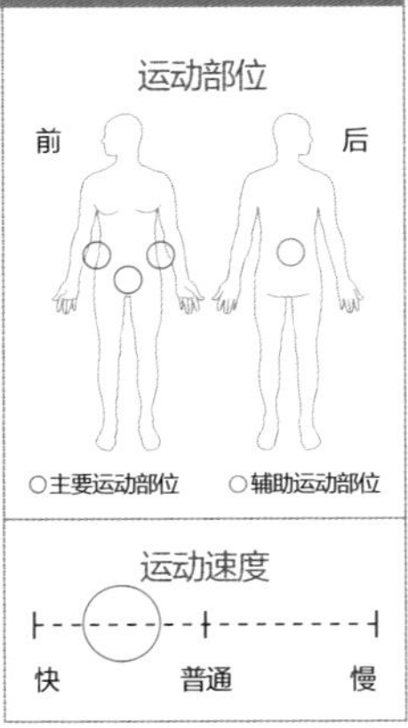

做上半身扭转45度、运动肋部的动作，需要整个腹部都用上力，所以不仅可以除去肋部肥肉，连腰部和肚子上的肥肉也能一并消灭。做该动作时，要带着右胳膊肘往左膝方向靠，左胳膊肘往右膝方向靠的意识。

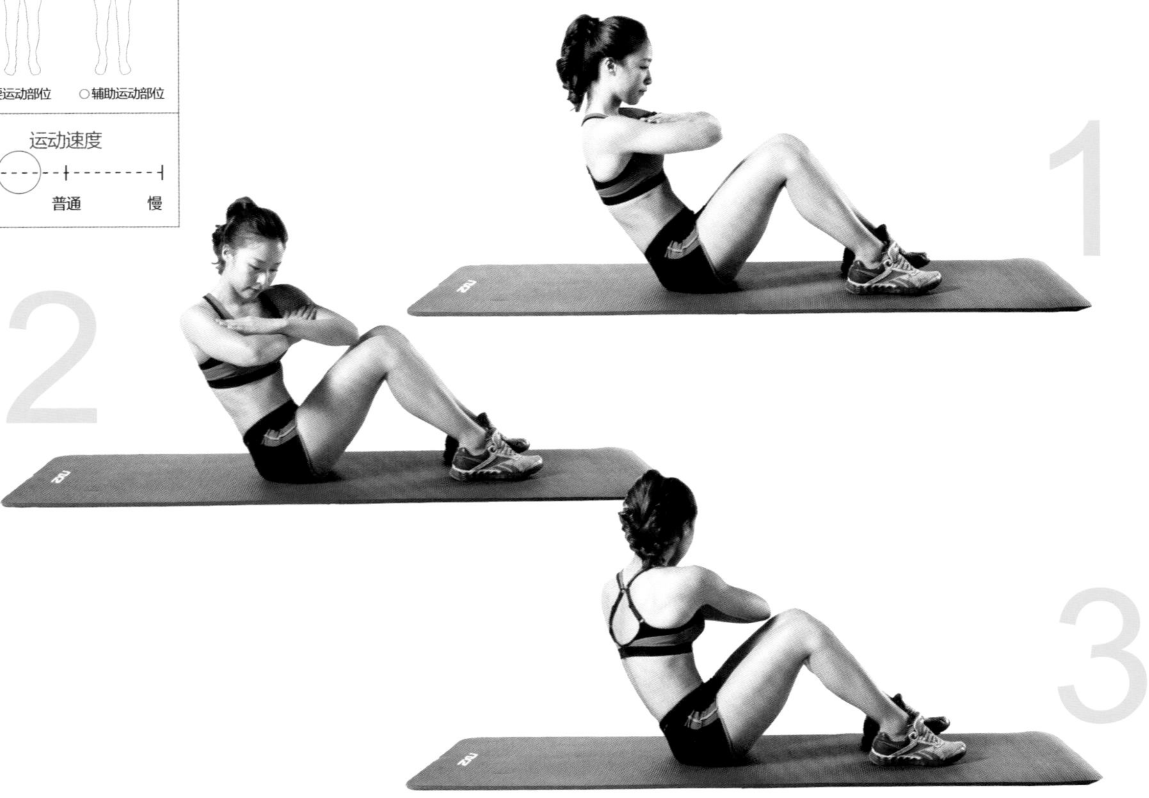

1 坐在垫子上，上半身向后方倾斜

坐在垫子上。两手交叉置于胸前，向上抬起两膝。这时，上半身向后倾斜45度左右，腹部用力来保持身体平衡。

2 上半身向右方扭转

以上半身向后倾斜的姿势，身体向右方扭转。这时，注意臀部和脚不要抬离地面。

3 上半身向左方扭转

这次换个方向，向左方扭转第2步动作中向右方扭转的上半身。重复做该动作，20次为1组，共做3组。

21 DAY 腰部运动 站立，曲膝，下弯上半身

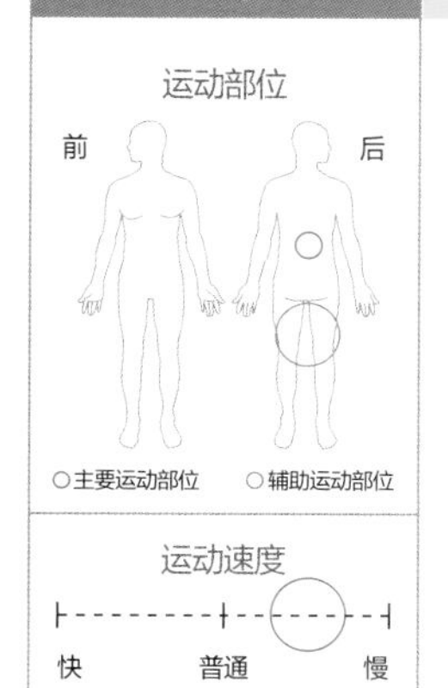

今天的动作可以帮你打造苗条且女人味十足的腰背线条。在挺直腰背的状态下，下弯上半身，然后腹部用力，重新直立上半身。做弯曲伸直膝盖的动作，有助于练就结实的大腿肌肉。

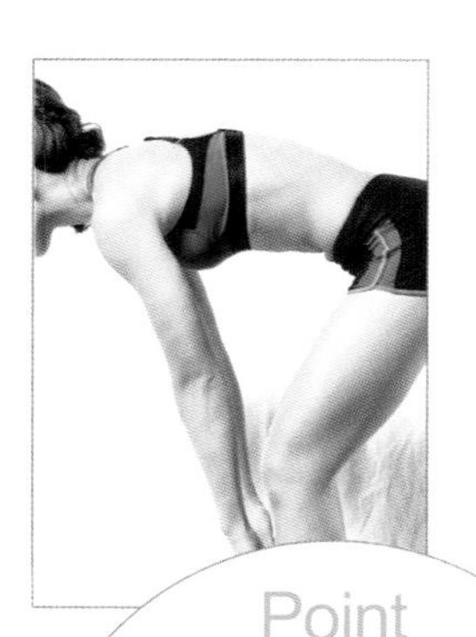

Point

相比上半身下弯的幅度，我们更应该集中注意力于保持腰背挺直的状态。因为若关注于上半身的下弯，很容易弯曲腰部，也容易做出低头的姿势，所以要多加注意。

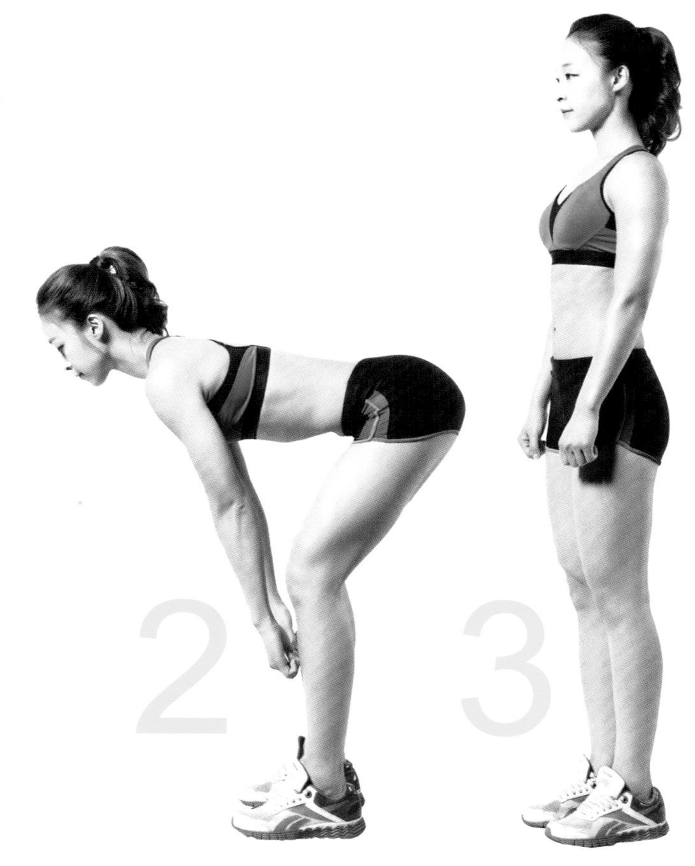

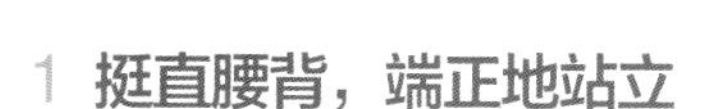

1 挺直腰背，端正地站立

站立，挺直腰背，两腿自然分开。两手手握半拳，置于身体前方。

2 注意腰部挺直，不弯曲，同时下弯上半身

臀部向后抬起，弯曲膝盖，下弯上半身。两胳膊自然向下垂放。注意不能低头，上半身和地面保持平行。

3 再次抬起上半身

腹部用力，抬起下弯的上半身。重复做该动作，20次为1组，共做3组。

4 week

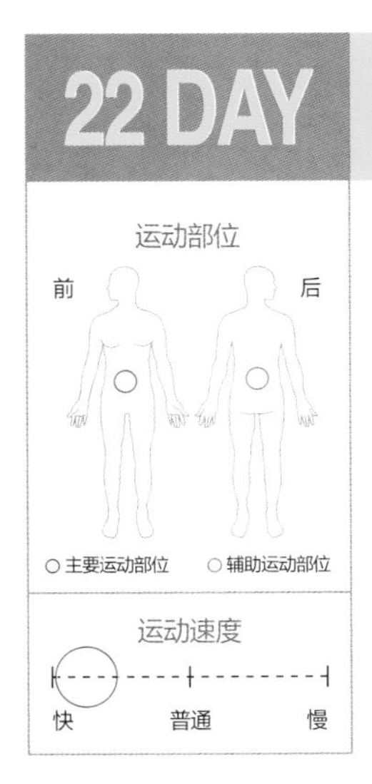

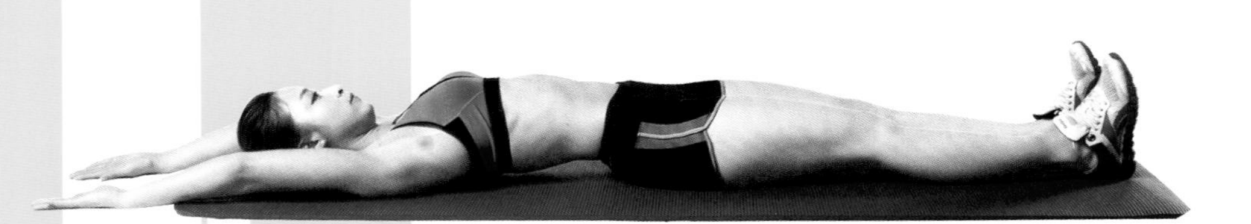

坚持住，继续努力

若你已坚持不懈地练习完前3周的运动，相比之前，相信你已经充分感觉自己的身体富有弹力了。那么，剩余的1周，坚持住，继续努力，不久你就会享受到自己腹部和腰部的紧实感。

1

1 平躺，两胳膊伸直

后背着地，平躺于垫子上，两腿伸直。两胳膊伸直于头部上方。

上腹运动 平躺，伸直两膝，抬起上半身

今天的动作与第18天所做的动作类似，唯一区别在于，今天的动作是在伸直两膝的状态下做的。另外，腹部必须用上力，才能将动作做到位，上腹及腰部的运动效果才能得以体现。

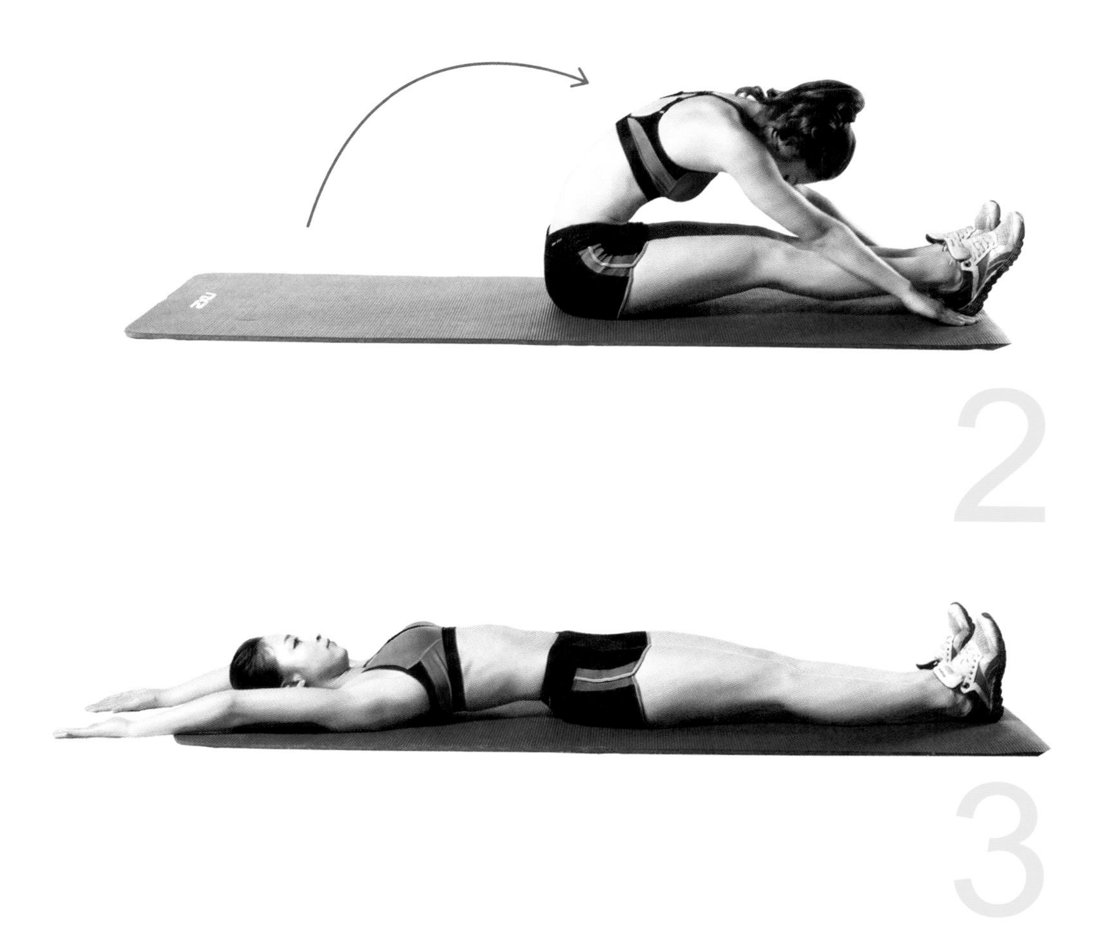

2 抬起上半身，向脚的方向移动

腹部用力，抬起上半身，两胳膊以画弧的方式，向腿的方向伸去。这时，一并做低头的动作。

3 回到原先的姿势，平躺于垫子上

感受着上腹肌肉的紧实感，同时上半身向后躺回垫子上，胳膊也伸直于头部上方，回到原先的姿势。重复做该动作，20次为1组，共做3组。

23 DAY 下腹运动 平躺，向胸部方向拽拉两膝

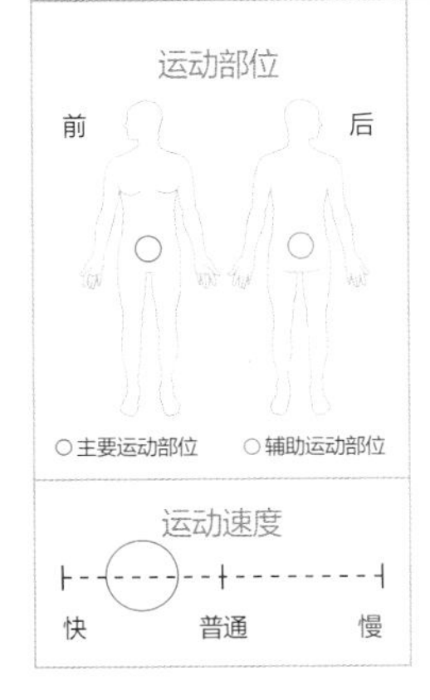

今天的动作能有效地打造苗条且有肌肉的下腹和腰部。做向上抬起臀部的动作时，两手掌着地，保持身体平衡，不晃动。

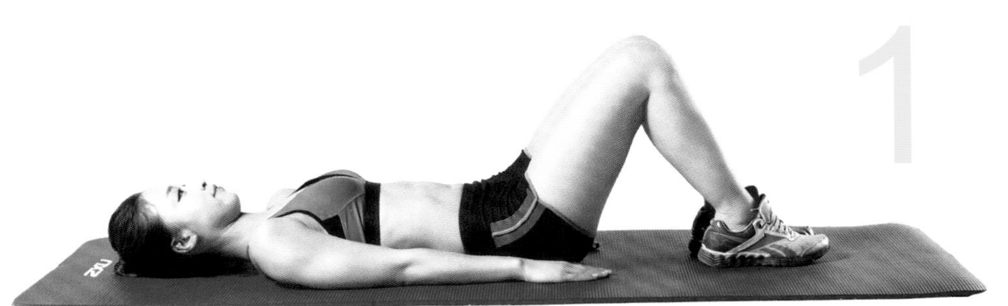

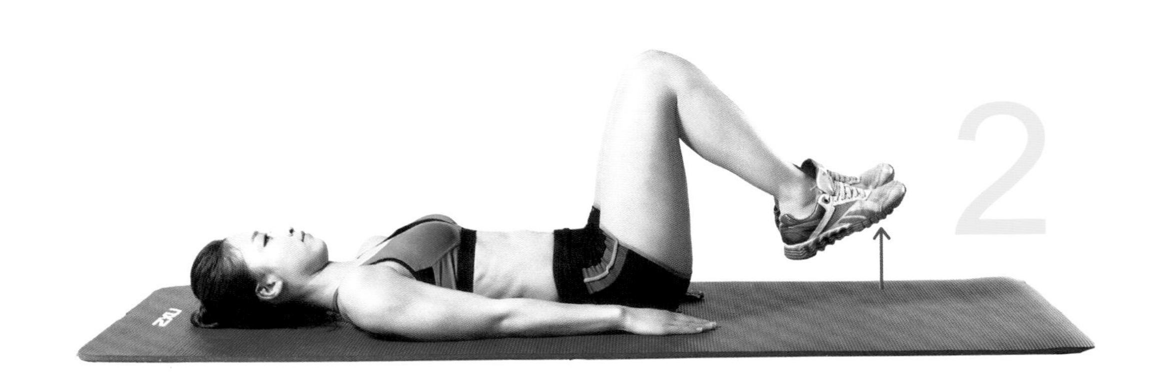

1 平躺，向上弯曲两膝

后背着地，平躺于垫子上。向上弯曲两膝，两脚脚掌紧贴地面。两手置于臀部两侧。

2 两脚脚掌抬离地面，同时抬起两膝

维持两手置于臀部两侧的姿势，两脚脚掌抬离地面，同时进一步弯曲并抬起两膝。运动过程中，你可以感受到下腹部在变紧。

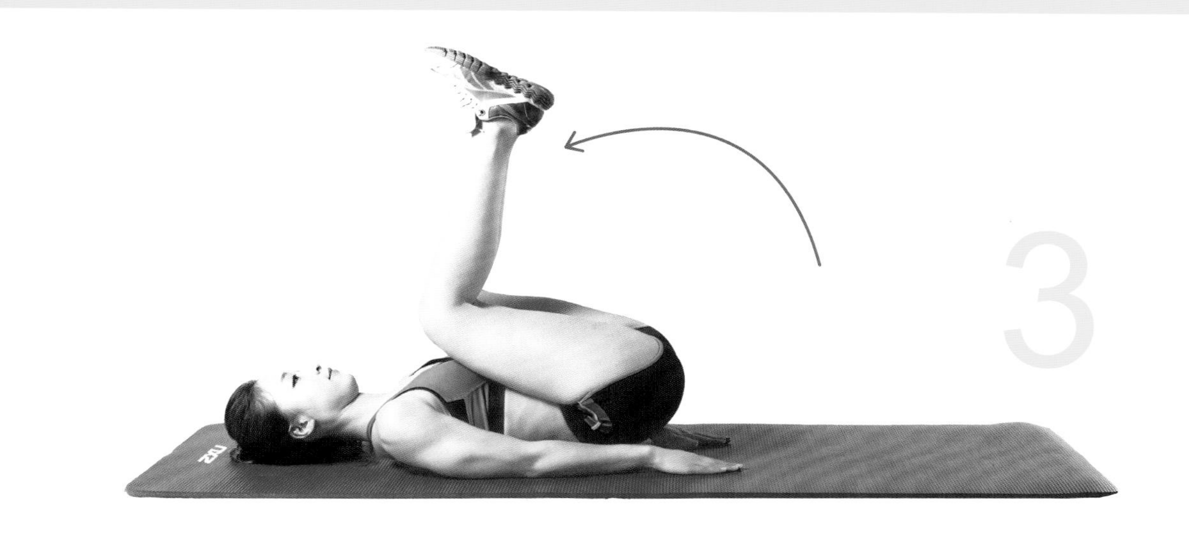

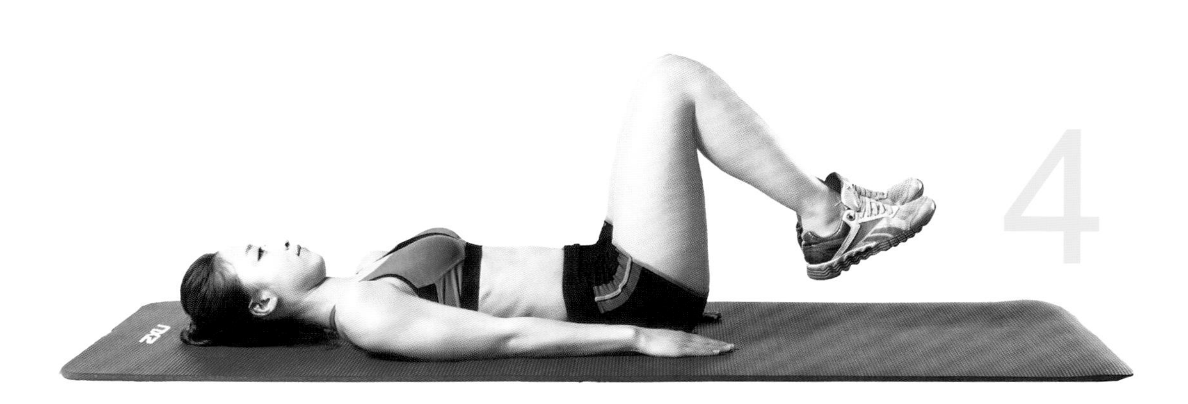

3 最大限度地向胸部方向拽拉两腿

臀部开始抬离地面，同时最大限度地向胸部方向拽拉已向上抬起的双腿。

4 放下两腿，注意两脚不要靠地面

在两膝弯曲的状态下，放下两腿。这时，注意两脚不能着地。重复做该动作，20次为1组，共做3组。

24 DAY 肋部运动 平躺，抬起上半身，

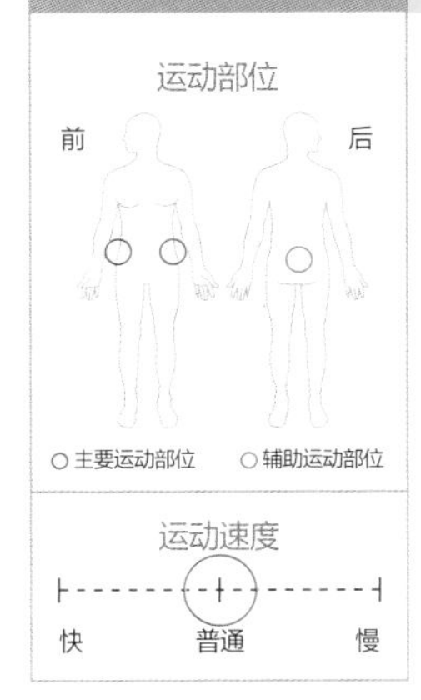

今天的动作可以让你的肋部和腰部变得结实，并能甩掉肥肉，使其弹力十足。相比上半身抬起的高度，应该重点注意腰部、肋部肌肉是否锻炼到位。

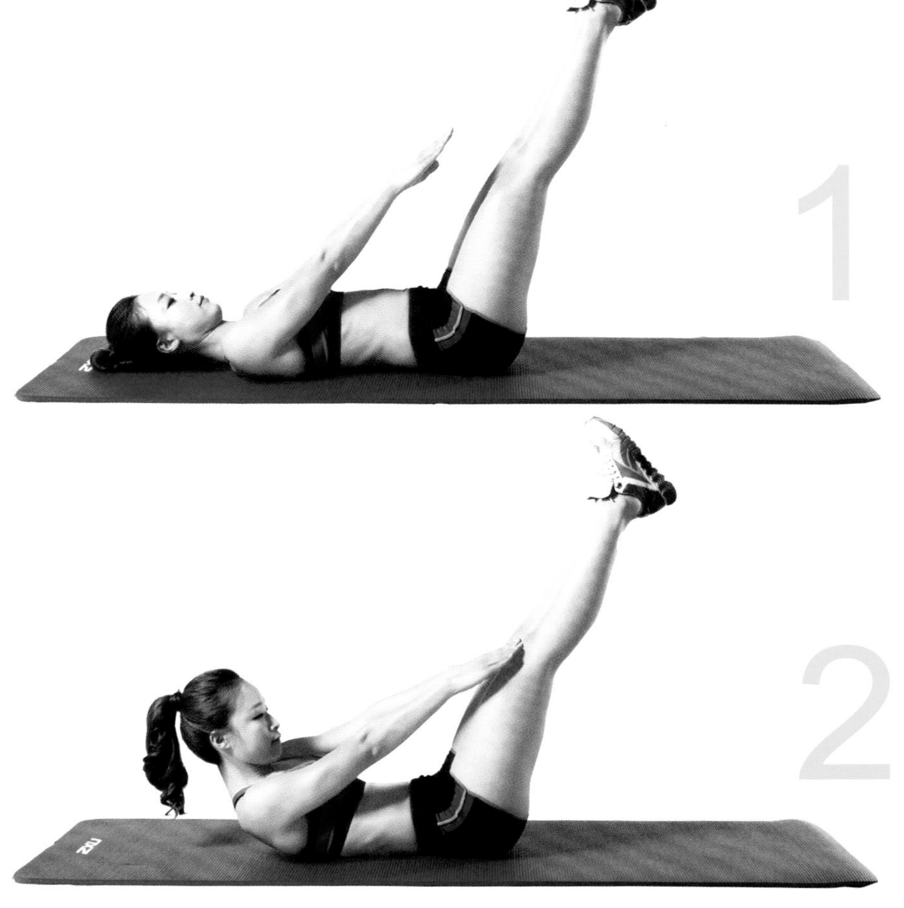

1 平躺，胳膊和腿向上伸展

后背着地，平躺于垫子上。两胳膊和两腿向上方伸展出去。这时，两胳膊和两腿伸直，分别并拢。

2 抬起上半身，两手靠向右膝

向上抬起上半身，同时两胳膊向前伸直，并稍稍向右边倾斜。这时，手指尖尽量靠着右膝。

两手触摸两膝

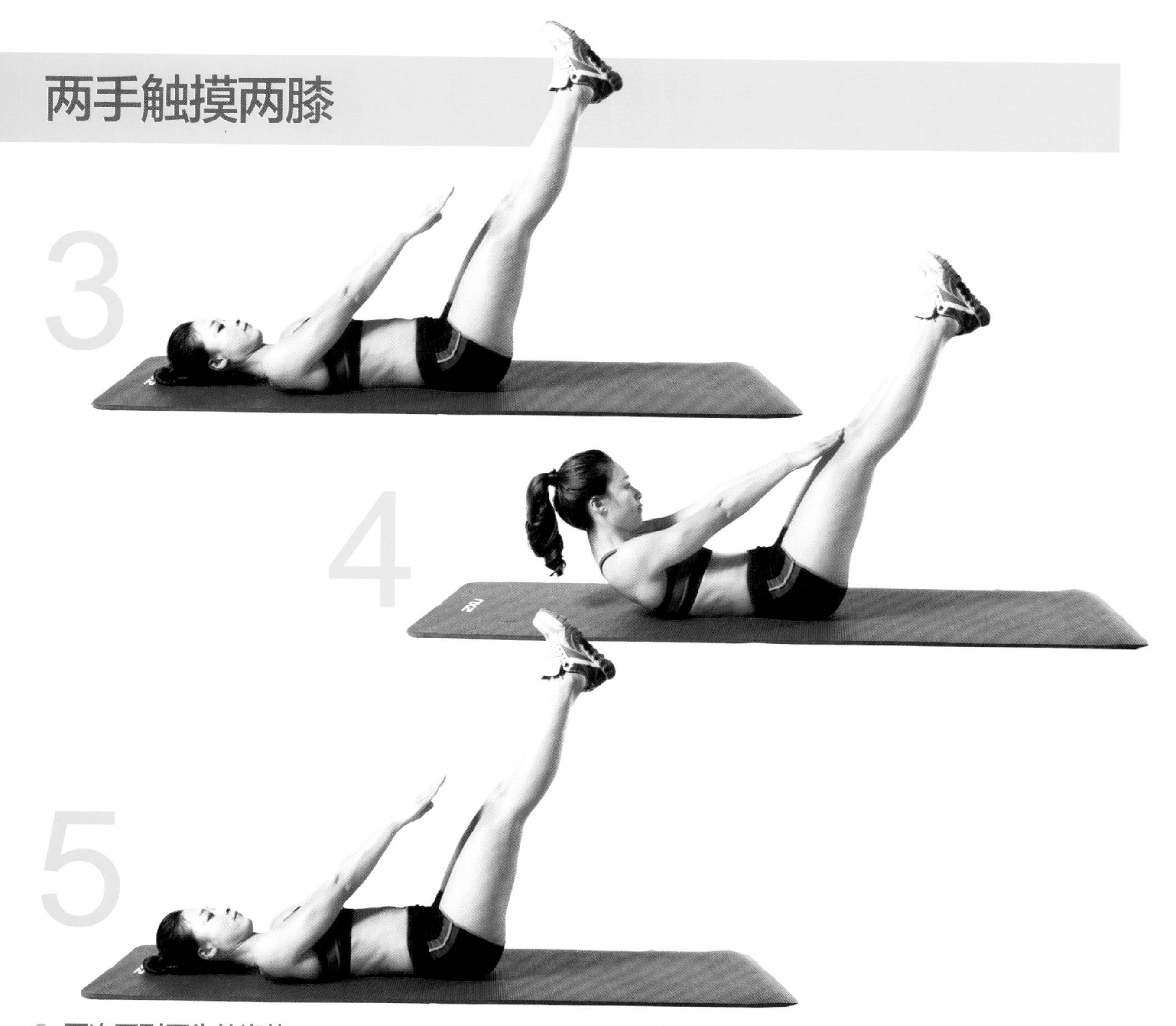

3 再次回到原先的姿势

上半身重新躺于垫子上，回到原先的姿势。两胳膊、两腿向上伸直。

4 抬起上半身，两手靠向左膝

这次换个方向。抬起上半身，稍稍向左边倾斜。这时，手指尖尽量靠向左膝。

5 上半身重新躺于垫子上，回到原先的姿势

上半身重新躺于垫子上，回到步骤1的姿势。两胳膊、两腿向上伸直。重复做该动作，20次为1组，共做3组。

25 DAY 上腹运动 身体成V字形

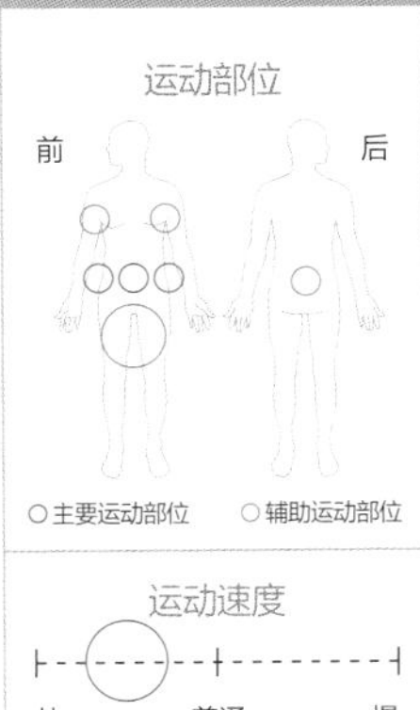

今天的动作可以同时锻炼到腹部、腰部、胳膊和大腿。该动作因为需要大幅度地弯曲、伸展腹部肌肉，所以同时可以进行肌肉的伸展和力量训练。

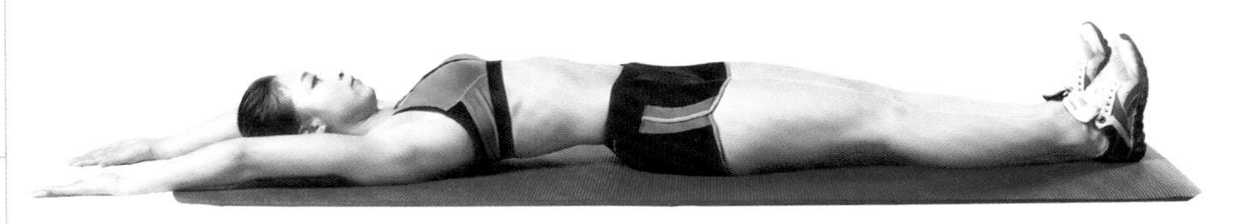

1

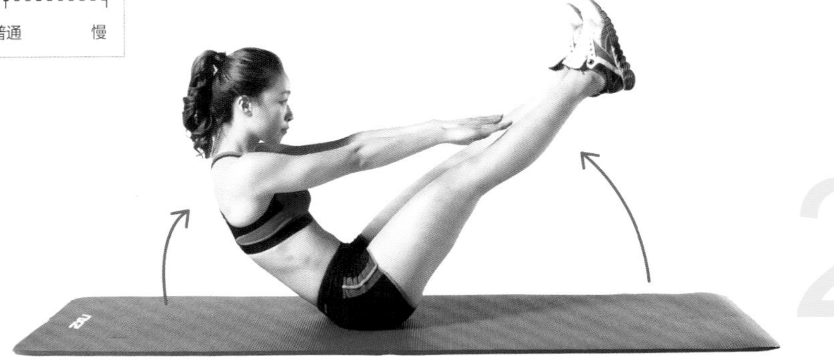

2

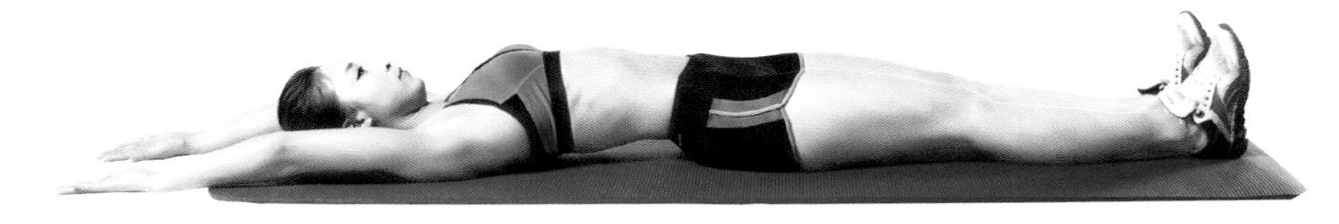

3

1 伸直胳膊腿，平躺

平躺于垫子上，就像伸懒腰一样。胳膊腿伸直，拉伸整个身体。

2 抬起胳膊腿，身体成V字形

腹部用力，胳膊腿用力向上抬起，使身体成V字形。这时，仅臀部着地，使腹部变紧，并保持身体平衡。手指尖顺推向脚部，并靠于腿部。

3 再次平躺于地面，伸直胳膊腿

再次平躺于垫子上，伸直胳膊腿，回到原先的姿势。重复做该动作，20次为1组，共做3组。

26 DAY 下腹 平躺，向上抬起双腿

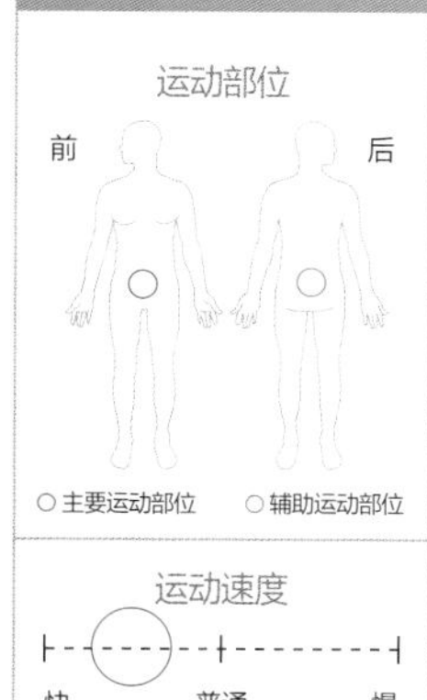

今天的动作可以强化下腹和腰部的肌肉，并减掉体脂肪。第4周的腹部运动已接近尾声，相信你的腹部多少已经锻炼出一些腹肌了，所以今天的动作做起来应该不会太难。做运动时，保持膝盖部位伸直，不弯曲。

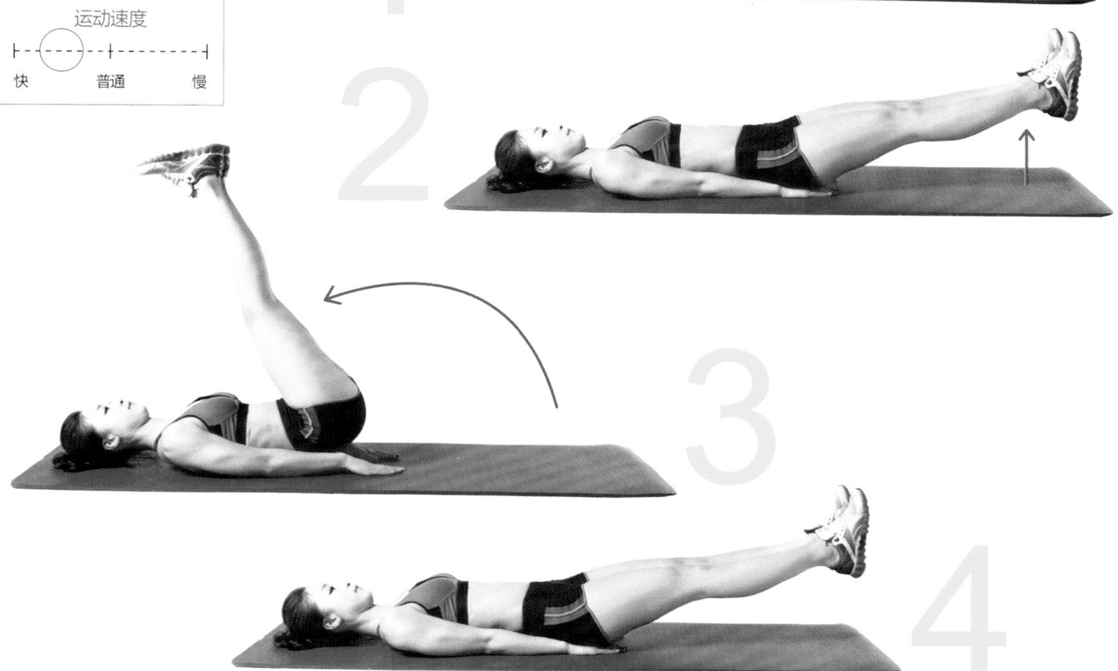

1 平躺，四肢伸直

四肢伸直，平躺于垫子上。两手自然放于臀部两旁。

2 两腿抬离地面

向上抬起贴合地面的双腿。这时，注意保持两膝不弯曲，两手手背垫于臀部下方。

3 向上抬起双腿，两脚脚掌朝向天花板

以两手垫于臀部下方的姿势，用力向上抬起双腿，两脚脚掌朝向天花板。

4 放下两腿，但两腿不接触地面

放下高高抬起的双腿。这时，注意两脚脚后跟不着地。重复做该动作，20次为1组，共做3组。

27 DAY 肋部运动 平躺，抬起双腿

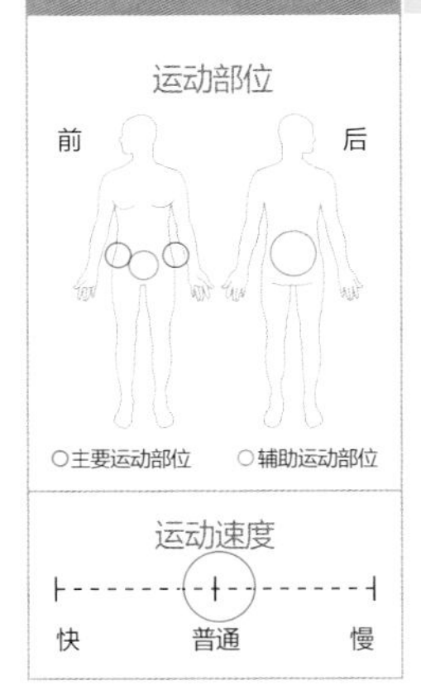

今天的动作可以强化腰部力量，并有瘦肚子和肋部的作用。该动作的要点是，固定住下半身，腹部用力，运动上半身。

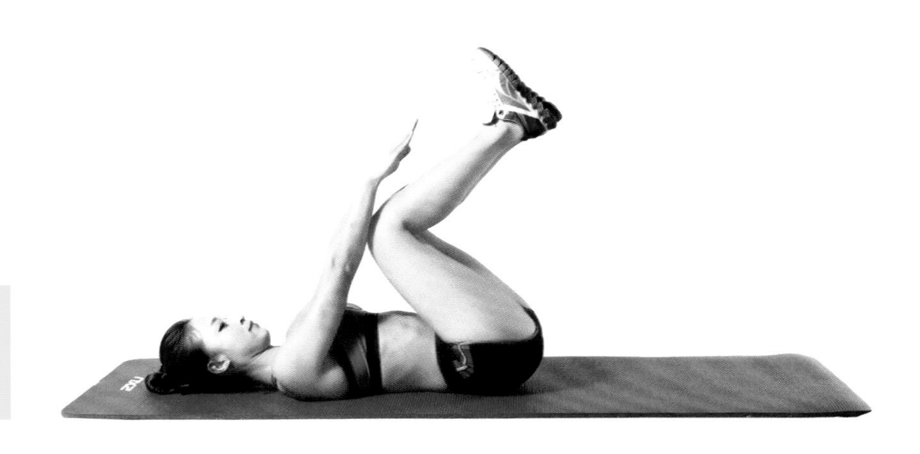

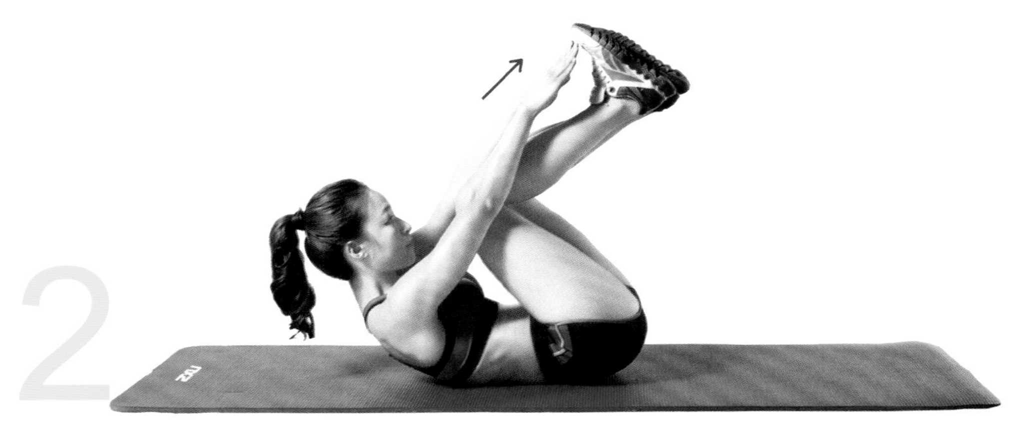

1 后背着地，平躺。向上抬起胳膊和腿

后背着地，平躺于垫子上。弯曲膝盖部位，同时向上抬起两腿。向内侧弯曲脚尖，将臀部和脚后跟置于一条垂直线上。两胳膊伸直，并贴放于两膝上。

2 抬起上半身，使两手指尖触碰右侧的脚尖

腹部用力，抬起上半身，同时稍稍向右侧倾斜，两手指尖尽量触碰右脚脚尖。

两手触碰脚尖

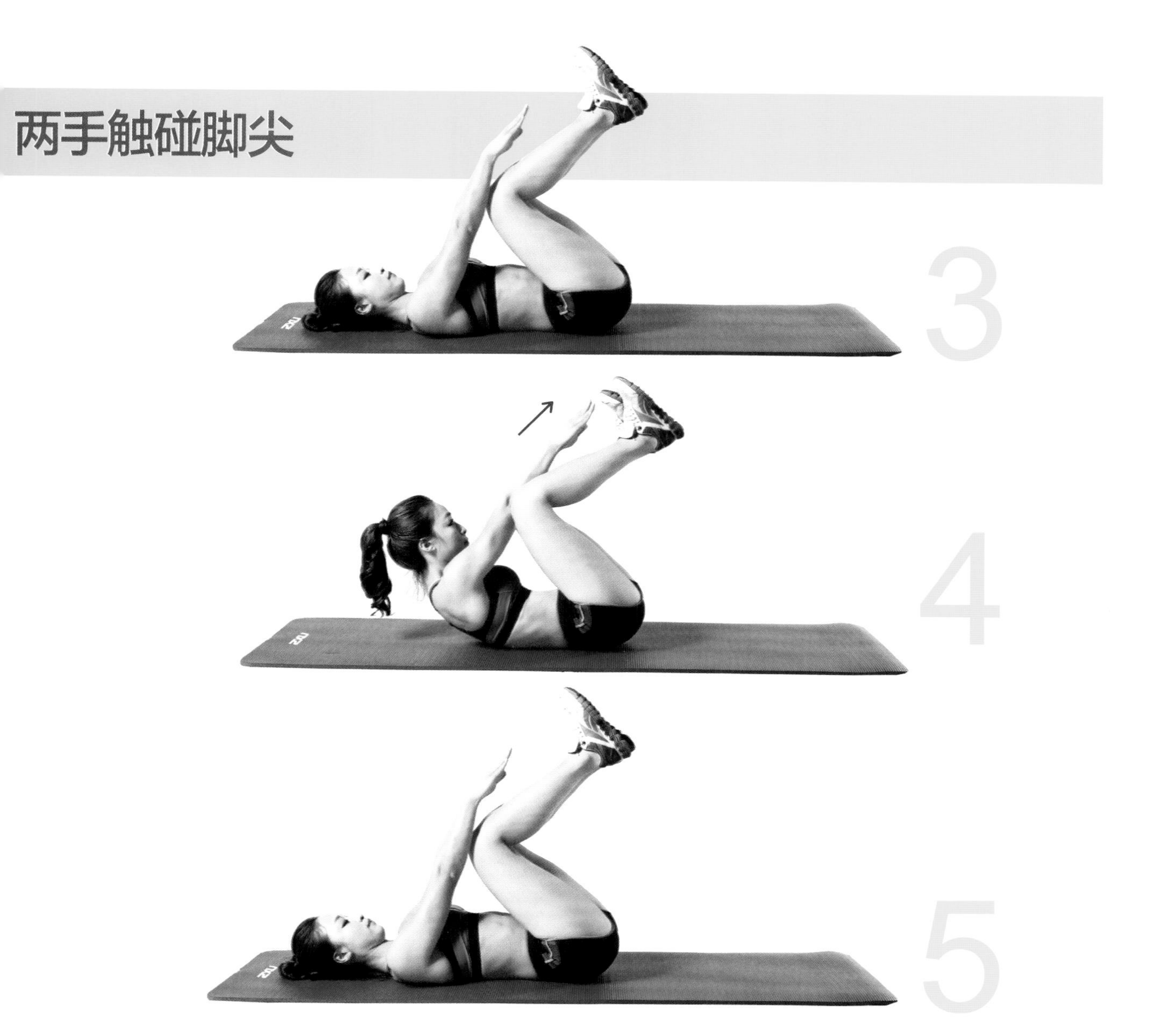

3 回到原先的姿势

保持胳膊伸直的姿势不变，上半身重新躺于垫子上，回到原先的姿势。

4 抬起上半身，使两手指尖触碰左侧的脚尖

腹部用力，抬起上半身，同时稍稍向左侧倾斜，两手指尖尽量触碰左脚脚尖。

5 再次回到原先的姿势

上半身重新躺于垫子上，回到原先的姿势。重复做该动作，20次为1组，共做3组。

28 DAY 腰部运动 趴着，抬起上半身

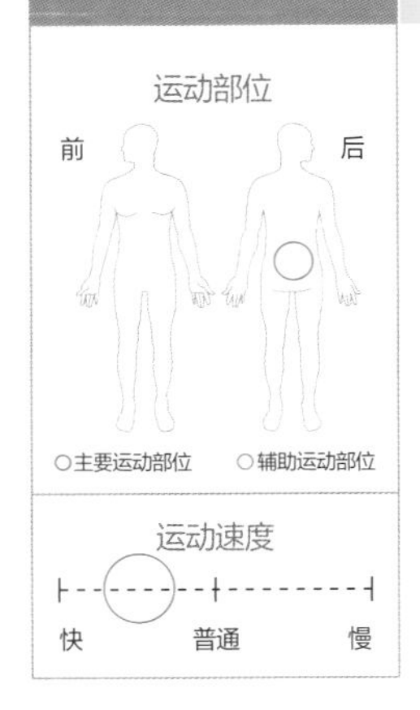

该动作可以强化腰部力量，并有矫正脊椎的效果。另外，还可以锻炼到平常不经常使用到的后背肌肉，并能起到舒展身心的作用。

1

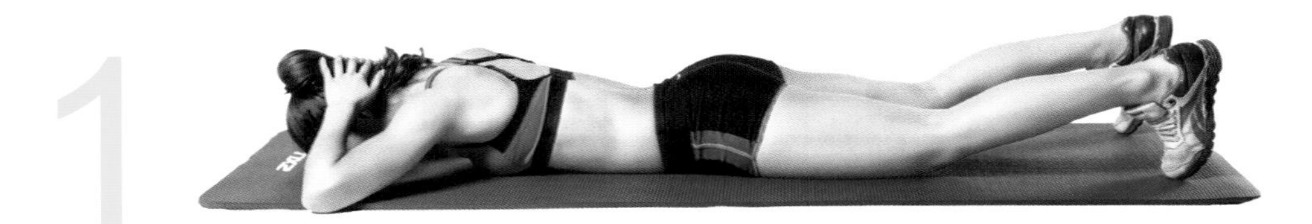

2

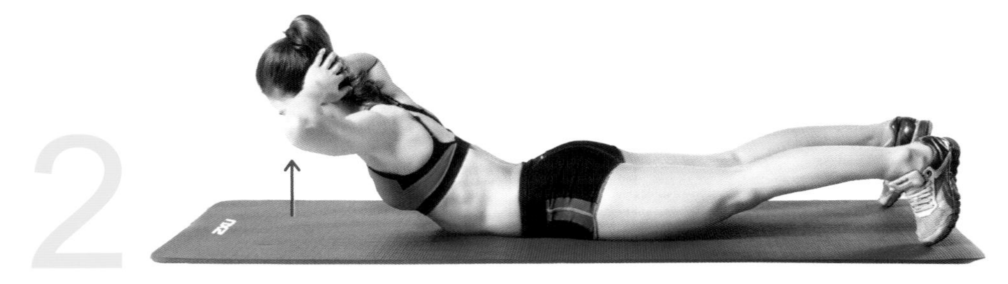

3

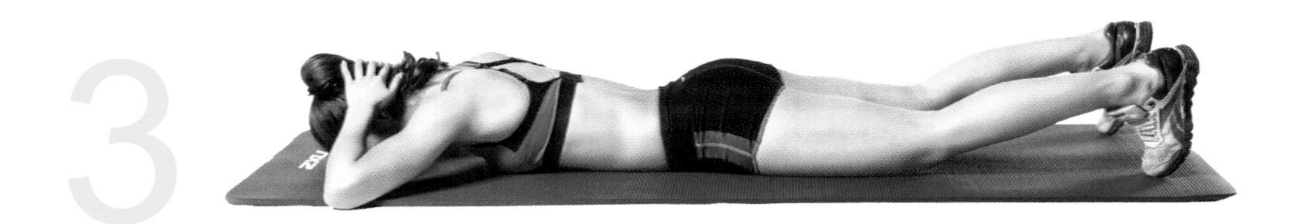

1 身体趴于垫子上，两手放于后脑勺上

胸部着地，两腿伸直，身体趴于垫子上。脚尖直立，两胳膊弯曲，两手放于后脑勺上。

2 腰部用力，抬起上半身

以身体趴着的姿势，最大限度地使用到腰部肌肉，同时用力抬起上半身。维持脚尖直立的姿势。

3 放下上半身，回到原先的姿势

上半身重新趴于垫子上，回到原先的姿势。重复做该动作，20次为1组，共做3组。

关于减掉肚子上肥肉的几点疑问

不用怀疑，所有女性都希望自己能拥有毫无肥肉且顺滑苗条的腹部。此外，除了美观，腹部还与健康密切关联，所以更需要我们用心管理。然而，对于我们所了解的腹部肥胖的知识中，是否有错误的呢？那么，你还在等什么，我们来一起看看吧！

身体部位中，肚子上的肥肉最难减掉？

调查显示，身体中女性最想瘦下来的部位是肚子。同时，她们也认为身体中最难瘦下来的部位也是肚子。然而事实上，相比臀部、大腿等其他部位，肚子上的脂肪是最快可以得到分解的。所以，通过健康的饮食方法，再加上良好的运动，生活习惯，坚持努力，肚子反而是最容易瘦下来的。

使用腹部震动器，对瘦身有效果吗？

每个健身房里，都至少有一台以上的腹部震动器。事实上，该运动器具的震动相比静止状态下，能多消耗2~3倍的卡路里。但是，据说这种震动对于分解脂肪却是无效果的。

为了减去腹部的肥肉，我们可以选择进行快走或跑步等有氧运动，同时一有时间就持续性地使用5~10分钟震动仪器，对瘦身肯定有效果。

肚皮太厚，也属腹部肥胖？

一般人的肚皮厚度跟笔记本的厚度差不多，也有人的肚皮跟书本、电话簿一样厚，甚至还有人的肚皮厚度可以与法典相媲美，很难用手来抓住。但是用自己的手所抓的肚皮充满假象，这对于了解自己的腹部肥胖方面，没有任何意义。

腹部脂肪分为皮下脂肪和内脏脂肪。皮下脂肪是由皮肤、脂肪、肌肉构成，这与成人病没有什么关系。与成人病密切相关的是内脏脂肪。

你若想知道自己内脏肥胖的状态，检查腹部肥胖时，不是测量肚皮厚度，而是要测量肚子的周长。

平时吃得不多，内脏也会肥胖吗？

偶尔有人平时生活习惯很健康（不吃太多高脂肪的食物，不沾酒，不乱服用药物）却得了脂肪肝的。理由是他们体内过剩活性化的有害氧气与过氧化脂质结合，并破坏了细胞膜。

换句话说，因压力、酒、烟、快速食物、环境污染、电子波动等引起的有害氧气，使体内脂肪过氧化，从而导致脂肪肝。因此，大家不要以为调节了饮食量，就高枕无忧。对于内脏型肥胖，我们应该经常做针对自身健康的检查，并时刻用心管理。

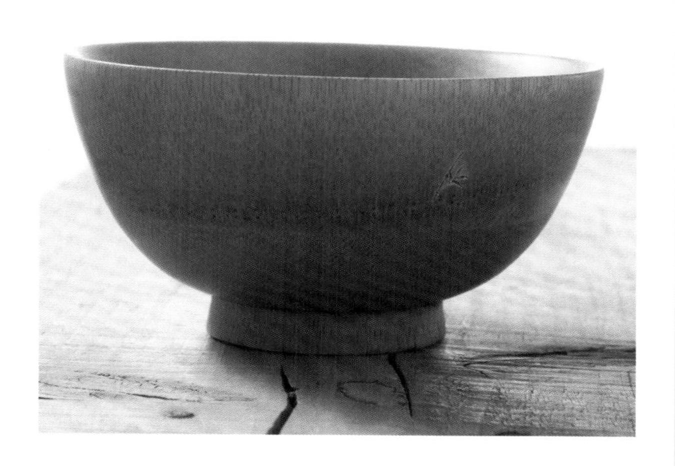

Last Days

最后冲刺

锻炼腹部的4周动作到现在都已经结束了。在剩下的2~3天里，我们来一起做全身运动。若这个月有31天时，可以重复做一遍第30天的动作。

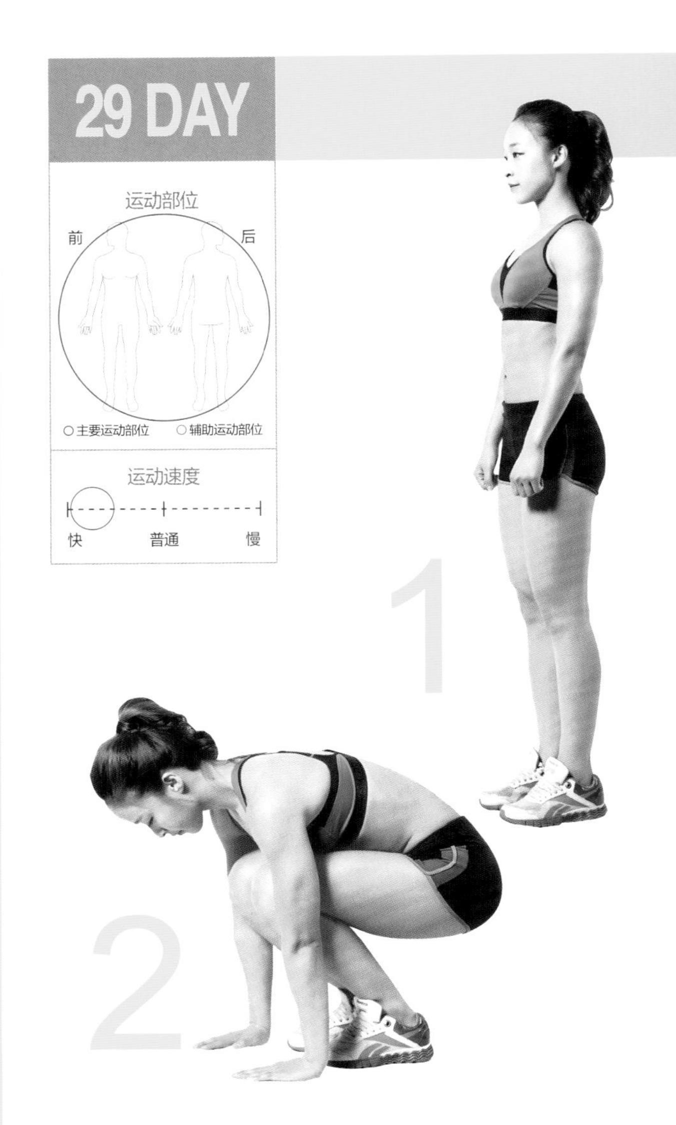

1 伸直腰背，以端正的姿势站立

腰背挺直，以端正的姿势站立。两手手握半拳，自然垂放于身体两侧。两腿分开，与肩同宽。

2 下弯上半身，两手着地

蜷缩身体，下弯上半身。弯曲两膝，两胳膊分开，置于两膝外侧，两手手掌着地。稍稍低头，视线朝向地面。

全身运动 Burpee Test 第3阶段

最短的时间内，能消耗最多卡路里的Burpee运动，可以锻炼到全身肌肉。与该系列其他图书中介绍的Burpee第一阶段和第二阶段不一样，一并弯曲及伸展两腿的动作是Burpee第三阶段的特征。

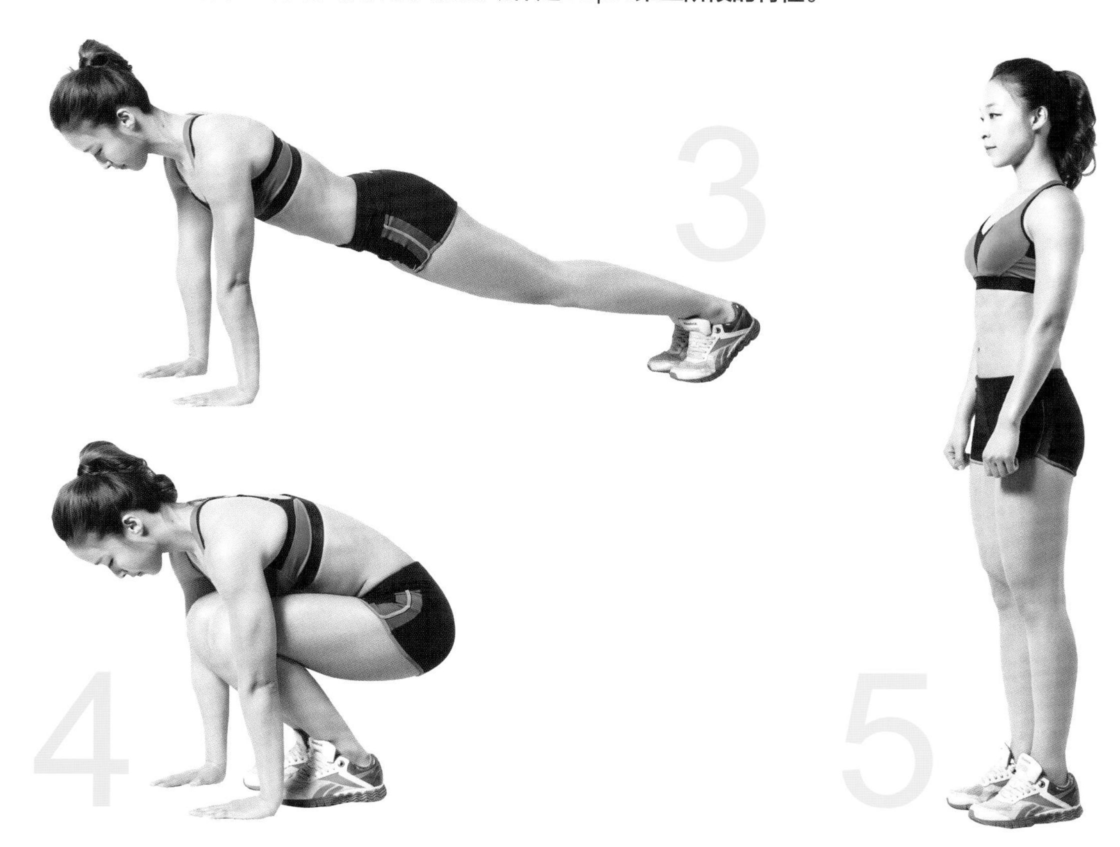

3 两脚用力伸向后方

以蹲着的姿势，稍稍跳跃，两脚用力伸向后方，使蜷缩的身体伸展出去。做该动作时，会感觉全身肌肉一下得到了舒展。

4 再次弯曲两膝，蹲坐着

弯曲两膝，蹲坐着，两脚迅速稍稍向胸内侧方向跳跃，回到原先的姿势。

5 抬起上半身，以端正的姿势站立

抬起上半身，站立，回到原先的姿势。重复做该动作，20次为1组，共做3组。

30 DAY 全身运动 硬举&提拉

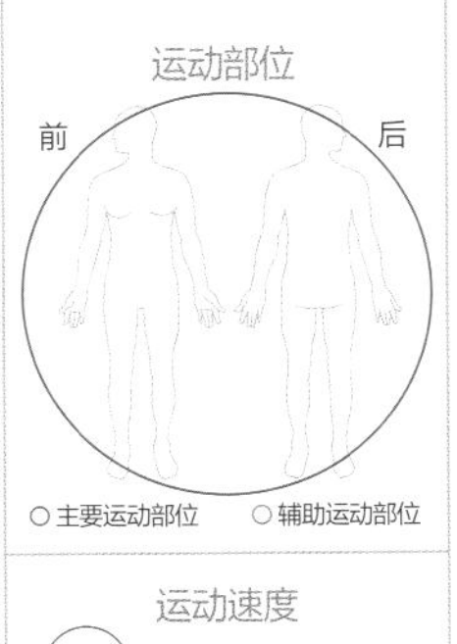

运动速度

快 普通 慢

今天的动作结合了能锻炼到大腿、臀部、小腿的硬举和能锻炼到肩部、斜方肌、胳膊及胸部的提拉。集中注意力来做运动，则能发挥最好的运动效果。在可以承受的情况下，提高哑铃重量，运动效果更佳。

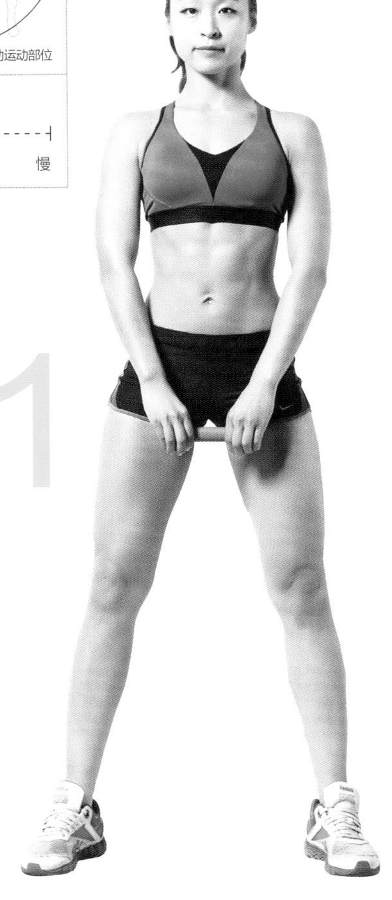

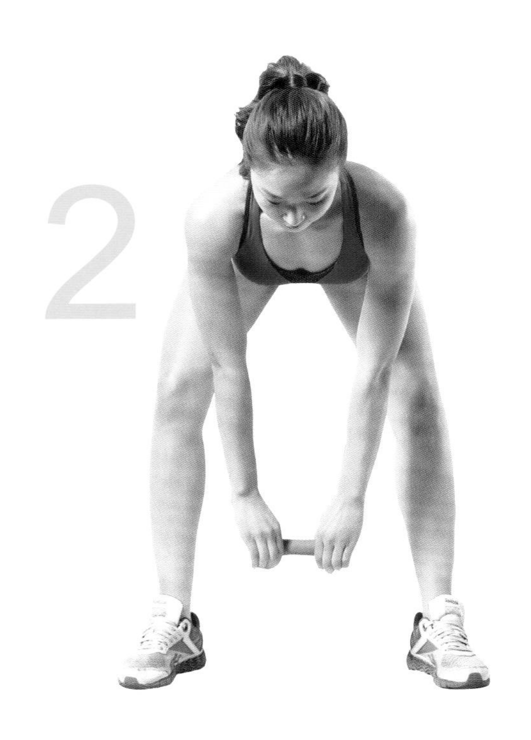

1 站立，两脚分开，手握哑铃

站立，两脚分开，比肩稍宽。两手抓住事先准备的1只哑铃。

2 在伸直腰背的状态下，下弯上半身

维持腰背伸直的状态，同时稍稍曲膝，向前下弯上半身。感觉手握的哑铃在向地面方向运动。

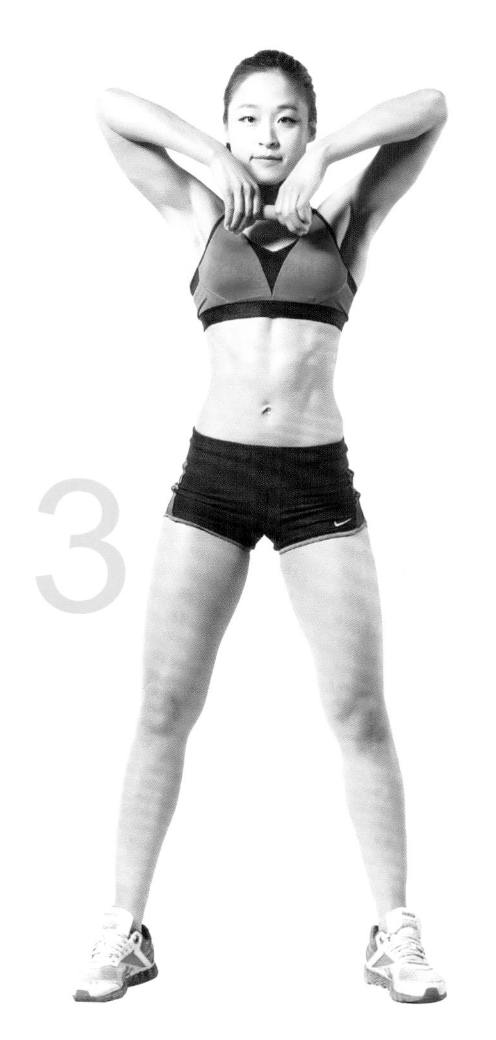

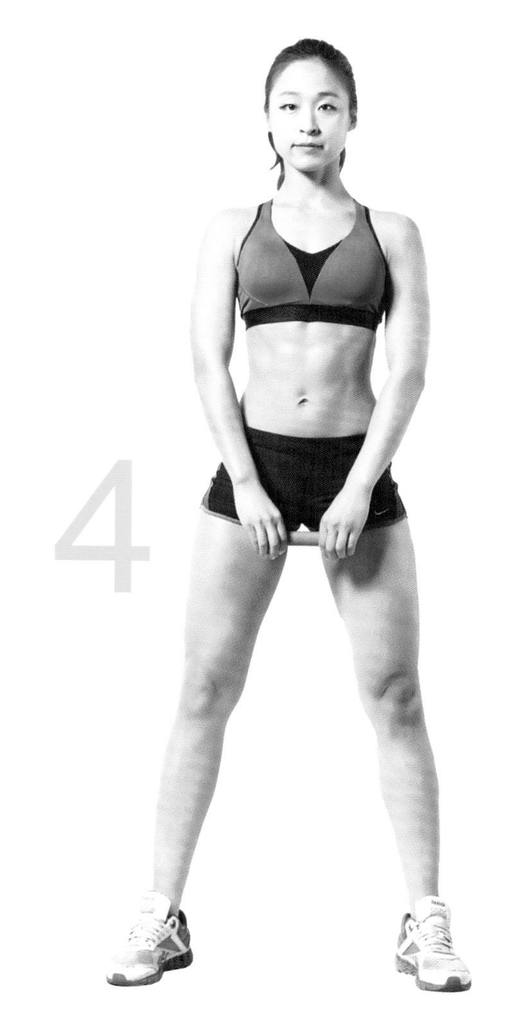

3 抬起上半身，同时抬起哑铃至锁骨高度

腰部用力，伸直膝盖，抬起上半身。高高抬起胳膊时，同时抬起手握的哑铃至锁骨的高度。高高抬起两胳膊时，使两胳膊呈V字形。

4 再次放下胳膊，回到原先的姿势

放下高高抬起的胳膊，回到原先的姿势。重复做该动作，20次为1组，共做3组。

对瘦腹部有帮助的食物

营养丰富、能使肚子上堆满肥肉的食物很多，但却没有特别瘦腹部的食物。不过具有分解脂肪效果的洋葱及海带、紫菜、海苔等海藻类食物，能帮助燃烧并排除脂肪，从而避免脂肪在体内堆积，另外它们还有清洁血管、提高解毒功能的效果。由此可见，这些食物有助于全身瘦身。

另外，核桃、杏仁、松子等坚果类食物，少量食用就会产生饱满感，因其富含不饱和脂肪而被选为瘦身必备食物。《内脏肥胖》一书的作者李往林博士，为了腹部减肥，特别向我们介绍了应该避开的脂肪类食物和应该摄取的脂肪类食物。如果无条件地一味拒绝摄取脂肪，则会打乱身体节奏和营养均衡，所以建议大家要适当摄取一些有益于我们身体的脂肪类食物。

应尽量避免食用的脂肪类食物

- 动物性饱和脂肪(富含油脂的肉类、鸡皮、肥肉等)
- 加工的氢氧化油 (没有被压榨的，转氨基酶脂肪酸)
- 加工食品、快速食品、人造奶油
- 油炸食品中的酸化脂肪
- 熏制肉类
- 加工肉类(火腿肠、午餐肉、 咸肉,、披萨肉类)
- 油制品

有益于健康的脂肪类食物

- 压榨油(植物性油、籽类油)
- 坚果类、籽类
- 豆类
- 海鲜(大马哈鱼、金枪鱼、鲻鱼、沙丁鱼、鱿鱼等)

酒与腹部肥肉的真正关系

第一，经常有人这么说，喝酒时一定要好好吃下酒菜。这里的好好吃，其所蕴含的意思是不一样的。如果这里的好好吃，是吃含油脂很多的肉类，那么这就是一句错误的常识。因为和酒一起摄取的下酒菜会原封不动地转化为脂肪，并堆积在体内。

然而，我们最应该好好吃的下酒菜是蔬菜。另外，海带、紫菜等海藻类也是不错的选择。所以，若我们在酒桌上，不得不吃肉类的话，就用蔬菜包着肉来食用。虽然这不是最好的选择，但也是一种不错的改善方法。

第二，有很多人喝酒时根本不吃饭，或者酒后才吃饭。正确的做法应该是先吃饭，然后等饭消化到一定的程度后，再喝酒。另外，也有人喝完酒，回到家后再吃饭。除非你想要自己的肚子早点鼓起来，否则就不要尝试这种做法。

第三，很多人坚信，饮酒后可以通过做运动、蒸桑拿等排汗方式来醒酒。在向体外排出汗液时，虽然不知道能不能同时排出酒精成分，但不能消耗已经转化成脂肪的营养成分却是毋庸置疑的。

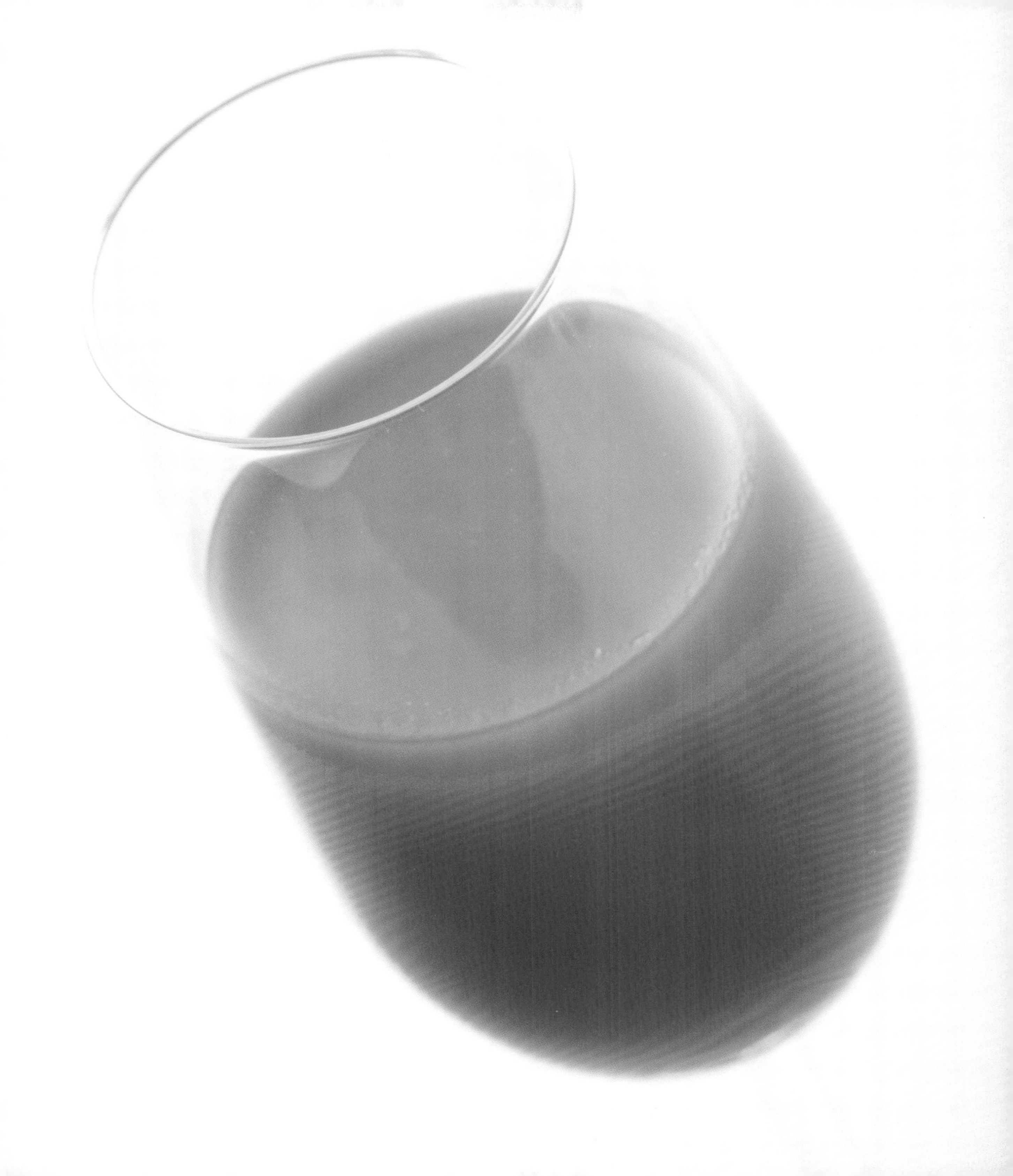

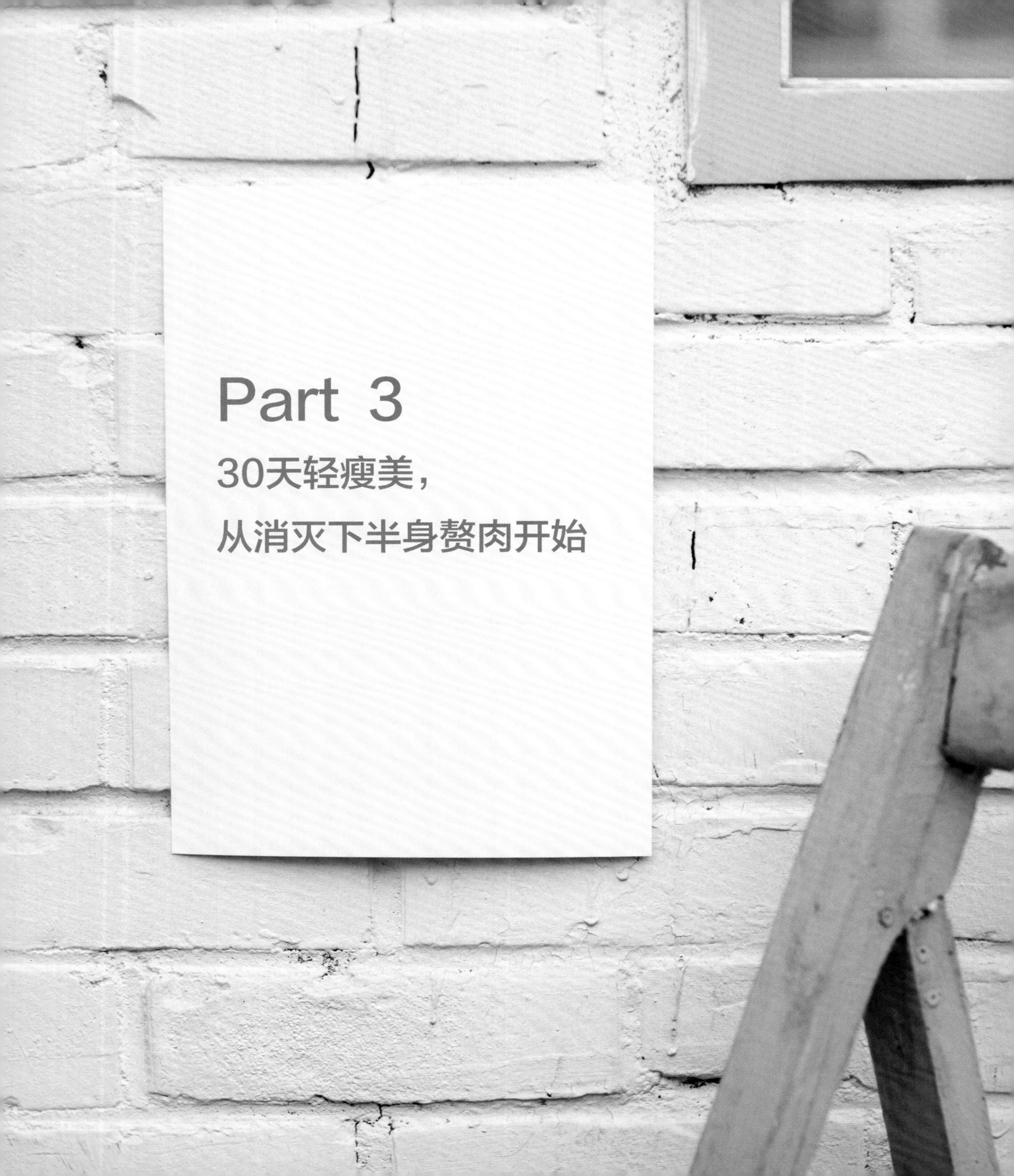
Part 3
30天轻瘦美，
从消灭下半身赘肉开始

揭开拥有性感笔直小腿的秘诀

你还在羡慕别人那性感笔直的小腿吗?
该书中藏有让你形象大变的秘诀。
想拥有性感迷人的曲线美，就从这里开始!

作为管理对象来说，身体真可谓是相当难伺候。不知你有没有发现? 其实身体很容易出状况。稍不留神，肥肉就可能爬满你的身体；就算你体型瘦弱，无肥肉的烦恼，也可能因其弹力不够而光彩尽失；亦或是因运动不足，导致肌肉力量变弱等问题频出。因而，我们需要合理地调节身体的瘦与胖，才能拥有健康的身体、美丽的身材。

本书对那些特别在意自己下半身，或者希望拥有更美丽的下半身的读者来说，是很好的选择。

本书针对人体下半身集中管理编写了很多内容，文中编入了多样的动作和有氧运动方法等，只要你每天规律性地坚持练习，对于解决下半身的肥胖问题是毋庸置疑的，相信对于你全身的健康管理也会起到一定的帮助。

对下半身肥胖的女性来说，很难用衣服来进行遮挡，所以烦恼相对更大些。再加上现在十分流行紧身的铅笔裤，那种约束就更大了些。因为大腿太粗，穿上裤子的时候，看起来粗壮得吓人。因小腿长得难看，只能穿长裙的女性实在是太多了。

以控制饮食开始的减肥，可以减轻体重，但对于打造好的身材是十分欠缺的。粗壮的大腿是问题，瘦到弹力感不足的大腿也不容乐观。因为这些理由，明星们的性感美腿才会一直成为很热的话题。其实应对的对策只有一种，相信你已经猜到了，那就是规律性的运动。希望你可以铭记这一点：富于动感而完美的身材都是可以打造出来的。希望你从即刻起丢掉天生的身材无法改变的想法。

就与常常管理皮肤，皮肤会明显变好一样，只要坚持不懈地管理，身材同样会变化到使你惊叹不已。无论是上半身、下半身，还是腹部……我们需要带有这样的自信，我的身体我做主的自信。首先明确自己的目标，想要打造什么样的身材，然后再向着这样的目标坚持不懈地努力，相信奇迹一定会在你身上发生。

最重要的一点就是意志。相信自己可以做到，即便失败过多次，也依然要带着这次一定能够成功的自信，来开启这次的运动之旅。因为这本书里介绍的运动都是可以在家中完成的，所以只需打开这本书，然后跟着照做30天，相信一定会给你带来一次不错的身体体验，给你带来全新的自信，为以后设定更大的目标奠定基础。

写给那些梦想有性感迷人线条的读者们

崔成宇

摆脱“大象腿”魔咒的几个关键问与答

Q 我的脚踝很肥厚，但却很想拥有瘦细的脚踝。请教一下，有没有什么好的习惯和方法可以瘦脚踝呢？

对于脚踝很肥厚的女性，她们的脚踝摸起来大多是硬邦邦的。那样的话就应该多放松、多锻炼肌肉，这样对于瘦脚踝是有帮助的。另外，常用手去按摩紧靠脚踝上面部位的肌肉，多做该书所罗列出来的动力性、静力性伸展运动中有关脚踝的运动，你脚踝周边的肌肉就会变得柔软，拥有纤细脚踝的日子也将指日可待。

Q 我试过很多方法，可每次下半身的瘦身都以失败而告终。跟着这本书做，一定能拥有一双苗条的腿吗？

在这里我可以告诉你，对于打造身材，没有什么是不可能的。只要有坚强的意志，并不断努力，你完全可以拥有自己想要的下半身。只要你坚持每天跟着该书一起锻炼，相信30天后，你的样子将会让你自己也惊叹不已。

Q 为什么跷二郎腿的习惯会对下半身产生不好的影响呢？

从心脏流出来的血液经全身血液循环，然后会再次回流到心脏中去。经常跷着二郎腿，会阻碍下半身血液的循环。下半身血液循环变慢，整个身体的循环就变得不顺畅，从而容易在下半身堆积体脂肪。这也解释了，我为什么一直强调大家要保持正确姿势的缘故。

Q 对于坐着的时间比较多以及经常穿皮鞋的女性来说，有什么方法能够防止腿变得浮肿呢？

为了预防浮肿，我们必须减少长时间以同样的姿势站立或者坐着。长时间站立时，我们可以做做脚踝的伸展运动；长时间坐着时，我们则可以经常站起来，做做身体的伸展运动。因为这样有助于我们身体的血液循环。若没有时间进行运动锻炼，也希望你可以每天做下肢的伸展运动或按摩。另外，还有一种方法，在每次睡着前躺着的时候，将腿抬起，翘得比心脏高些，也能相当有效地消除浮肿。

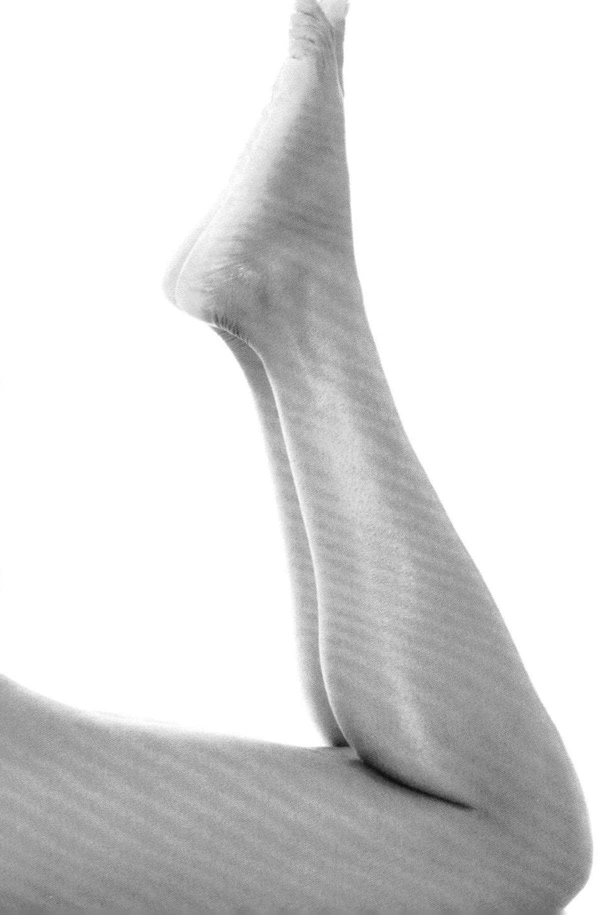

Q **臀部和大腿上有很多被叫作脂肪团的东西，它们是怎样产生的呢？另外，做什么样的运动才能消除这些讨厌的脂肪团呢？**

脂肪团就是脂肪堆积在一起的东西，也就是说，有相同程度的体脂肪堆积在一起。大家都知道，做有氧运动会减少脂肪，做无氧运动则会长肌肉。所以将两种运动一起实施的话，毋庸置疑，消灭脂肪团也并不是什么难题。

Q **做运动的时候，为什么地上要垫上垫子呢？**

以坐着的姿势做动作时，在家里也最好垫上垫子。因为这样可以缓冲我们身体的冲击，最小化减轻肌肉的损伤。垫上垫子，我们做运动的时候，身体就不会很滑，从而可以将动作做得更到位。

Q **我已经坚持晨练一段时间了，每次在跑步机上跑30分钟左右。可是跑完后，整个下半身都肿了起来。那么跑步机是否适合我呢？有没有什么方法可以使晨练后身体不肿？或者有没有什么晨练运动适合像我这样体质的人群？**

一般情况下，运动过后腿是变细的。如果恰好相反，腿一下子都肿起来的话，可想而知运动的乐趣一下子就减少了一半。但这却是正常的充血效果现象。那么什么是充血效果现象呢？这是为了给肌肉供给氧气，血液瞬间性都聚集到下半身，从而产生的一时现象。另外，因为是站着做运动，重力原因会使充血现象变得更严重。运动后，做做下半身伸展运动和按摩，浮肿会很容易消失的。所以你不要过于担心，继续做现在所做的运动吧。

Q **有什么饮食可以防止腿浮肿吗？**

其实没有什么饮食可以防止腿浮肿，但是健康的饮食可以改善下半身的浮肿。所以养成不吃太咸、不吃太多、不过分贪恋米粉食物等是基本的健康饮食习惯。若有浮肿的困扰，持续性的运动对打造血液循环顺畅的身体也是有所帮助的。

Q **因平时比较繁忙，我基本不做什么运动。另外，也不讲究什么健康的饮食。但是每天睡觉前，会按摩自己的腿。因为腿很粗，到目前为止，用肉眼看还未见有什么变化。像这样坚持每天按摩腿部的话，腿是不是也会变苗条呢？**

我可以十分肯定地告诉你，这对瘦下半身的确是有帮助的。因为经常按摩腿，腿部肌肉会变柔软，还会改善下半身的血液循环。但是若想有更好的效果，建议你加做一些运动，就像每天按摩腿部一样，每天抽出一点时间来做下半身的运动。坚持住，相信不久你就会取得成功。

Q **造就纤细美腿的瘦身凝胶、瘦身胶囊等减肥产品是否有效果呢？**

对于这个问题，我真不知道该怎么回答。据我所知，到目前为止仍然还没有什么具有说服力的研究结果。要我说的话，这些产品的效果并不大。瘦身产品的原理就是使肌肉产生发热感。然而对于瘦身，通过运动来直接刺激肌肉显得更为有效。此外，对于消除体脂肪、浮肿等与体型相关的困扰，没有一种方法是可与运动相提并论的。因此就算使用瘦身产品，也请结合进行一定的运动锻炼。只有这样，才能让你看到一个满意的瘦身结果。

30天肌肉训练，塑造完美的下半身曲线

想必大家已通过准备运动对肌肉做了彻底的放松。那么，现在该进入规定运动的阶段了。你们准备好了吗?

规定运动是一种接近于肌肉锻炼的无氧运动，它能帮助你有效减掉大腿肥肉和脂肪团。30天内，每天一个动作，坚持做的话就能一并帮你解决大象腿、扁平臀等下半身的烦恼。

规定运动阶段，每天的运动任务由3组组成。每做完1组，你就可以休息30秒钟左右，然后再开始下一组运动。当3组运动全部做完后，你可以休息1分30秒左右。然后，进入下一个阶段——有氧运动。

运动指导

若你已经适应了规定运动，那就尽量延长有氧运动的运动时间吧。

本章操作实例

【例】下半身规定运动 1组 → 30秒钟休息 → 下半身规定运动2组 → 30秒钟休息 → 下半身规定运动3组 → 1分30秒休息 → 有氧运动 → 整理运动

另外一种运动方法操作演示

* 在做完下半身主要运动的3组练习后，若还想一起锻炼上半身和腹部，那么需要休息1分30秒钟，然后继续进行前两章中的运动。

【例】下半身规定运动 1组 → 30秒钟休息 → 下半身规定运动2组 → 30秒钟休息 → 下半身规定运动3组 → 1分30秒休息 → 上半身或者腹部规定运动1组 → 30秒钟休息 → 上半身或者腹部规定运动2组 → 30秒钟休息 → 上半身或者腹部规定运动3组 → 1分30秒钟休息 → 有氧运动 → 整理运动

根据运动部位的循环方式，制订下半身规定运动的30天运动计划如下：

<table>
<tr><th colspan="14">下半身</th></tr>
<tr><th>日期</th><th>部位</th><th>日期</th><th>部位</th><th>日期</th><th>部位</th><th>日期</th><th>部位</th><th>日期</th><th>部位</th><th>日期</th><th>部位</th><th>日期</th><th>部位</th></tr>
<tr><td>1</td><td rowspan="4">大腿前侧</td><td>2</td><td rowspan="4">大腿后侧</td><td>3</td><td rowspan="4">臀部</td><td>4</td><td rowspan="4">大腿前侧</td><td>5</td><td rowspan="4">大腿后侧</td><td>6</td><td rowspan="4">臀部</td><td>7</td><td rowspan="4">小腿</td></tr>
<tr><td>8</td><td>9</td><td>10</td><td>11</td><td>12</td><td>13</td><td>14</td></tr>
<tr><td>15</td><td>16</td><td>17</td><td>18</td><td>19</td><td>20</td><td>21</td></tr>
<tr><td>22</td><td>23</td><td>24</td><td>25</td><td>26</td><td>27</td><td>28</td></tr>
<tr><td>29</td><td>全身</td><td>30</td><td>全身</td><td colspan="10">* 若遇到一个月有31天的情况，那么将第30日的全身运动再多做一天。</td></tr>
</table>

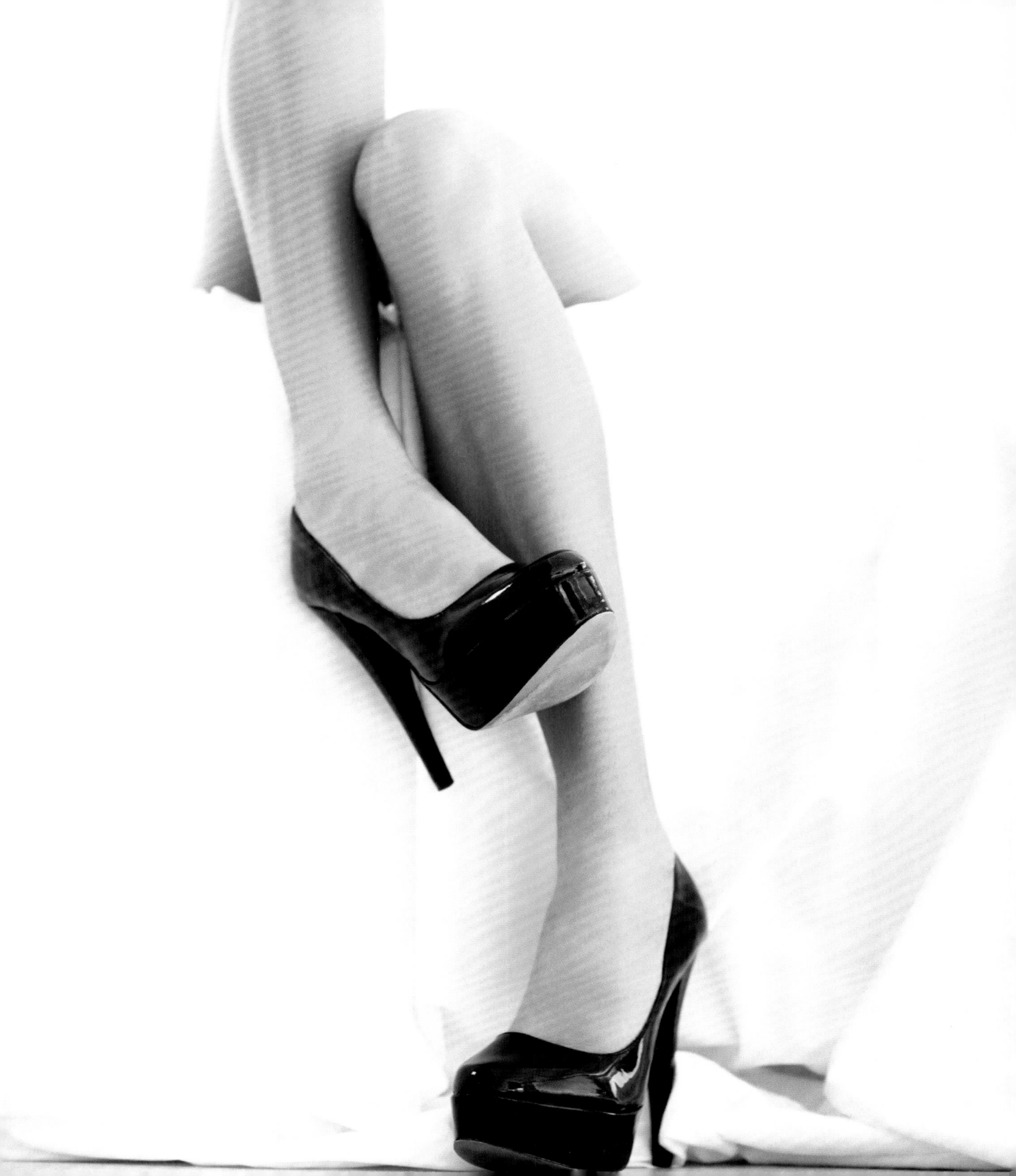

1 week

下半身规定运动的课程之旅

从今天开始，我们将开始为期30天的打造完美下半身的规定运动课程之旅。课程里的动作基本都是由交替刺激大腿前后侧、臀部和小腿的简单动作组成，所以初学者也可以将这些运动做到游刃有余。另外，动作基本都是以坐着或者躺着的姿势来做，所以须事先准备好凳子和垫在地上的垫子。还在等什么呢？赶紧开始这趟值得期待的运动旅程吧！

1 DAY

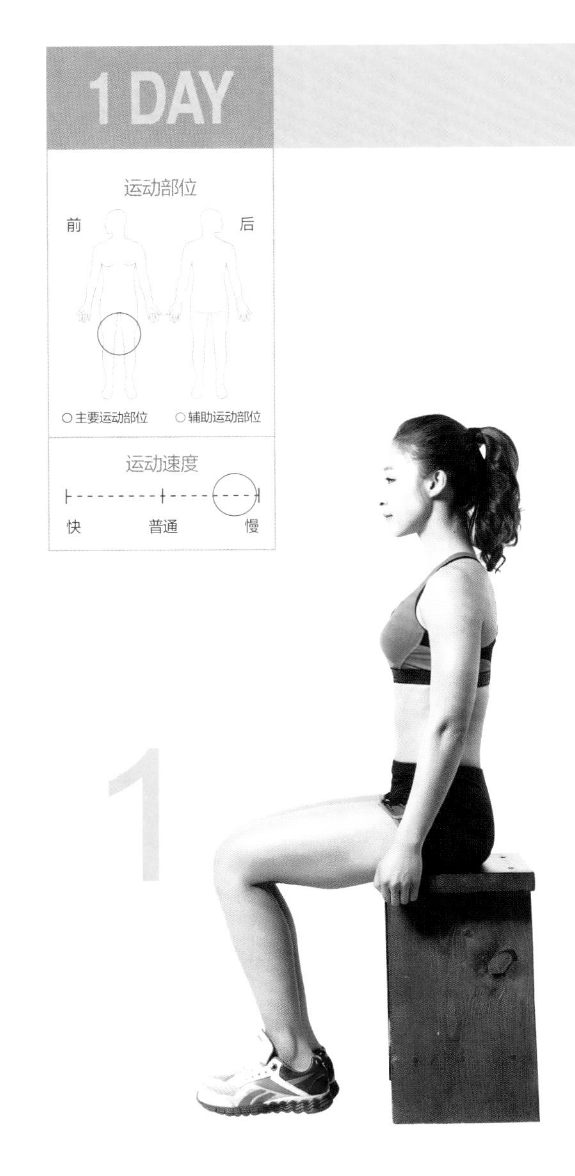

1 以端正的姿势坐着

首先准备一张凳子，然后挺直后背，以端正的姿势坐在凳子上。两腿合拢并齐，双手自然抓着凳子的两边。

大腿前侧运动 坐着，伸直一条腿的膝关节

今天的动作可以帮你紧实大腿前侧的肌肉。一般而言，大多数大腿前侧肥肉很多的人群，基本都不会去做关于下半身的伸展运动和管理。所以希望从今天起，你可以抓住时间空隙，一并做伸展运动和大腿前侧运动，相信你很快就可以看到瘦身效果！

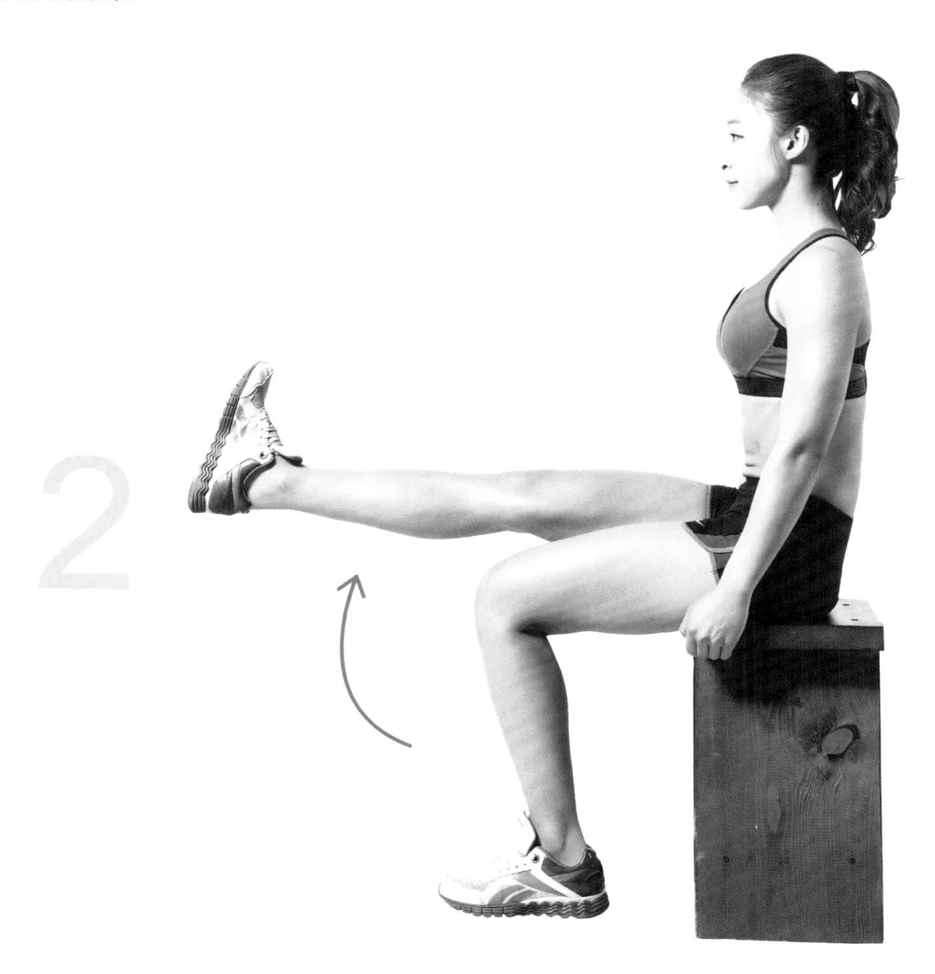

2 伸直一条腿的膝盖，并向上抬起

伸直右腿的膝盖，然后向上抬起，再放下。重复做该动作10次后，换左腿，以同样的方法实施运动，并重复做10次。到目前为止为1组动作，共做3组。

2 DAY 大腿后侧运动 趴着，腿向上弯曲

运动部位

前 后

○主要运动部位 ○辅助运动部位

运动速度

快 普通 慢

今天的动作很简单，但是持续做的话，你会感觉到大腿后侧有一种紧绷感和酸痛感。同时，两小腿向上弯曲时，尽量弯曲到最大程度，从而最大化达到运动效果。

1

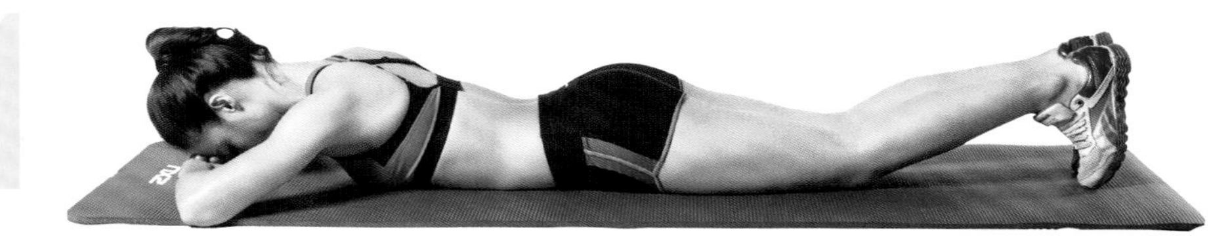

2

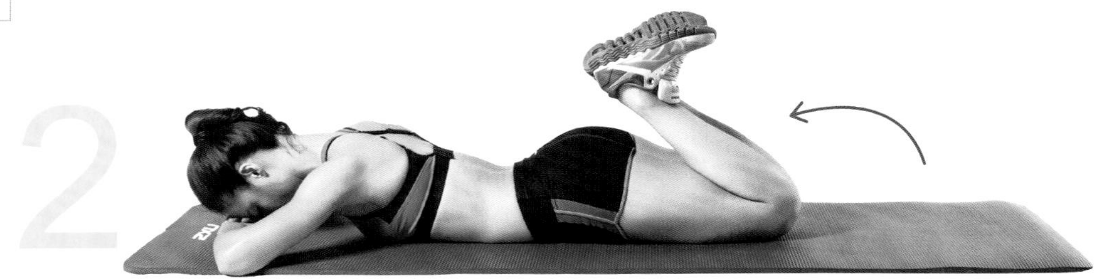

3

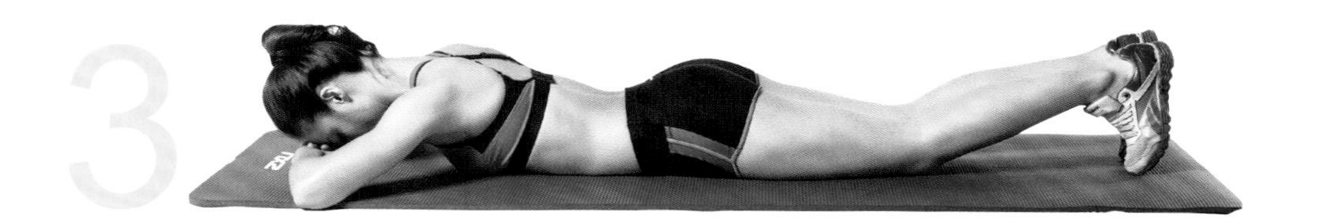

1 趴在垫子上，额头和肚子着地

肚子着地，趴在垫子上。脚尖着地，两手垫于额头下方。

2 小腿向臀部方向弯曲

两条小腿向上弯曲，尽量使两脚跟够着自己的臀部。弯曲脚踝，使脚尖朝向身体的相反方向。

3 回到最初的姿势

伸直两腿，回到最初的姿势。重复做该动作，20次为1组，共做3组。

3 DAY 臀部运动 平躺，向上抬起臀部

运动部位

前　　后

○主要运动部位　○辅助运动部位

运动速度

快　普通　慢

今天的动作可以帮你打造迷人的翘臀，使臀部和大腿中间部分富于弹力，同时也能瘦小肚子。另外记住，臀部向上抬起的状态坚持的时间越长，运动效果越好。

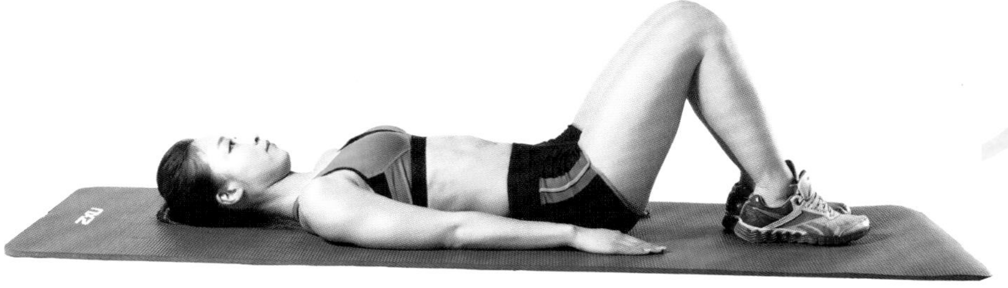

1

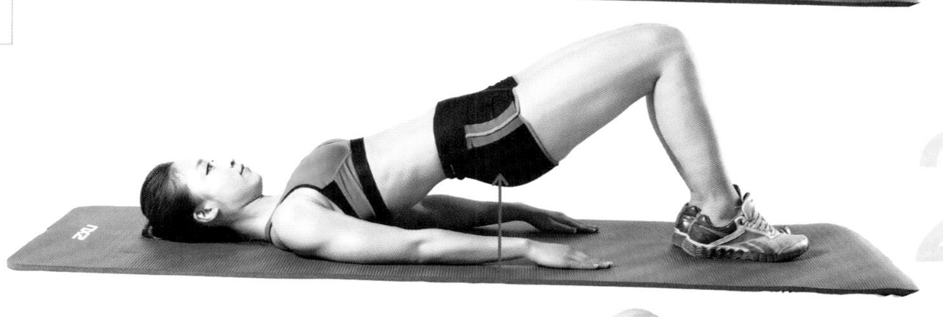

2

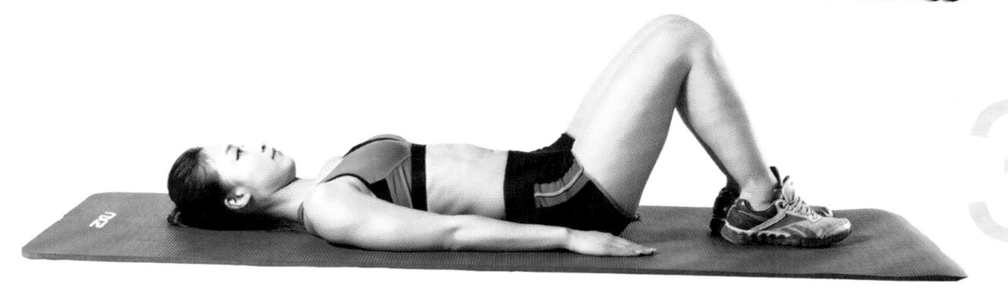

3

1 躺在垫子上，弯曲膝盖

后背着地，平躺在垫子上。弯曲膝盖，两脚的脚掌完全与地面贴合，保持十分放松的姿势。然后两手整齐地平放于腰的两侧。

2 用力向上抬起臀部

保持手和脚掌的姿势不变，用力向上抬起臀部。腰部也同时用上力，坚持2秒钟。这时候两手支撑着整个身体的平衡。

3 放下抬起的臀部

放下臀部，回到原先的姿势。重复做该动作，20次为1组，共做3组。

4 DAY 大腿前侧运动 坐着，向上抬起双腿

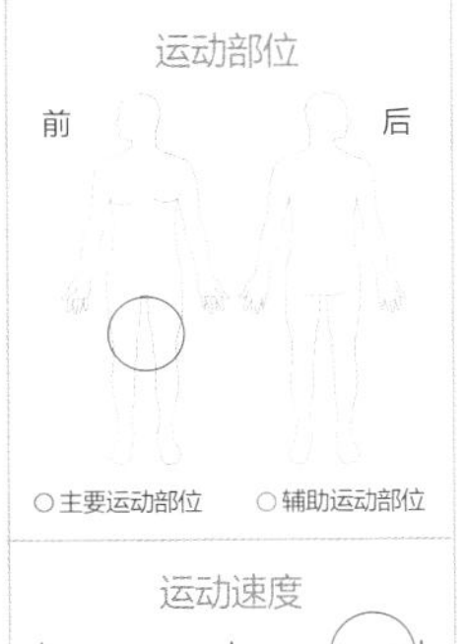

今天的动作与第一天的有所不同，今天需要一起向上抬起两腿。相比交替抬起左右腿，做今天的动作时，肚子需要更加用力，当然运动效果也会有所提高。不过要注意的是，在向上抬起两腿的时候，上半身不要过度向后方倾斜。

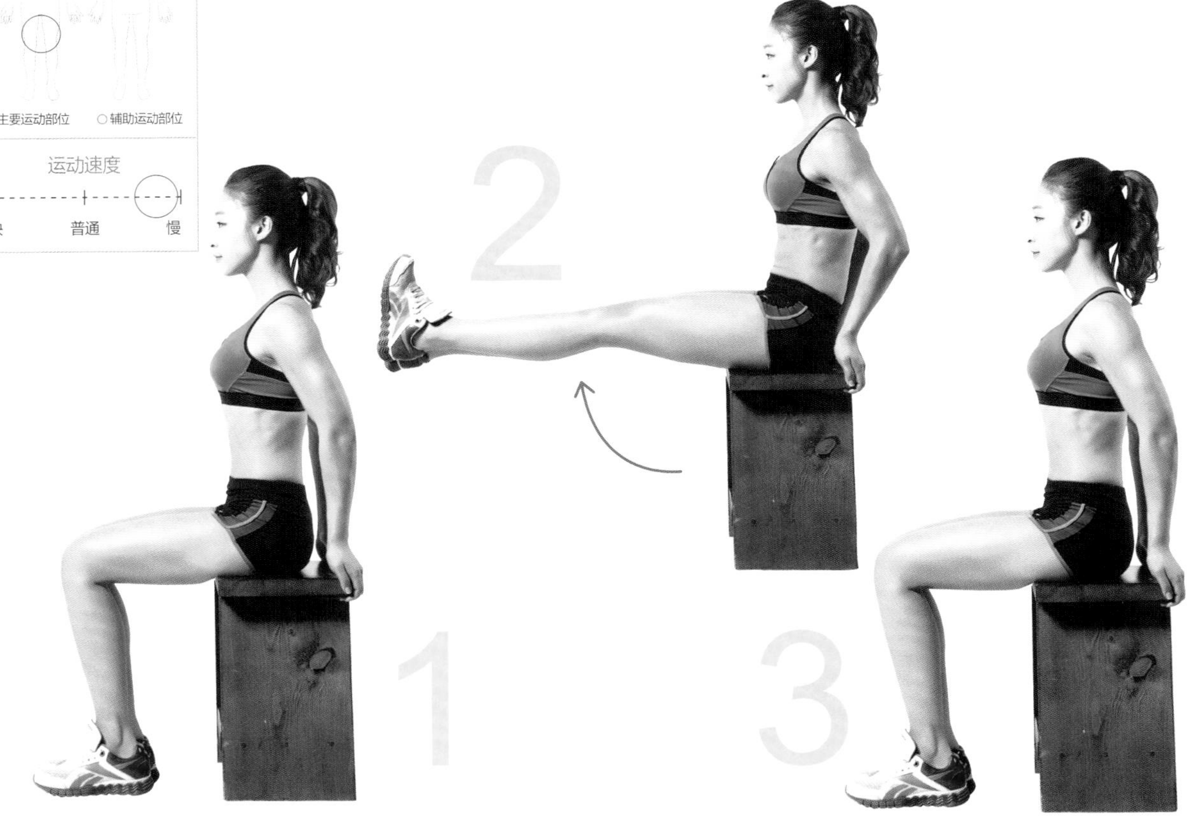

1 以端正的姿势坐在凳子上

首先准备一张凳子，然后挺直后背，端正地坐在凳子上。两手抓住凳子的后方。

2 同时向上抬起左右腿

用双手来抓住凳子，保持身体平衡。然后同时伸直双腿，并向上抬起。脚尖尽量向身体方向靠拢。

3 回到原先的姿势

放下抬起的双腿，回到原先的姿势。重复做该动作，20次为1组，共做3组。

5 DAY 大腿后侧运动 躺着，做双腿张开、合拢的动作

今天的动作可以帮助你甩掉大腿后侧的肥肉。因为要高高抬起双腿，所以对缓解下半身的浮肿也有一定的效果，还能锻炼到大腿内侧的肌肉。

运动部位

前 后

○主要运动部位 ○辅助运动部位

运动速度

快 普通 慢

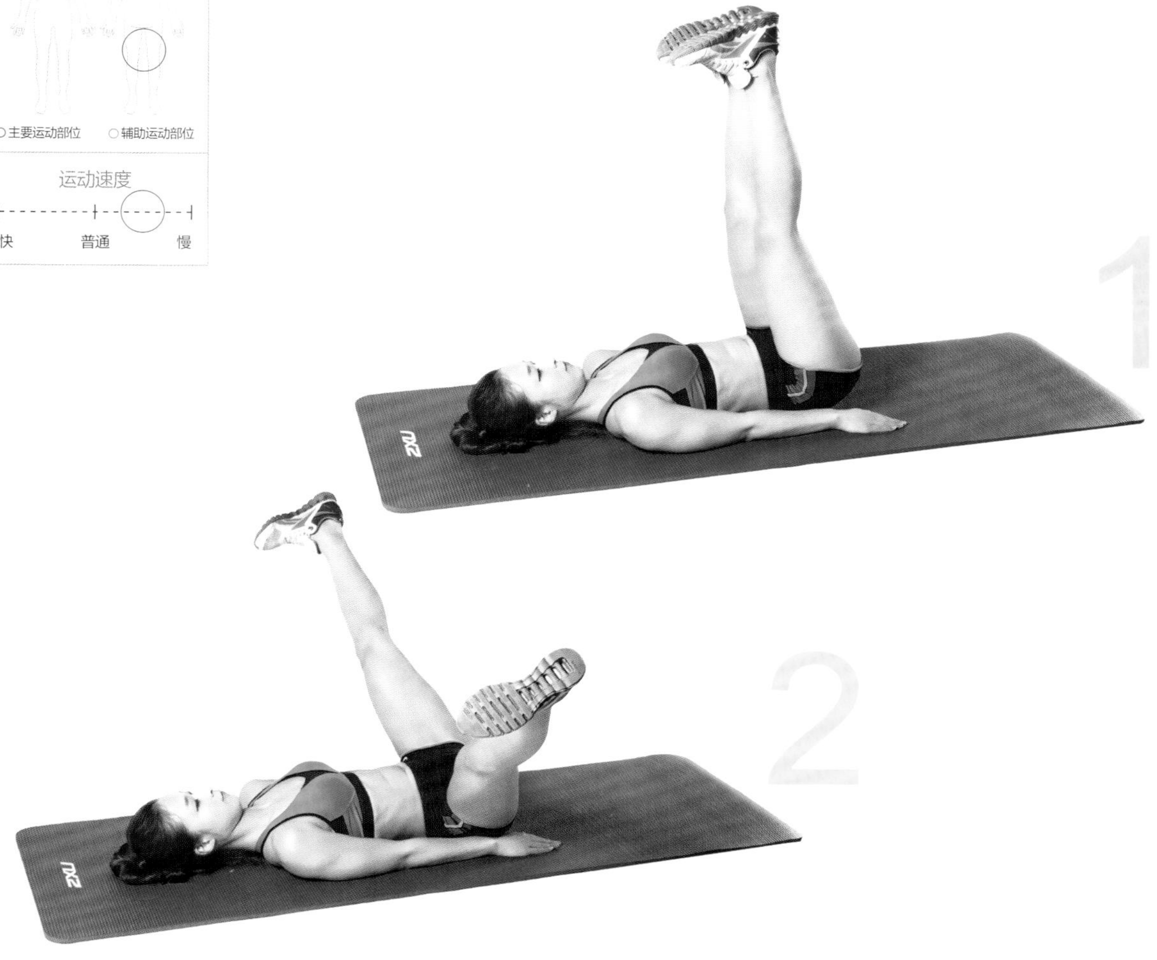

1 躺着，抬起双腿

后背着地，自然平躺着。双手自然平放于腰的两侧，两腿保持垂直，并向上抬起。维持脚尖尽量向身体方向靠拢的姿势。

2 最大限度地张开双腿，然后再合拢

首先保持两膝关节不弯曲，然后用力并最大限度地张开两腿，最后再合拢双腿。重复做该动作，20次为1组，共做3组。

6 DAY 臀部运动 向上翘起一只脚，然后抬起臀部

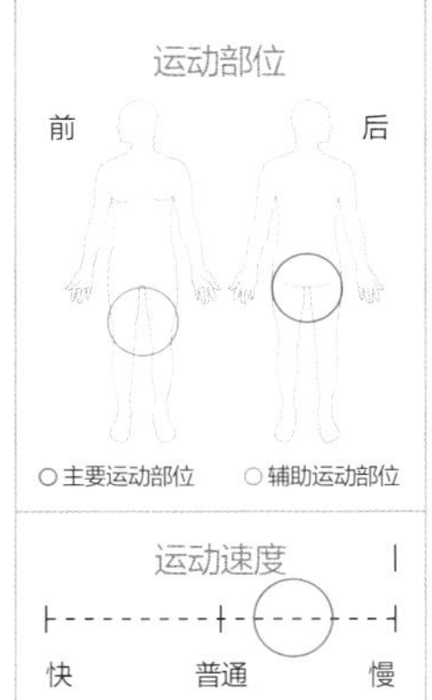

今天的动作不仅可以帮助你打造翘而性感的臀部线条，对勾勒漂亮的大腿内侧线条也十分有效。做动作的时候，尽量使伸出去的腿不弯曲，并保持在一条直线上。

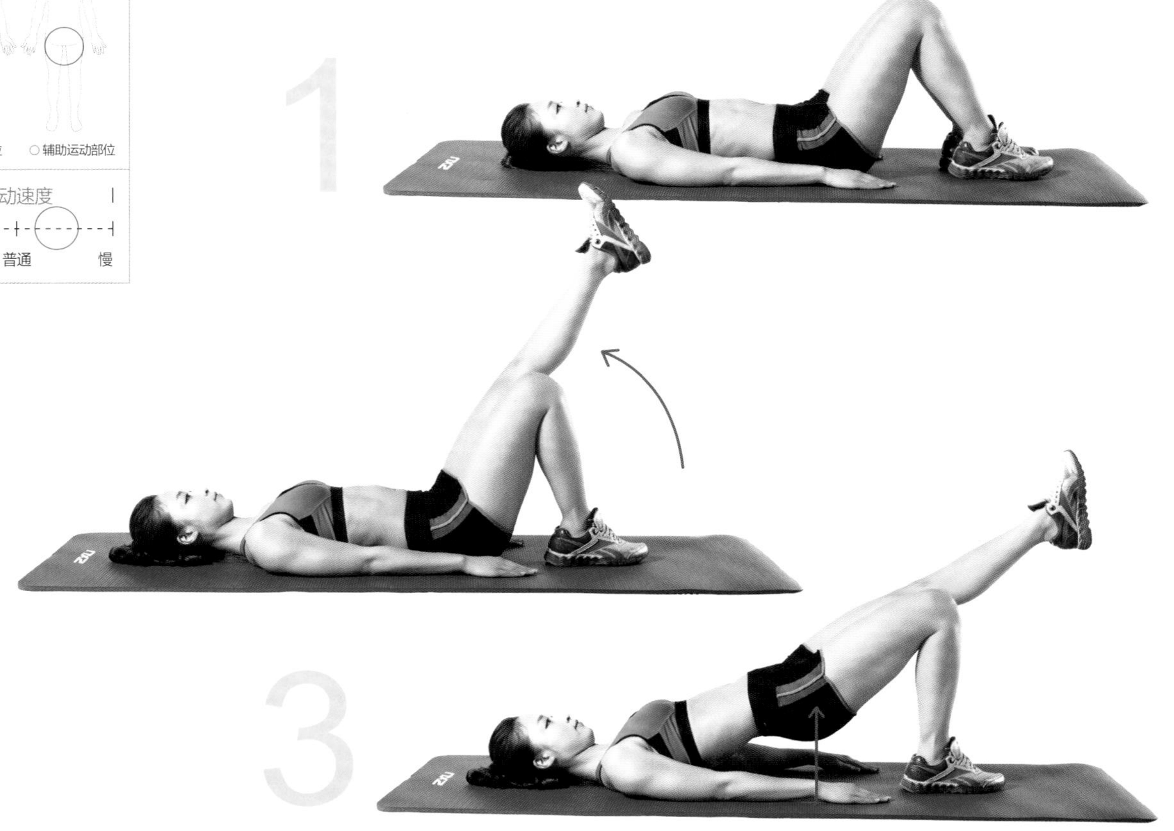

1 平躺在垫子上

后背着地，平躺在垫子上。双手自然平放在腰的两侧。两脚脚掌完全与地面贴合，弯曲两腿膝盖。

2 伸直左腿的膝关节，然后向上抬起

保持上半身不动，伸直左腿的膝关节，然后以30度的角度向上抬起左腿。动作的要点在于要保持伸出去的那条腿的膝盖部位不弯曲。

3 在一条腿伸在空中的状态下，向上抬起臀部

在左腿提起的状态下，右腿和背部用力，抬起臀部，然后使身体呈一条直线。然后在保持左腿提起的状态下，放下臀部。重复做该动作10次后，换右腿，以同样的方法再做10次为1组，共做3组。

7 DAY 小腿运动 坐着，向上抬起脚后跟

运动部位

前 后

○主要运动部位 ○辅助运动部位

运动速度

快 普通 慢

今天动作可以瘦小腿、瘦脚踝！虽然动作比较简单，但不久你就能够感觉到小腿变得紧绷，脚踝变得纤细。

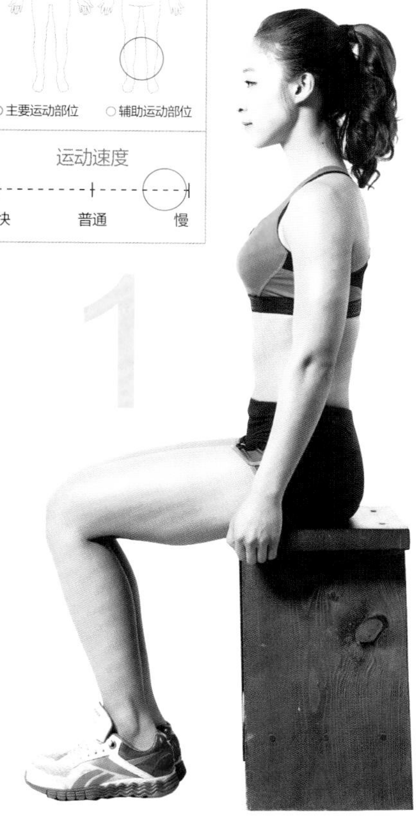

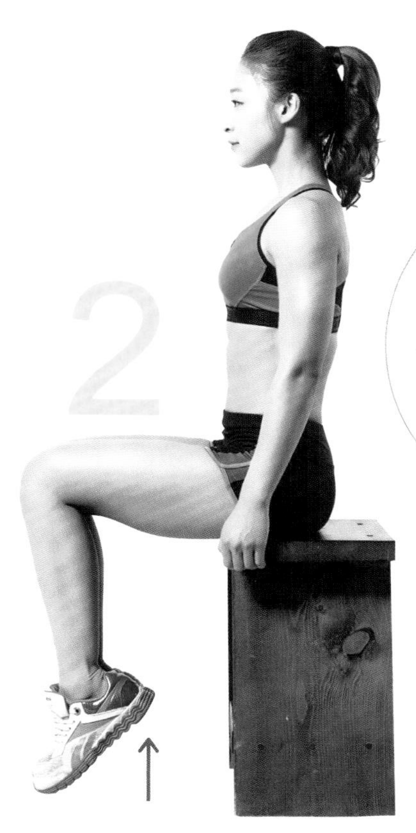

Point

虽说该动作很简单，且不受地方的限制，但若不认真地将动作做到位，就不会有什么运动效果。另外，向上抬起脚后跟的时候，尽量使脚尖和腿保持在一条直线上。

1 端正地坐在凳子上

事先准备一张凳子，然后两脚掌紧贴地面，以端正的姿势坐在凳子上。胳膊自然地垂放在身体的两旁。

2 抬起脚后跟

保持身体不动，最大限度地向上抬起脚后跟，然后再放下。重复做该动作，20次为1组，共做3组。

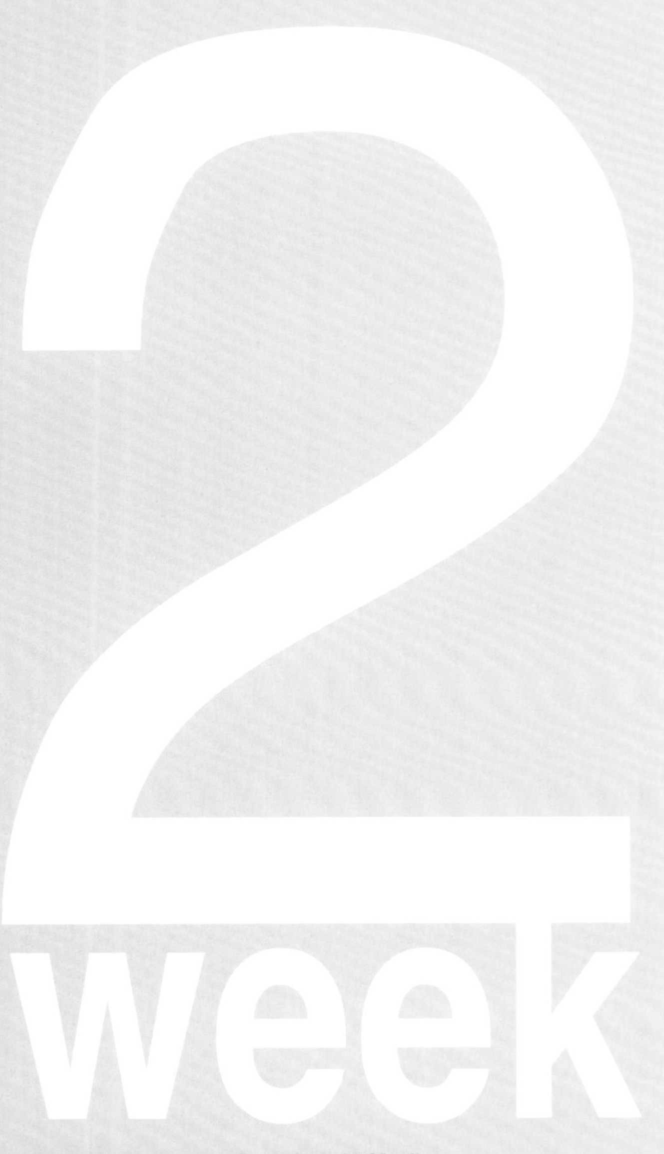

感受肌肉那一张一合所带来的快感

大家好棒啊，已经进入到第二周的练习了。第二周的动作相比第一周难度有所加大，但都是由难度不是太大的动作构成，所以不必过于担心，这些动作做起来也不会很吃力。只要每天坚持不懈地练习，就可以对下半身整体进行运动锻炼。久而久之，身体就会变得很匀称。

8 DAY

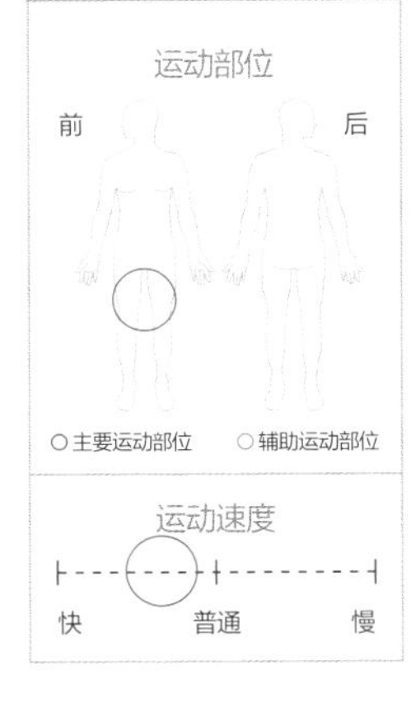

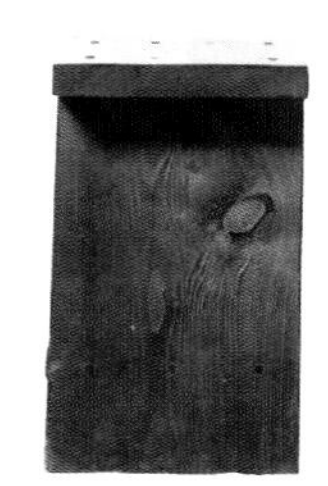

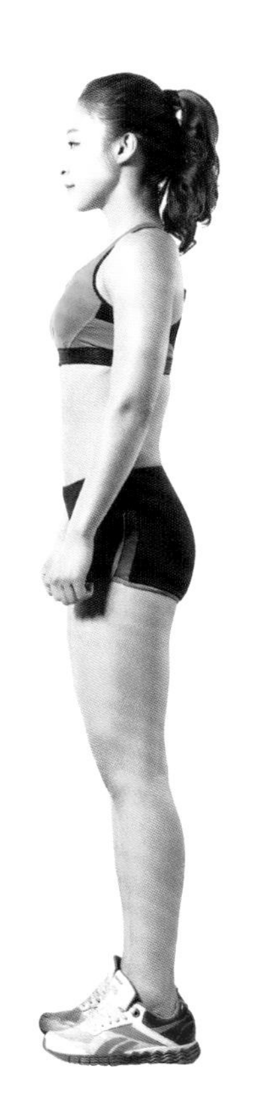

1

1 准备好凳子，然后笔直地站立着

首先准备一张凳子，然后站在凳子的前方。挺直背部和腰部，两胳膊贴着两肋自然垂放，两腿自然分开。

大腿前侧运动 两脚踩到凳子上，然后再放下

将腿抬放到凳子上、然后放下来的动作，对减少大腿前侧的肥肉十分有效。准备一张比平时上下楼梯的台阶高些的凳子，运动效果更佳。

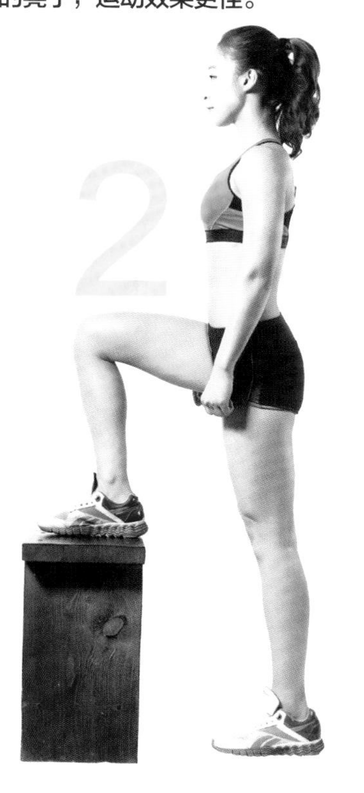

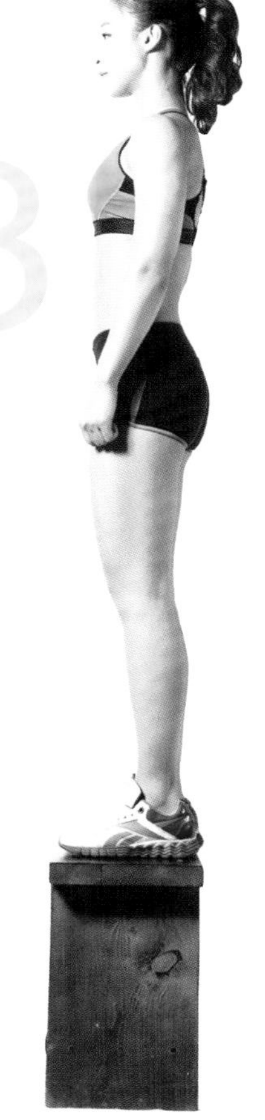

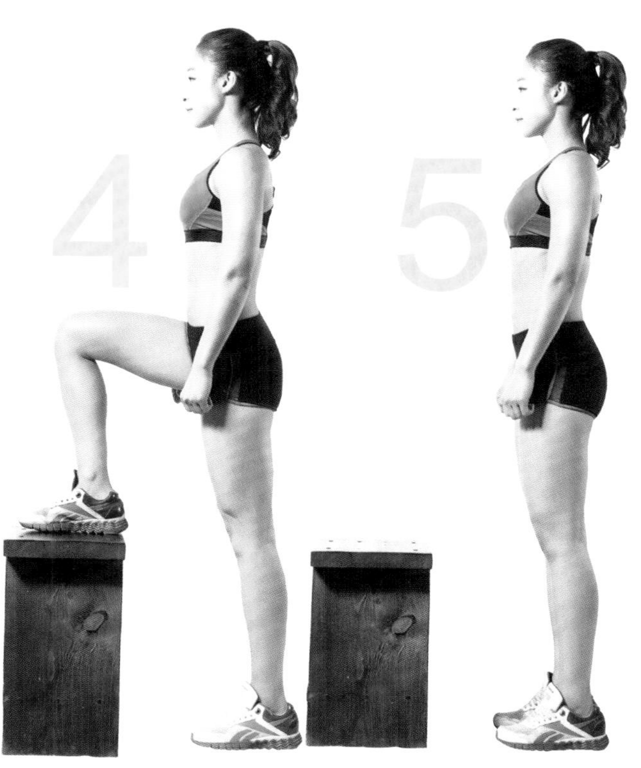

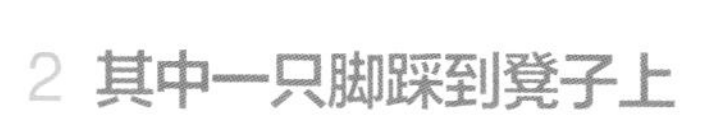

2 其中一只脚踩到凳子上

首先右脚踩到凳子上，并保持身体直立不动，尽量不要让身体倾斜。

3 两脚同时站到凳子上，笔直地站立着

然后将左脚也踩到凳子上，并笔直地站立着。若觉得凳子的高度有负担的话，也可以准备像脚凳那样稍微矮点的工具。

4 将一只脚从凳子上放下

将左脚从凳子上放下，回到只有一只脚在凳子上的姿势。

5 回到最初的姿势

将剩下的那只脚也从凳子上放下来，然后回到最初的姿势。重复做该动作，20次为1组，共做3组。

9 DAY 大腿后侧运动 站立，一只脚向后提起

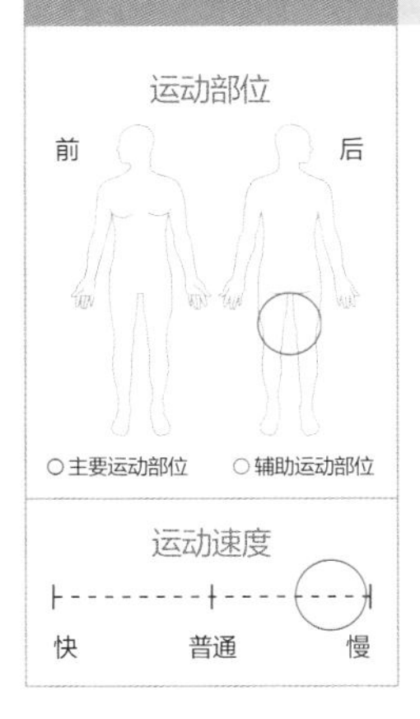

今天动作可以帮你瘦大腿，对于减掉大腿后侧的肥肉相当有效。相比小腿向上弯曲提起时，放下小腿的时候对大腿产生的运动量更多，因而要慢慢放下小腿。

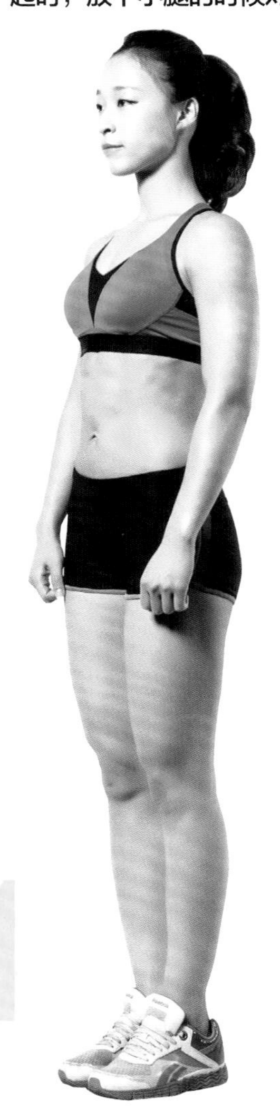

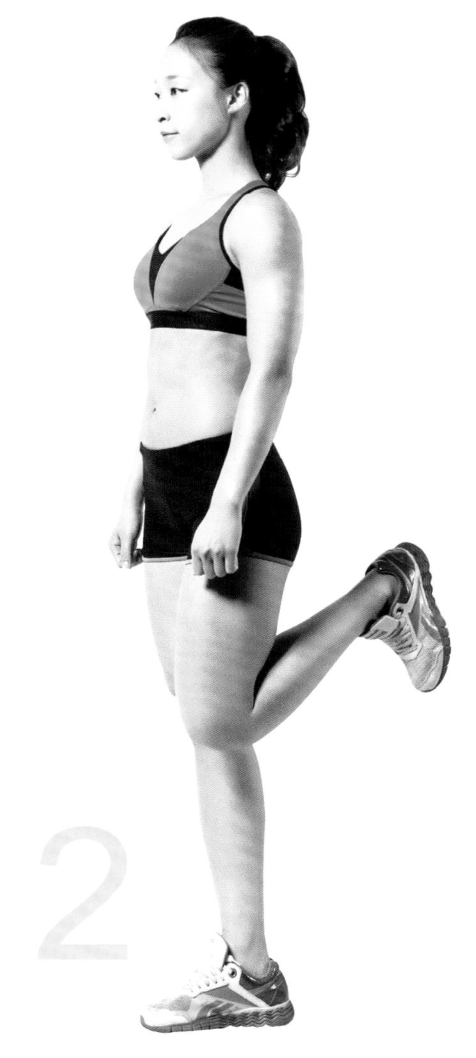

1 以立正姿势站立

挺直腰，两脚合拢，两胳膊贴着两肋自然垂放，以立正的姿势站立。

2 弯曲左腿膝盖，向上抬起左小腿

保持身体平衡，注意不要让身体晃动。弯曲左腿膝盖部位，向上提起左小腿，左脚向臀部方向靠拢。

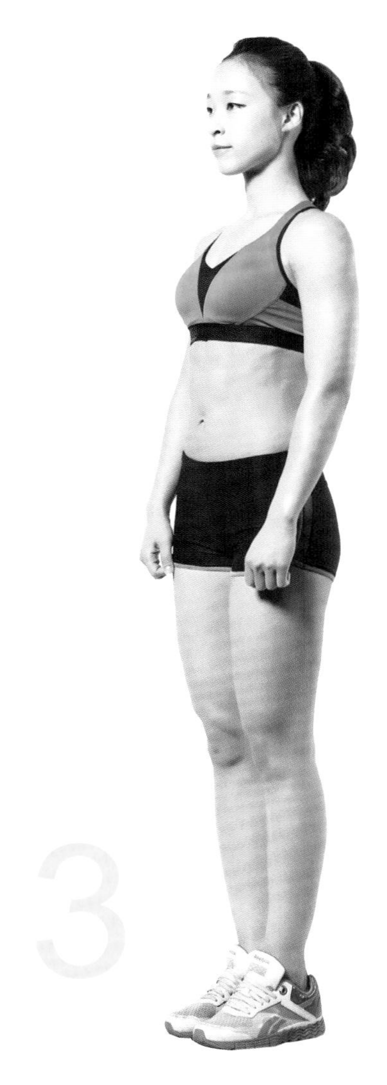

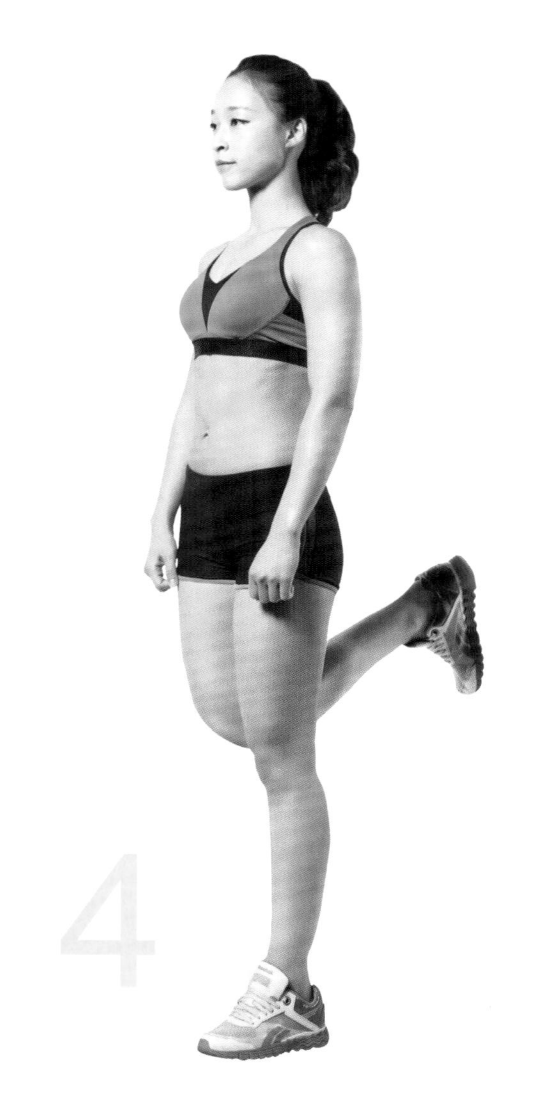

3 **放下脚，回到立正的姿势**

放下向后提起的脚，回到原先的姿势。

4 **向后提起右小腿**

这次换右腿，以同样的方法做刚才的动作。重复交替两脚做该动作，20次为1组，共做3组。

10 DAY 臀部运动 侧卧，向上抬起腿

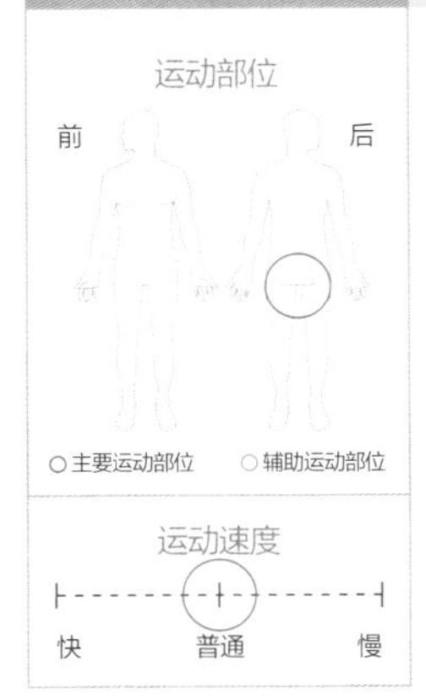

从正面看，骨盆很宽的臀部和大腿的曲线是让腿部看起来更粗更短的主要因素。但你大可不用担心，今天的动作可以帮你拥有水蛇腰，并帮你重塑臀部和大腿的线条，让你的腿看起来修长无比。

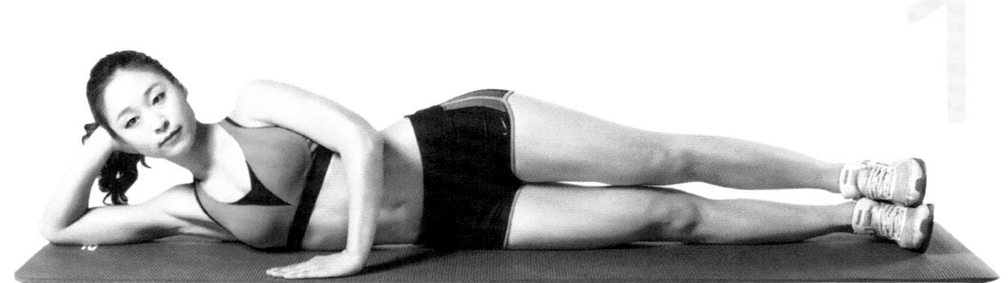

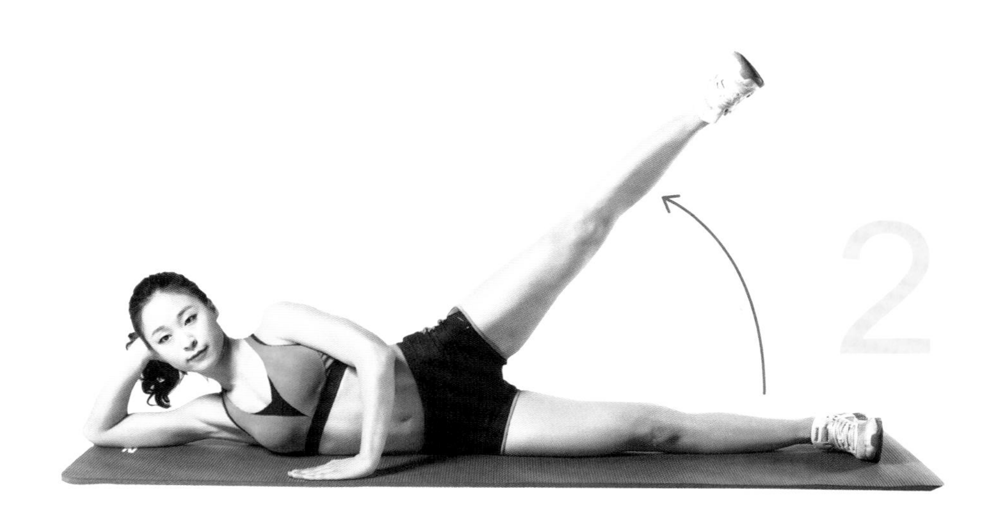

1 伸直身体，侧卧

伸直双腿，自然侧卧于垫子上。弯曲一只胳膊肘，用手掌托着头部。另一只胳膊也弯曲，放于胸部前方，手掌贴地，支撑身体，保持身体平衡。

2 向上抬起腿

向上抬起腿，使腿被最大限度地拉伸。此时，注意保持膝盖部位不弯曲，然后放下腿。重复做该动作10次后，换个方向侧卧，并换另一条腿，以同样的方法，重复做10次。到此为1组，共做3组。

11 DAY 大腿前侧运动 一只脚踩到凳子上，然后放下

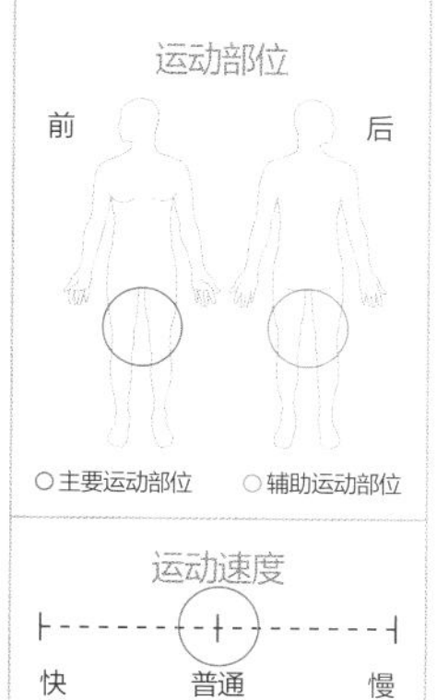

一只脚踩到凳子上，然后放下的动作可以同时锻炼到大腿前后侧的肌肉。脚向上踩到凳子上的过程和向下放到地上的过程，都能起到相应的运动效果。所以，不要再犹豫，大腿赶紧用上力，努力做起来吧。

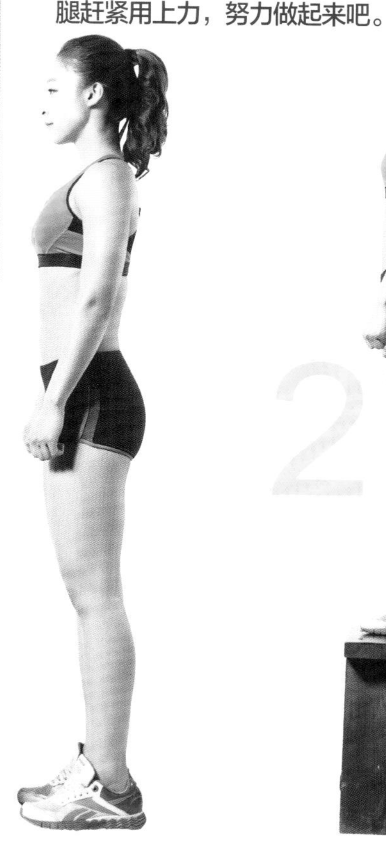

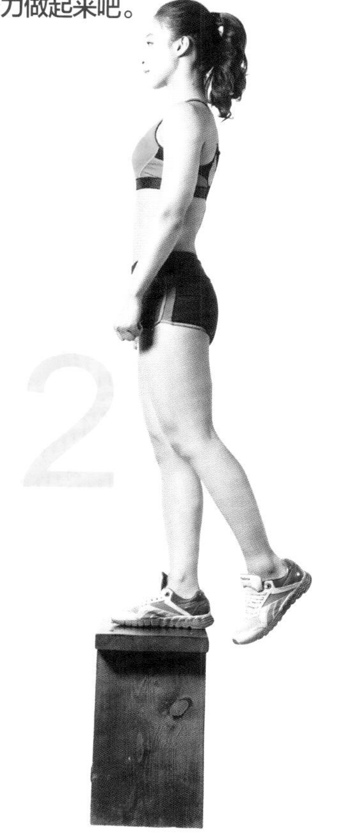

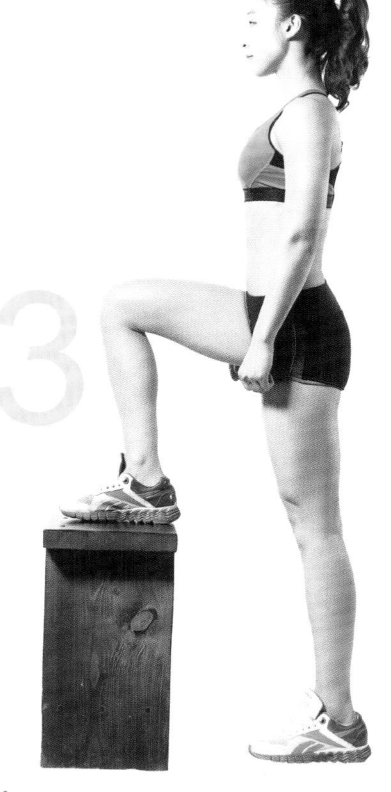

1 笔直地站立在凳子前方

首先准备一张凳子，然后笔直地站在凳子的前方。挺直背部和腰部，两手自然垂放于身体两侧。同时，两腿自然分开。

2 右脚踩到凳子上

右腿用上力，并踩到凳子上。这时，左脚不要踩到凳子上，保持落空的状态。整个身体的重心都落在右腿上。

3 放左脚于地面

保持右脚在凳子上的姿势不变，落下左脚至地面。重复做该动作10次后，换另一条腿，以同样的方法，重复做10次，到此为1组，共做3组。

12 DAY 大腿后侧运动 趴着，两脚夹着枕头，向上弯曲两膝

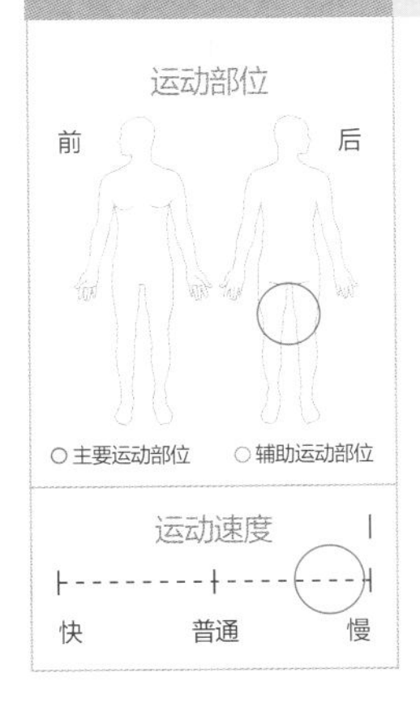

今天的动作与第二天的相比，仅增加了枕头这一道具。因枕头被夹在两脚之间，相当于给腿部增加了负重，所以更容易减掉体脂肪，形成肌肉。

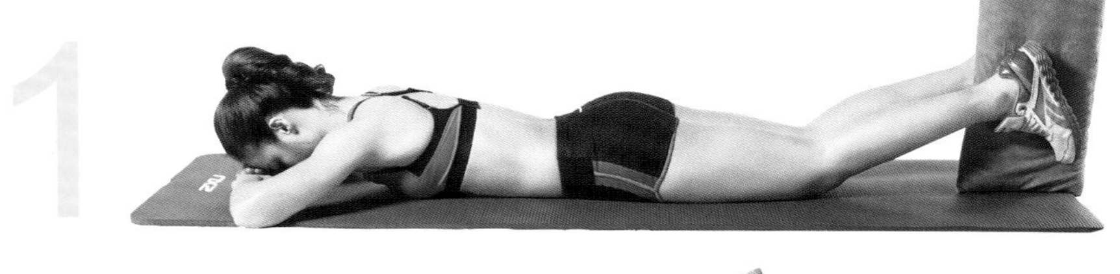

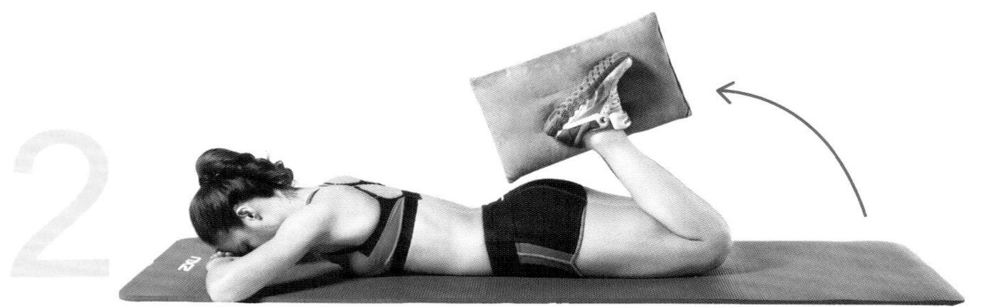

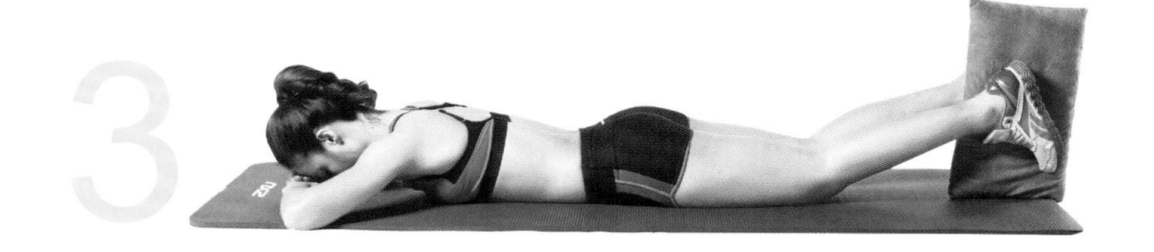

1 趴着，枕头夹于两脚之间

肚子着地，身体趴在垫子上。两胳膊弯曲，垫于额头下方。两脚之间夹一枕头。枕头不要选择过于蓬松的。

2 腿向后方弯曲

夹着枕头的双脚向上抬起，弯曲两腿膝盖部位，同时两小腿向上折起。这时，保持两胳膊垫于额头下方的姿势不变。

3 伸直弯曲的双腿

双腿保持夹紧枕头的姿势不变，伸直，回到原先的姿势。重复该动作，20次为1组，共做3组。

13 DAY 臀部运动 趴着，一条腿向上抬起

运动部位

前　　后

○主要运动部位　○辅助运动部位

运动速度

快　普通　慢

做一条腿像蝎子的尾巴一样翘起来的动作，对减掉臀部的肥肉和打造肌肉线条十分有效。另外，腿向上抬得越高，臀部就会变得越翘。该动作还可以锻炼到大腿前侧的肌肉，所以认真努力练习吧！

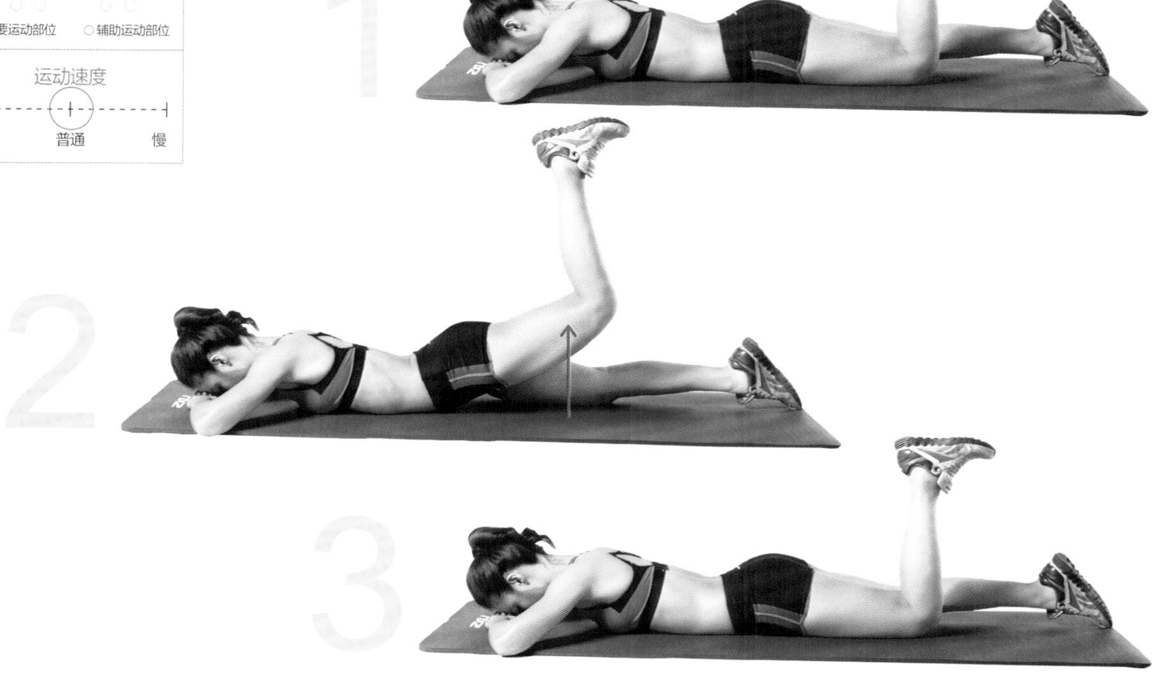

1 腹部着地，趴于垫子上，一条腿向上抬起

腹部着地，趴着。两手垫于额头下方。右腿伸直，膝关节不弯曲。弯曲左腿膝盖部位，并向上抬起小腿，与身体呈90度。此时脚掌朝向天花板。

2 再用力向上提送抬起的腿

臀部用上力，提送已经抬起的左腿，使大腿部位抬离地面。这时仍保持脚掌朝向天花板的姿势不变，并注意不要让身体向左右倾斜。

3 回到最初的姿势

放下左腿，回到最初的姿势。重复做该动作10次后，换右腿，以同样的方法，做10次为1组，共做3组。

14 DAY 小腿运动 站立，抬放脚后跟

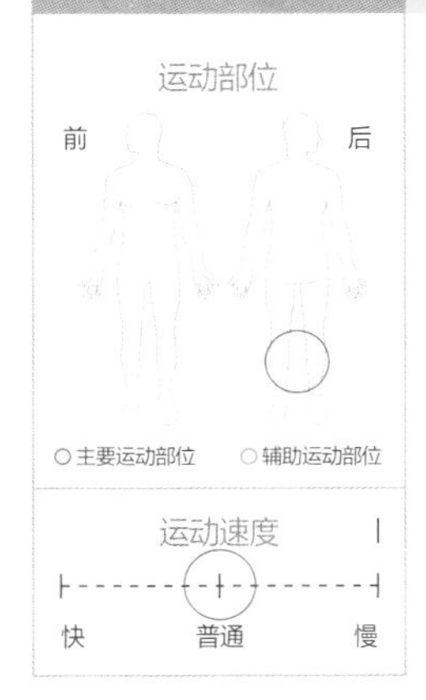

今天的动作可以让你拥有优美的小腿线条和性感的脚踝。另外，今天的动作不需要准备任何道具，也不需要很宽敞的空间，所以我们平时在刷牙或者乘坐公交、地铁时，都可以锻炼。只要坚持锻炼，你就能尽快拥有迷人的小腿。

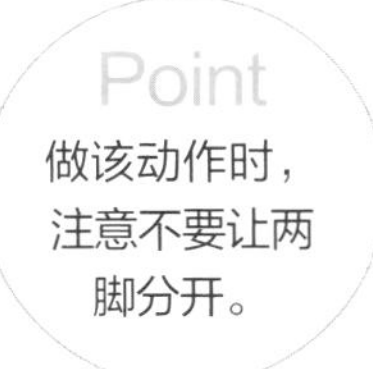

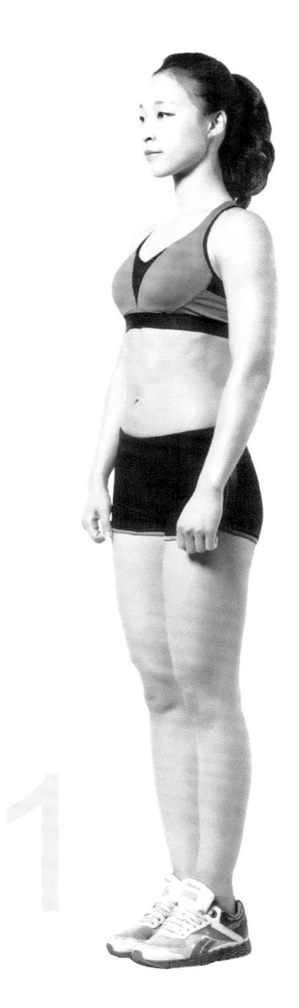

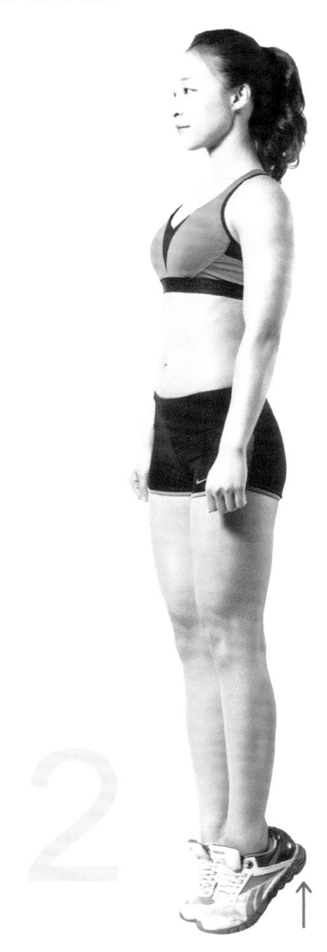

1 站立，两脚合拢

抬头挺胸，两脚合拢，站立。两胳膊紧贴两肋，自然垂放于身体两侧，两手握半拳。

2 向上抬起，放下脚后跟

在两脚并拢的状态下，保持身体平衡，不让身体晃动。最大限度地向上抬起脚后跟，然后放下。重复做该动作，20次为1组，共做3组。

在浴室里可以进行的下半身管理方法

桑拿及沐浴可以帮助我们提高体温，促进血液循环。同时，对减肥也有很好的效果。另外，还可以清除我们身体一天内所积聚的毒素，并缓解身体浮肿等疲劳状态。既然沐浴对我们的身体有这么多好处，那我们就来一起了解几项洗澡的方法吧。

我们这样来足浴

足浴就如其字面意思一样，即将脚浸泡在温暖的水中，是种十分简单的动作。

首先准备一个可以将整只脚放入的盆子，然后倒入40~42℃水温的热水，将脚浸泡进去。

这时水面的高度，以在脚踝向上四个指头宽的位置为佳。整个足浴过程中，为了不让水变凉，可以不断地添加热水。

脚浸泡在水中，持续20~30分钟时，额头就会不断地冒汗，这说明足浴已经起到了暖体的作用。对于健康的人来说，足浴20~30分钟比较合适。初次足浴，水不宜太烫，时间宜在20分钟左右。等习惯了之后，就可以将足浴时间拉长到30分钟左右。

这样来半身浴

有助于促进血液循环，缓解疲劳的半身浴，对于减去因浮肿产生的肥肉，效果也十分出色。不需要我们做什么运动，仅将身体浸泡在热水中，5分钟就可以消耗大约20~30千卡热量。全身浴可能会给我们的肺和心脏造成压力，但半身浴就毫无这些顾虑。另外对于长期站立或者长时间以同样姿势坐着工作的职场人来讲，半身浴能帮助他们有效解决下半身肥胖问题。在做半身浴的时候，同时可以用手来按摩脚，这样可以更快地缓解身体的疲劳。

能有效减压的精油半身浴项目

1. 在洗半身浴之前，先用温水淋浴一下身体。

2. 调节水温至38~42℃，比体温稍高。因为水温和体温差不多时，我们的身心才会比较安定。另外，半身浴能通过排除人体代谢物等污垢，来促进血液循环，从而更易消除疲劳。

3. 水的高度正好没过肚脐比较合适。在热水中加入沐浴液和5~6滴精油，然后搅拌均匀。

4. 洗半身浴时，每次进行10分钟左右较适宜。当身体变得热乎乎并稍微流点汗时结束半身浴，沐浴效果最佳。

5. 半身浴结束后，喝一杯甘草茶之类的花草茶。因为花草茶可以补充沐浴的过程中流失的水分，并能有助于安定身心，促进睡眠。

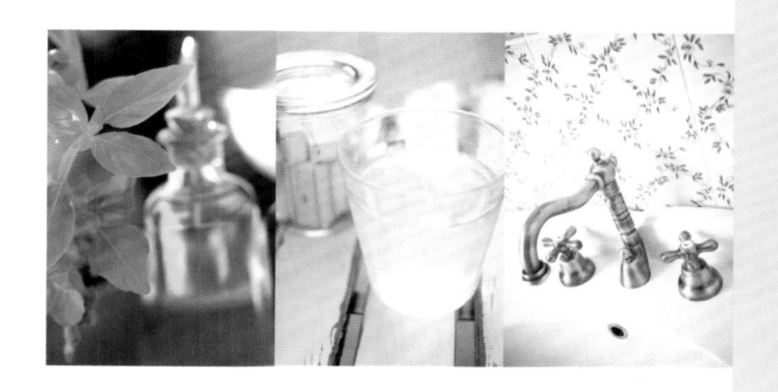

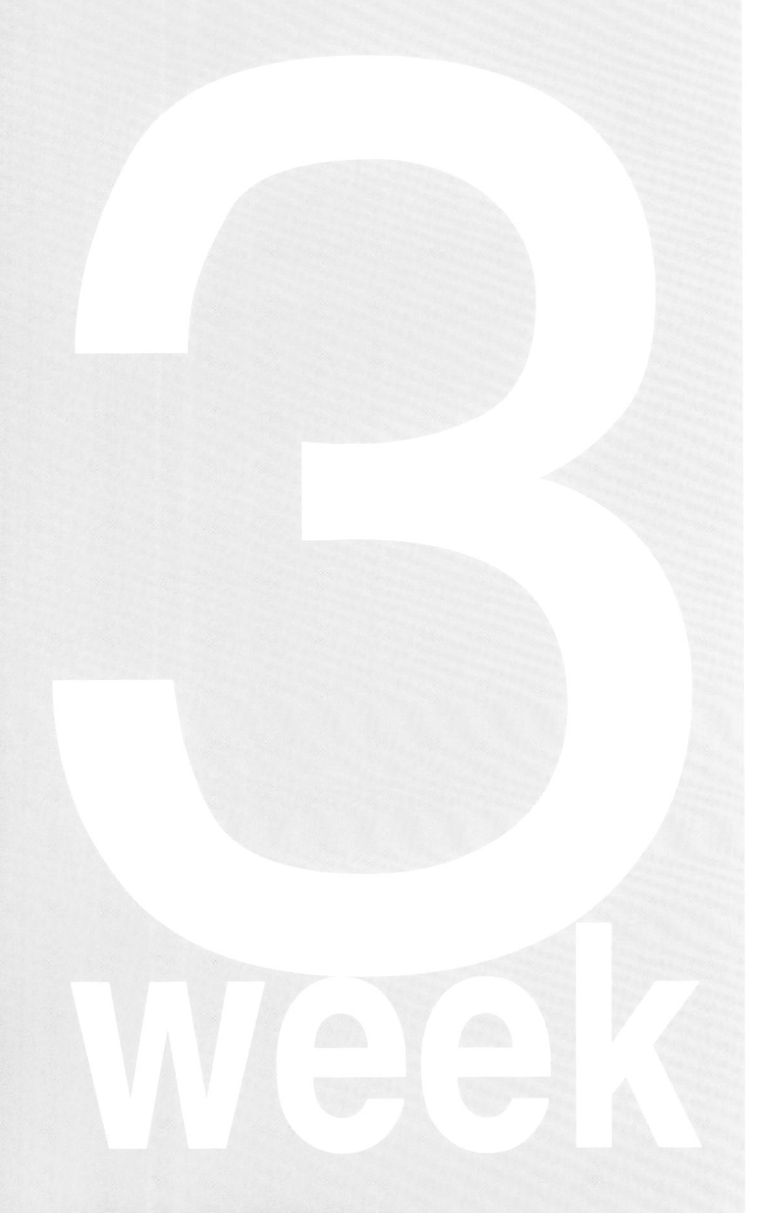

仅用身体的积极性进行锻炼

与第1周、第2周的动作有所不同，本周的运动将不再使用凳子、枕头等生活道具，仅依靠身体的积极性来进行锻炼。在本周，身体将得到全面的锻炼，并将使用到全身的肌肉。因而能使我们的肌肉变得更加结实。还等什么，赶紧进入本周的练习吧。

15 DAY

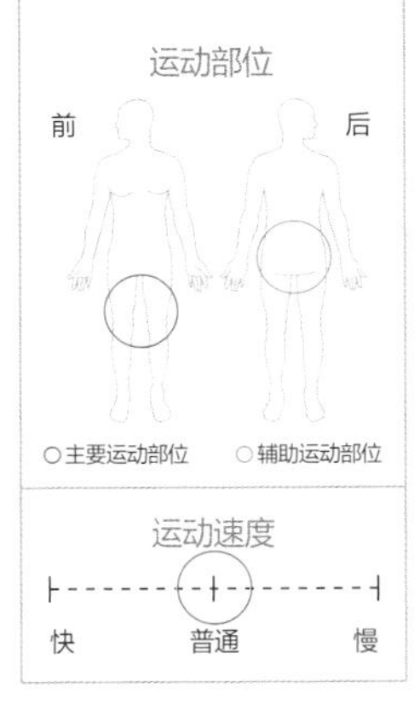

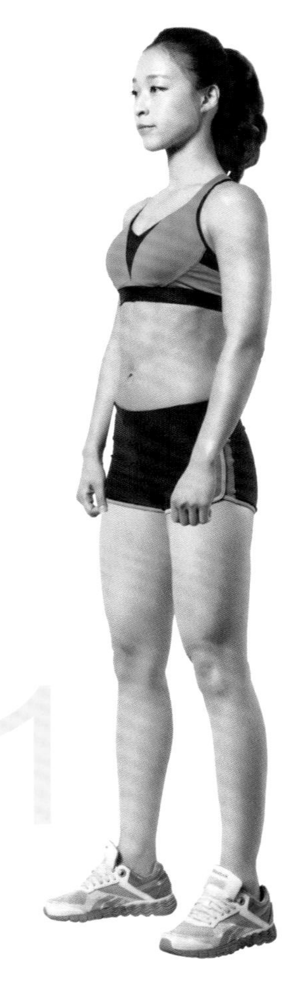

1 两腿分开，笔直站立

两腿分开，与肩同宽。两胳膊贴着两肋，自然垂放于身体两侧。以端正的姿势站立。

大腿前侧运动 弯曲膝盖，臀部下压，然后起身

今天的动作，能有效瘦大腿。另外，弯曲膝盖，臀部下压，保持臀部和膝盖在同一高度，然后起身的动作，可以同时锻炼到大腿和臀部的肌肉。

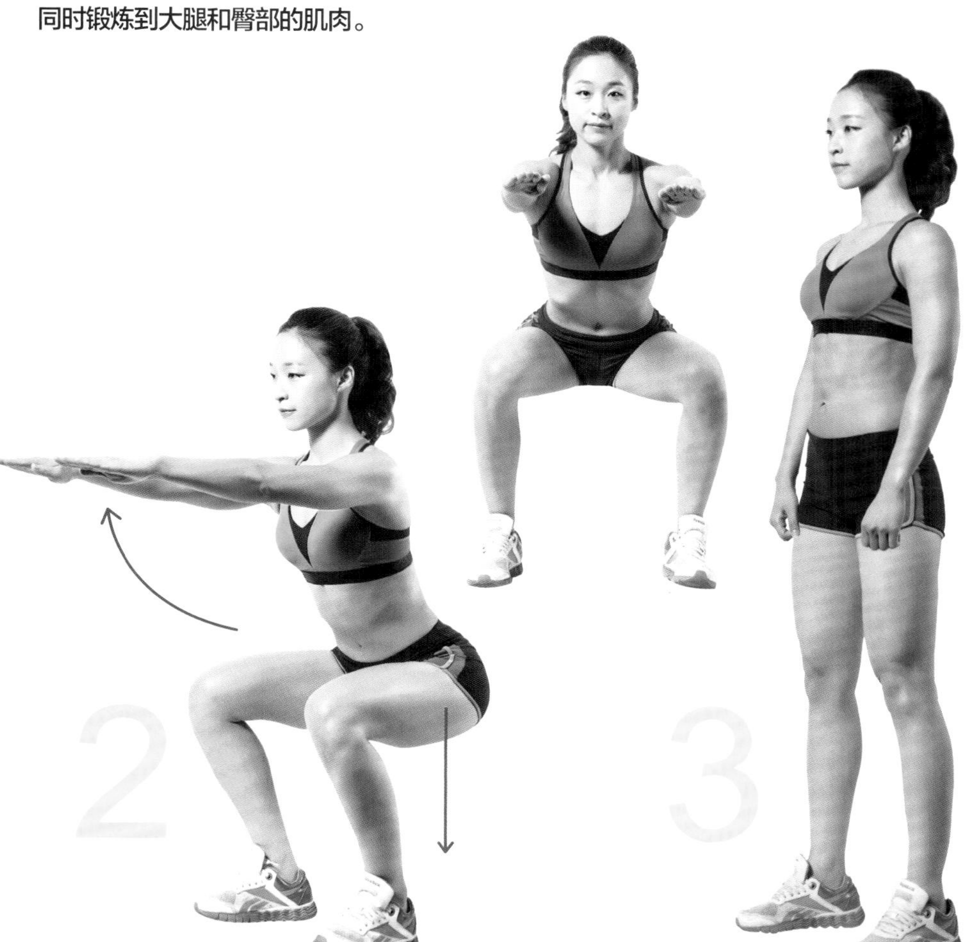

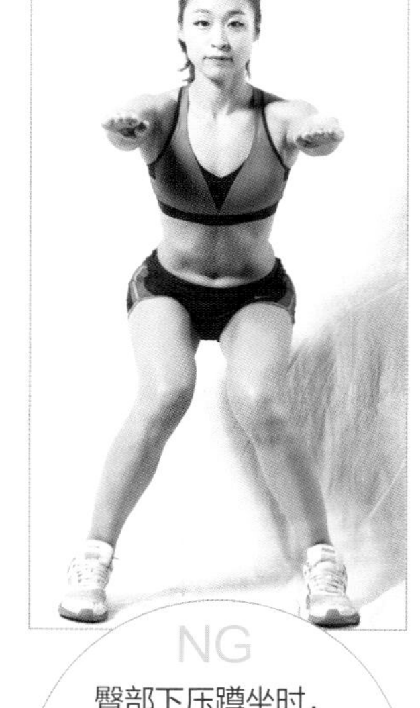

NG

臀部下压蹲坐时，注意不要让两膝靠得太近。因为蹲坐时，两膝稍微向两边张开的话，可以提高运动效果。

2 向前伸直胳膊，弯曲膝盖，臀部下压，蹲坐下去

臀部向后方撅起，同时两胳膊向前方伸直。腰部挺直。然后臀部下压蹲坐着。这时尽量保持臀部和膝盖在同一水平线上。

3 起身站立，放下胳膊，回到最初的姿势

抬起臀部，起身站立，胳膊自然垂放，回到最初的姿势。重复做该动作，20次为1组，共做3组。

16 DAY 大腿后侧运动 后背着地，平躺

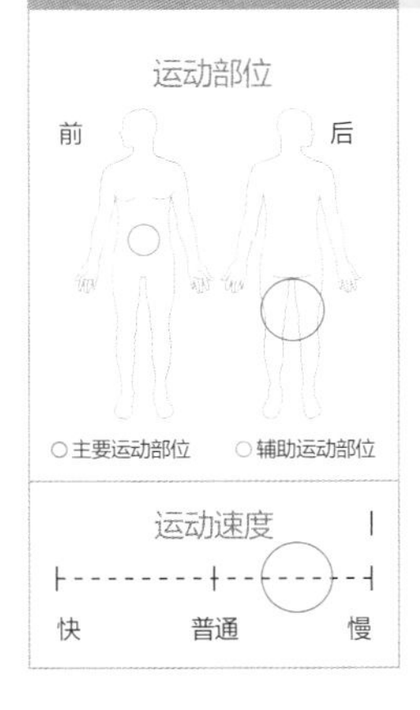

今天的动作在没有垫子的地上进行。因为需要拽拉，推送腿，所以最好在没有摩擦力的地上进行。另外，今天的动作可以有效锻炼到大腿后侧和腹部的肌肉。

1

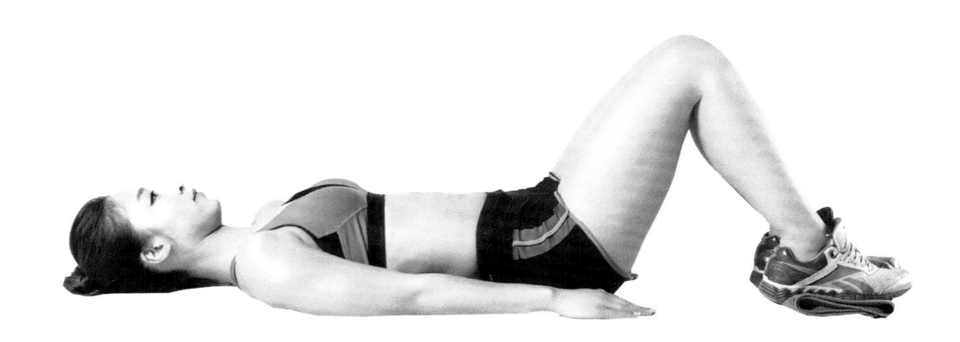

2

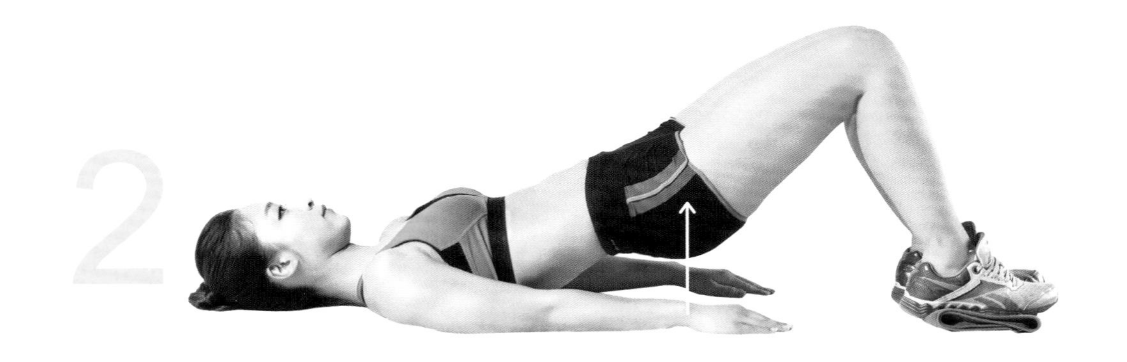

1 后背着地，平躺着

后背着地，平躺在地上。两胳膊靠着两肋自然放于身体两边。弯曲并向上抬起膝盖。此时，脚掌下面垫上柔软的毛巾，能将下面的动作做得更到位。

2 向上高高抬起臀部

大腿肌肉使上力，向上高高抬起臀部。这时尽量保持从头部到膝盖在一条直线上。

弯曲并抬起膝关节，然后抬起臀部

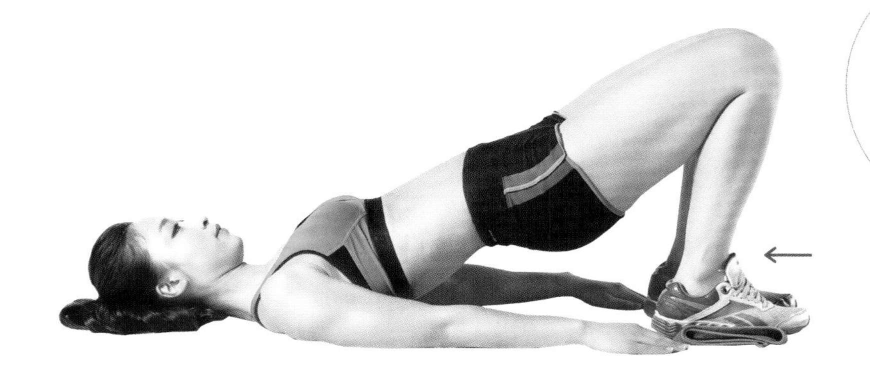

Point

初学者若担心对腰部产生压力，可以减少做动作的次数，并放缓速度。

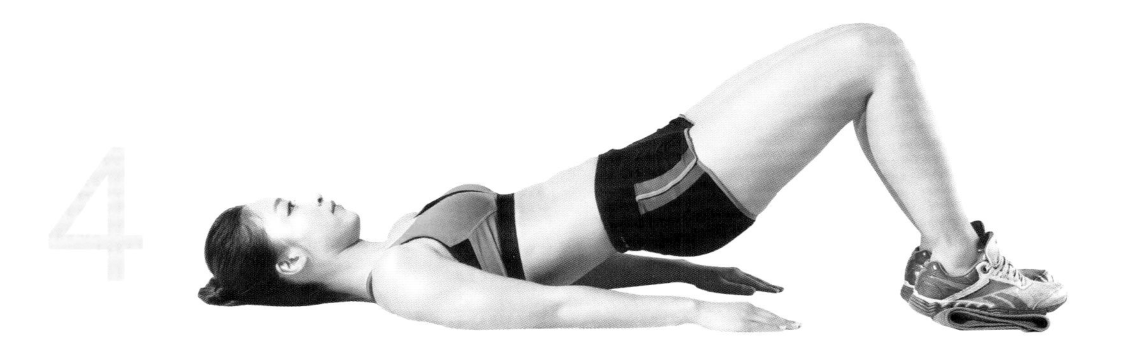

3 向身体方向拽拉竖起的小腿

在臀部高高抬起的状态下，两腿用上力，向身体方向拽拉踩着毛巾的两脚。因为脚下垫着毛巾，所以两脚很容易移动。

4 然后向前推送两腿，回到最初的姿势

向前推送两腿，使两脚远离身体，回到之前的姿势，这时还保持臀部高高抬起的姿势。重复做该动作，20次为1组，共做3组。

17 DAY 臀部运动 以四肢着地的姿势开始运动

运动部位

前

○主要运动部位 ○辅助运动部位

运动速度

快 普通 慢

做向后伸直一条腿的动作，对造就弹力十足的翘臀和减少体脂肪十分有效。跟着音乐的节奏，快速并有律动感地动起来吧。

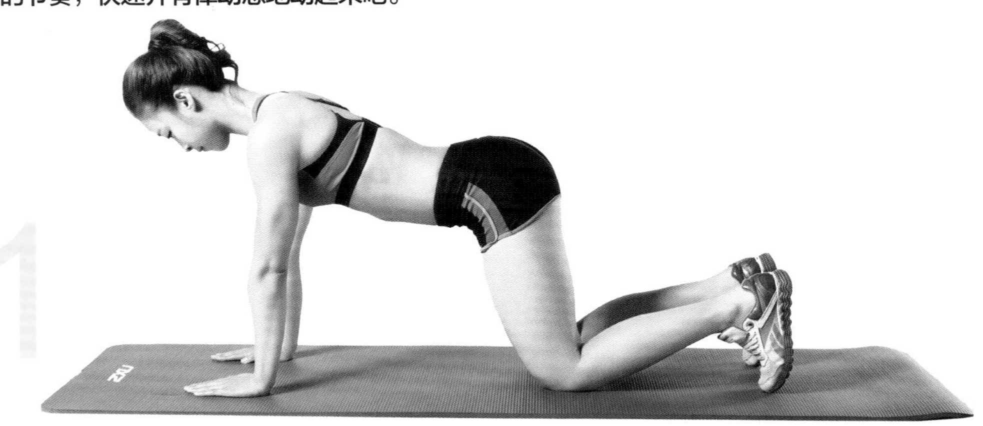

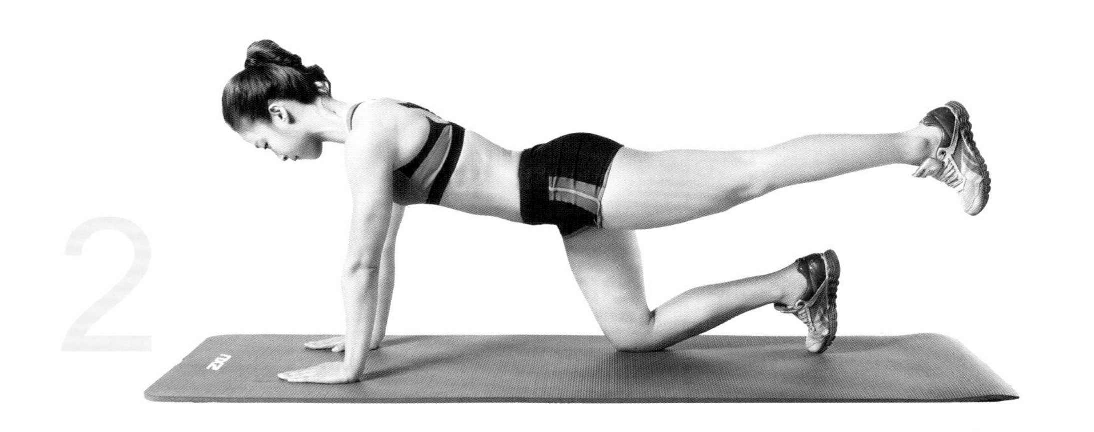

1 两手，两膝着地，跪趴着，做出四肢着地的姿势

两手掌和两腿膝盖部位着地，跪趴着，做出四肢着地的姿势。最好腰部和臀部用上力，以用力伸展开整个身体的感觉来开始运动。

2 保持身体平衡，向后方伸直左腿

稳稳地掌握住身体重心，不要让身体倾倒或晃动。然后向后伸直左腿。

交替向后方伸直两腿

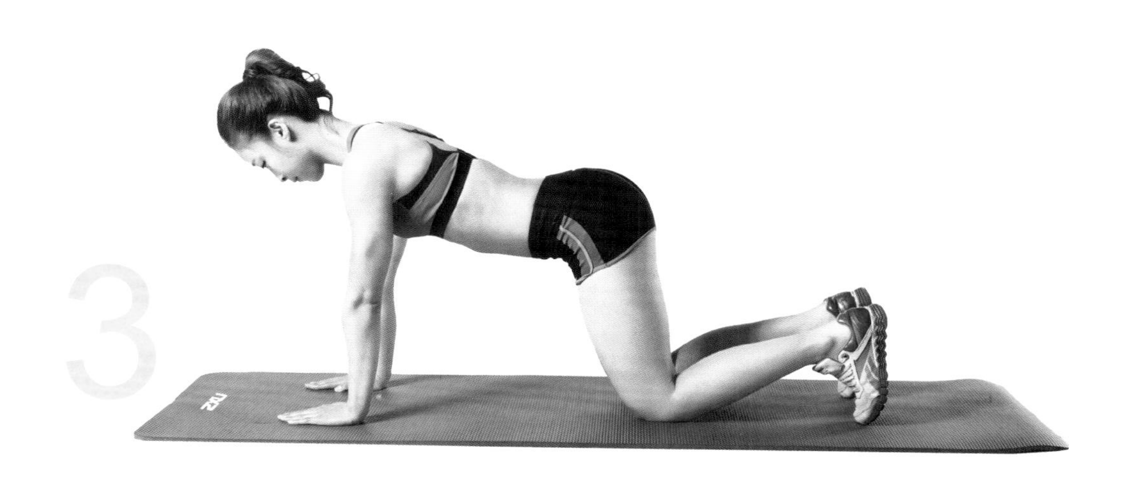

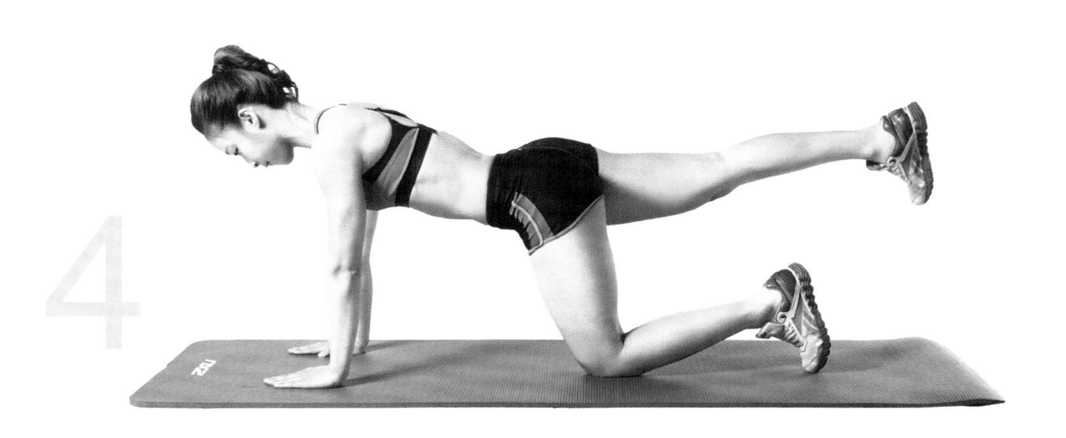

3 **放下左腿，回到原先的姿势。**

放下向后方伸直的左腿，回到原先四肢着地的姿势。重复做该动作10次。

4 **向后方伸直右腿**

结束左腿的10次运动后，换右腿，以同样方法，重复做该动作10次。至此为1组动作，共做3组。

18 DAY 大腿前侧运动 前后分开两腿，跪坐着

运动部位

前

○主要运动部位 ○辅助运动部位

运动速度

快 普通 慢

今天的动作不仅可以打造苗条迷人的大腿线条，同时还可以使大腿后侧和臀部富有弹力，从而锻炼到整个大腿。另外，只有最大限度地前后叉开两腿，运动效果才会好。

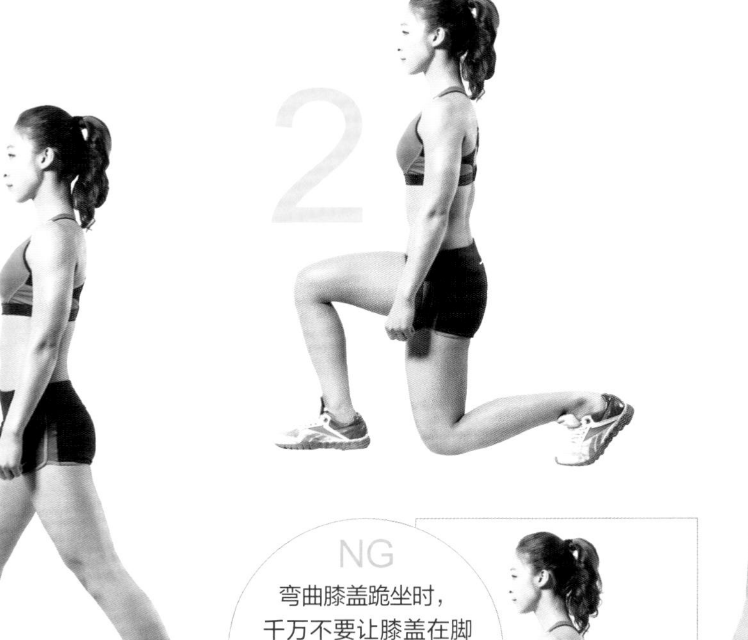

NG

弯曲膝盖跪坐时，千万不要让膝盖在脚尖的前方，而要尽量使膝盖弯曲的角度保持在90度。

1 站立，右腿向前跨出一大步

笔直站立，两腿分开，与肩同宽。右腿向前跨出一大步。两胳膊自然垂放于身体两侧。

2 弯曲左腿膝盖，臀部下压，跪坐着

弯曲在身体后方的左腿膝盖，蹲坐着，左膝盖到几乎靠到地面的程度。但要注意膝盖不能碰到地面，同时最大限度地活用到大腿肌肉。

3 起身，站起来，回到原先的姿势

起身，抬起臀部，伸直膝盖，回到原先的姿势。反复做该动作10次后，换右腿，以同样的方法，重复做该动作10次。到这里为1组动作，共做3组。

19 DAY 大腿后侧运动 伸直膝盖，下弯上半身

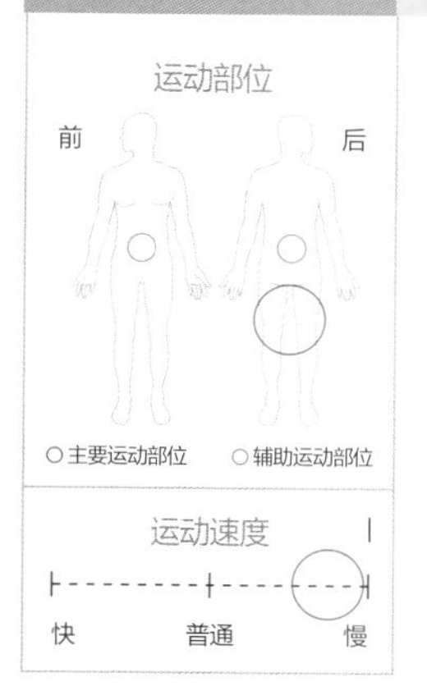

下弯上半身的动作，真会有助于瘦下半身吗？跟着做一下，就会知道。运动后，大腿后侧的肌肉变得酸痛，以及左一块右一块凸起的脂肪团有被收紧的感觉，会让你清楚得到这个问题的答案。另外，下弯上半身时，还会用到腹肌，所以此动作对瘦腹部（特别是腰部）也是很有效的。

NG
向前下弯上半身时，不要弯曲腰部及后背。相比上半身下弯的幅度，保持腰部伸直显得更为重要。

Point
若你的身体柔韧性相对较差，可以减少上半身下弯的幅度或者上半身下弯时，稍稍弯曲膝盖部位。
1
2

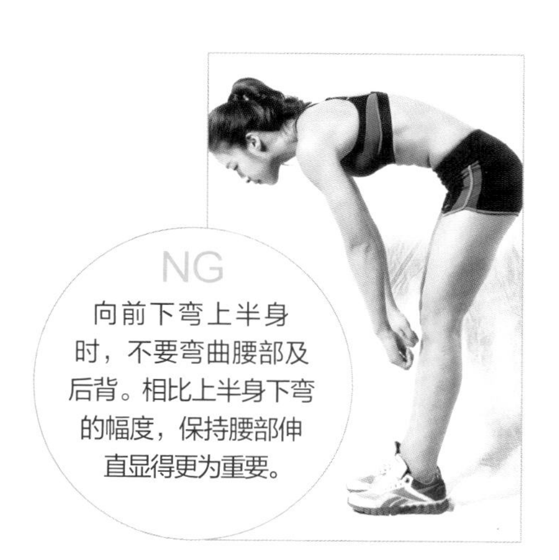

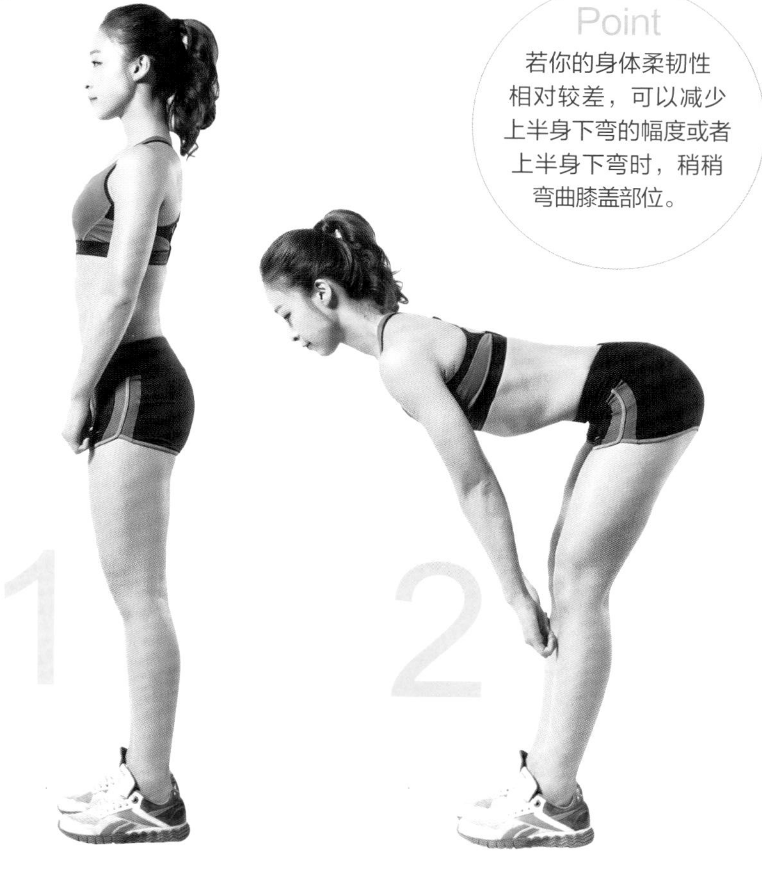

1 **挺直腰部和背部，笔直站立**

两腿分开，与肩同宽。挺直腰背，以端正的姿势站立。

2 **保持腰背笔直，下弯上半身**

下弯上半身，两手垂放于膝盖下方。挺直腰背，使腰背用上力，是该步动作的要点。上半身以90度的角度下弯，然后再直立起上半身。重复做该动作，20次为1组，共做3组。

20 DAY 臀部运动 站立，一只脚向后提拉

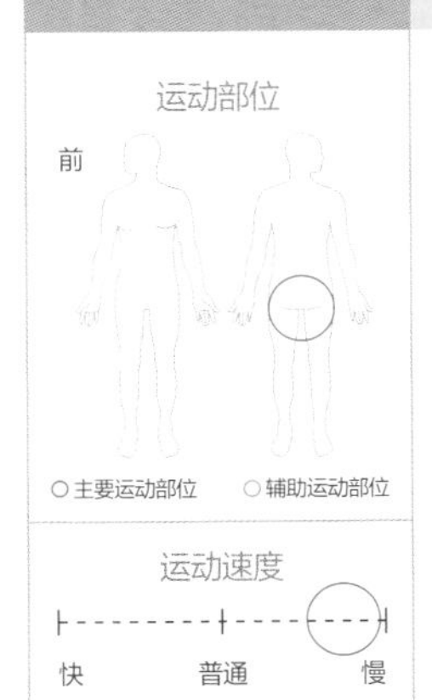

向后提拉腿的动作能有效地帮助重塑臀型，特别对于臀部下垂很厉害的人群，运动效果十分明显。臀部越扁平，下垂得越厉害，向后提拉腿部的时候，身体可能会越力不从心。但是坚持不懈地锻炼，腿就会变得越来越轻便，动作也会越做越得心应手。

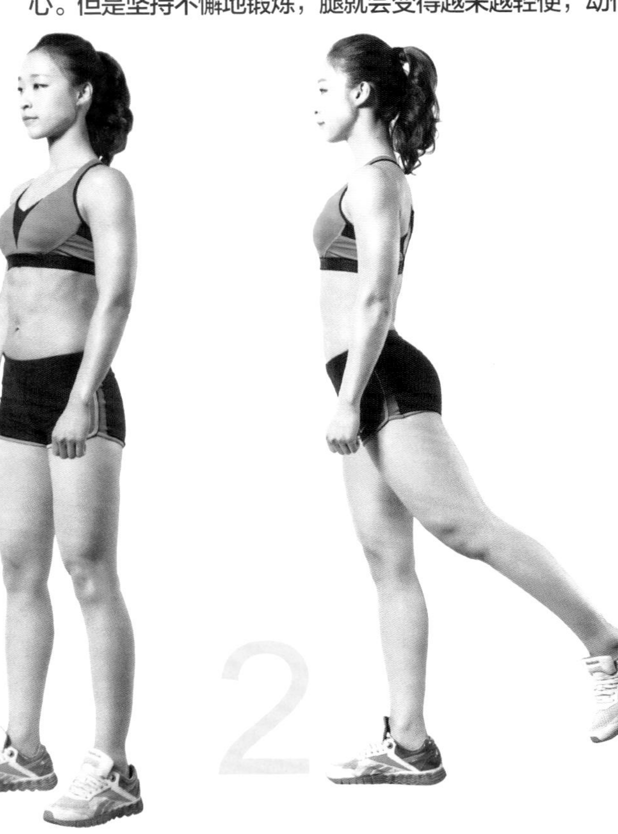

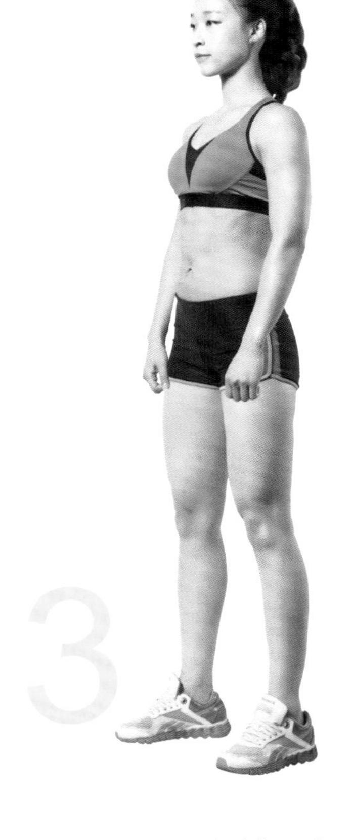

1 抬头挺胸，端正地站立着

两腿分开，与肩同宽。两手自然垂放于身体两侧，抬头挺胸，端正地站立。

2 一条腿用力向后方踢出去，同时向上提拉

首先保持身体平衡，不要使身体晃动。保持左腿膝盖部位伸直，并用力向后方踢出左腿，同时向上提拉。

3 回到原先姿势

放下左腿，回到原先姿势。重复做该动作10次后，换右腿，以同样的方法进行运动。至此为1组动作，共做3组。

21 DAY 小腿运动 向后抬起一只脚，向上抬起另一只脚后跟

运动部位

前 后

○主要运动部位 ○辅助运动部位

运动速度

快 普通 慢

今天的动作可以紧实支撑着身体平衡的站着的那一条腿的脚踝和小腿肌肉。同时，做向后弯曲的腿的动作，可以运动到大腿和小腿。因为是以一只脚来保持平衡，然后做抬起、放下另一条腿的动作，若不注意身体平衡，很容易倾斜。所以做运动时，最好用手来把握好身体的重心。

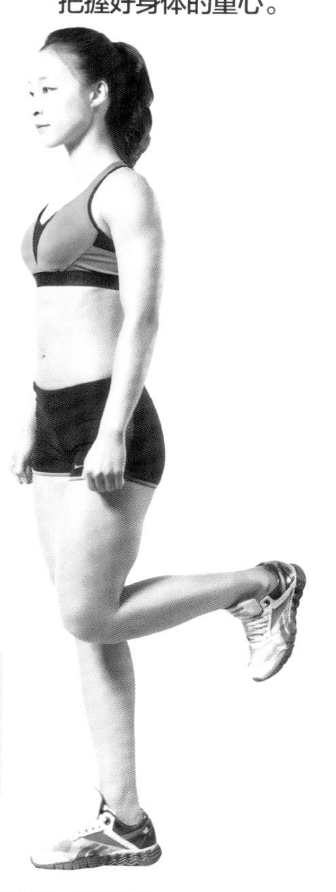

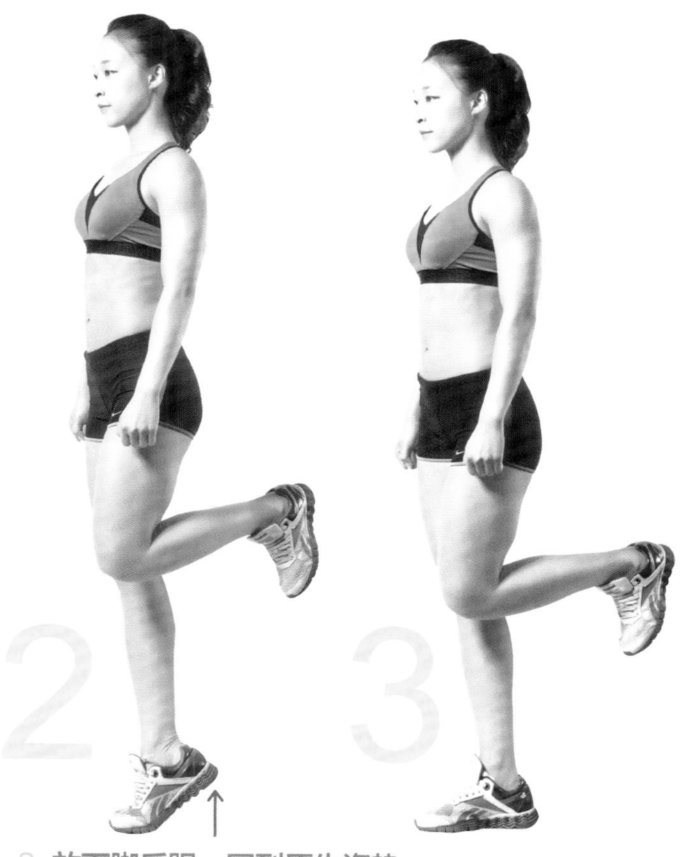

1 笔直站立，一条腿向后弯曲

两腿分开，与肩同宽。自然站立。尽量使一条腿的膝盖部位弯曲呈90度，并向后抬起。

2 向上抬起另一条腿的脚后跟

最大限度向上抬起支撑身体平衡的另一只脚的脚后跟。这时要把握好身体重心，不要使身体晃动。

3 放下脚后跟，回到原先姿势

放下抬起的脚后跟，回到原先的姿势。然后重复做该动作10次。换条腿，以同样方法，重复做该动作10次。到此为1组，共做3组。

4 week

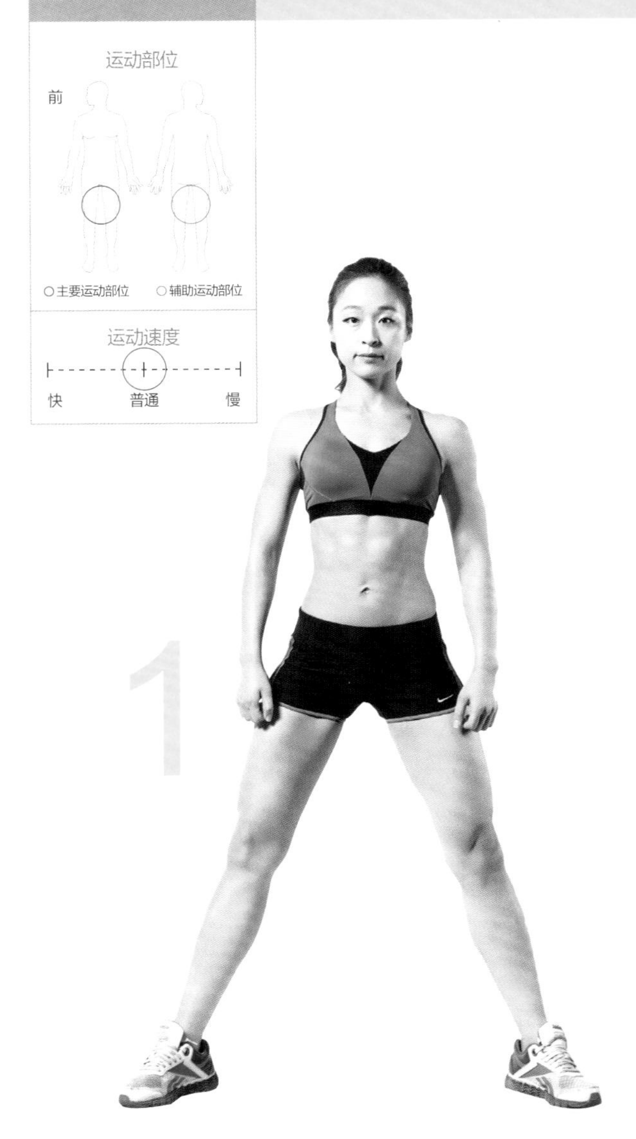

带着愉快的心情尽情动起来

现在你已经结束了第3周打造结实苗条的大腿、臀部及小腿等下半身的训练，该进行最后一周的运动了。若你一直坚持并按规则锻炼到现在，那么相比先前，身材肯定改变了不少，肌肉的结实度也有了很大的提高。所以，接下来的运动，对于你来说不会有太大难度。所以现在就开始运动吧！

1 两腿大步张开，站立

站立，挺直腰背。两腿分开，比肩部宽得多。两胳膊贴着两肋，自然垂放于身体两侧，两手握半拳。

大腿前侧运动 两腿大步分开，臀部下压，蹲坐着，然后起身

今天的动作与第15天的动作类似。但今天运动的关键是，大腿分开的幅度相对比较大。今天的动作不仅可以帮助你瘦大腿前侧，减少大腿内的体脂肪，还可以帮助你提高肌肉紧实度，塑造美丽的腿部线条，让你可以成功驾驭紧身铅笔裤。

Point
做该运动时，若腰部或背部弯曲，运动效果会削减不少，所以要注意。

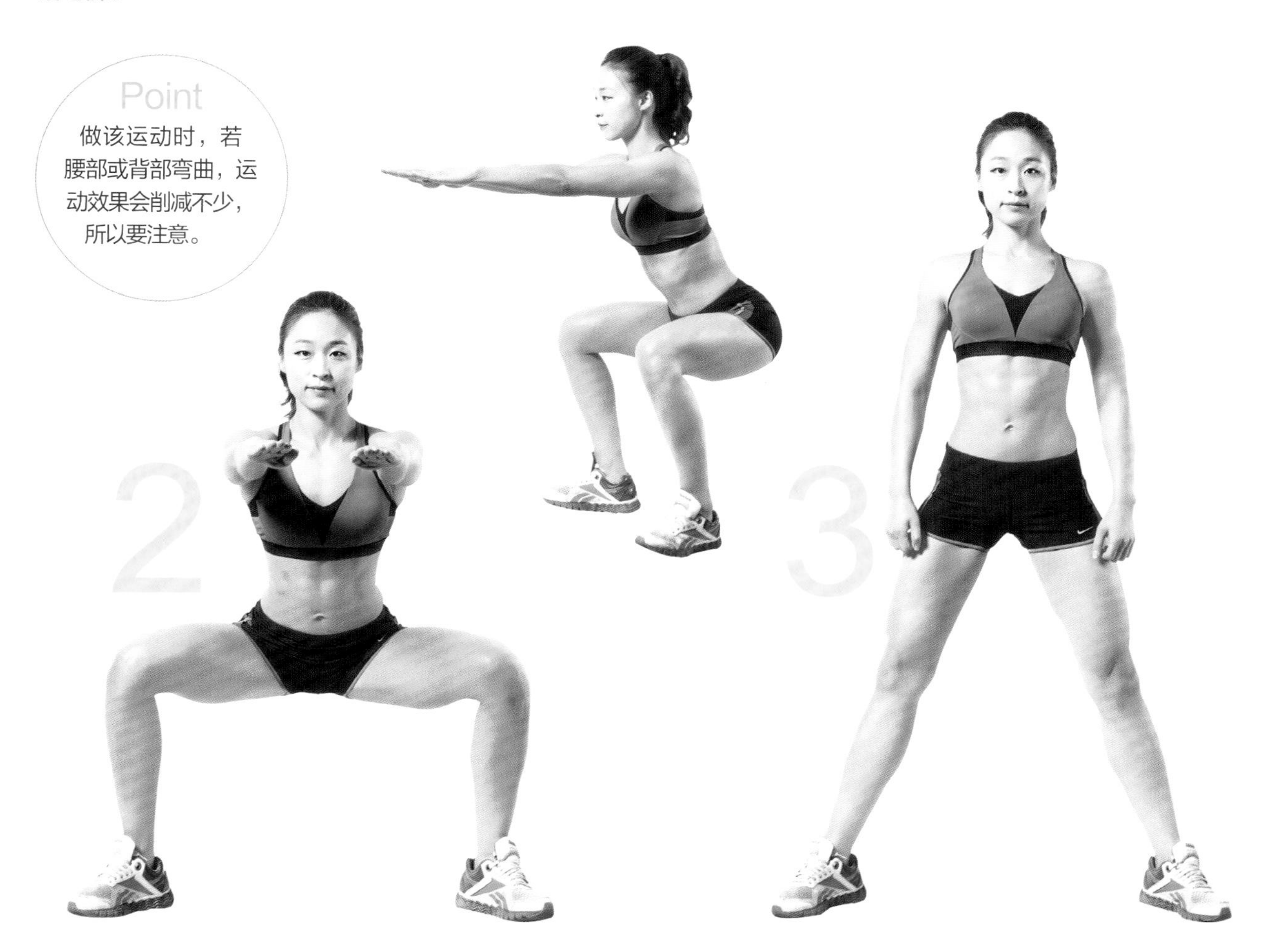

2 向前伸直两胳膊，臀部下压

向前伸直两胳膊，臀部下压，蹲坐着。注意尽量不要让后背和腰弯曲，保持臀部的高度与膝盖在同一水平线上。

3 抬起臀部，起身

放下伸直的胳膊，抬起下压的臀部，然后起身站立。重复做该动作，20次为1组，共做3组。

23 DAY 大腿后侧运动 抬起一只脚

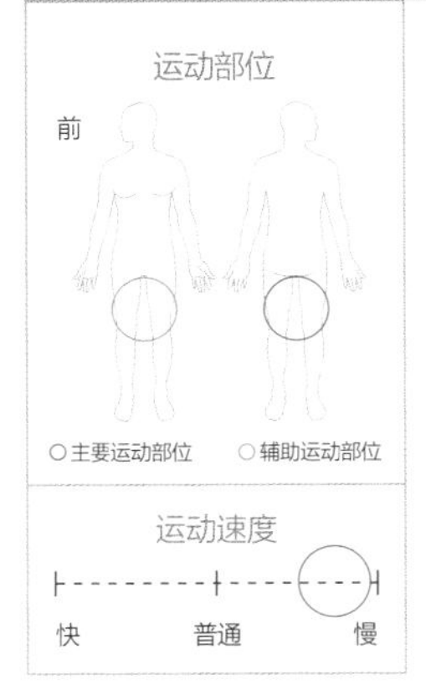

今天的动作可以锻炼到支撑整个身体的那条腿的后侧肌肉和向后上方抬起的那条腿的前侧肌肉。在做运动时，两个胳膊最好能稳住身体重心，并尽量放缓呼吸节奏。

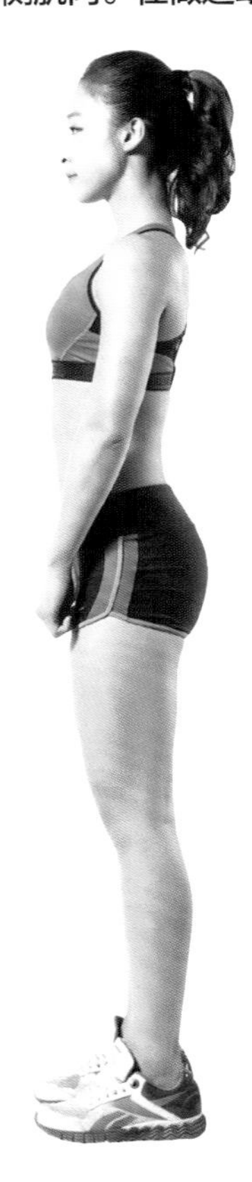

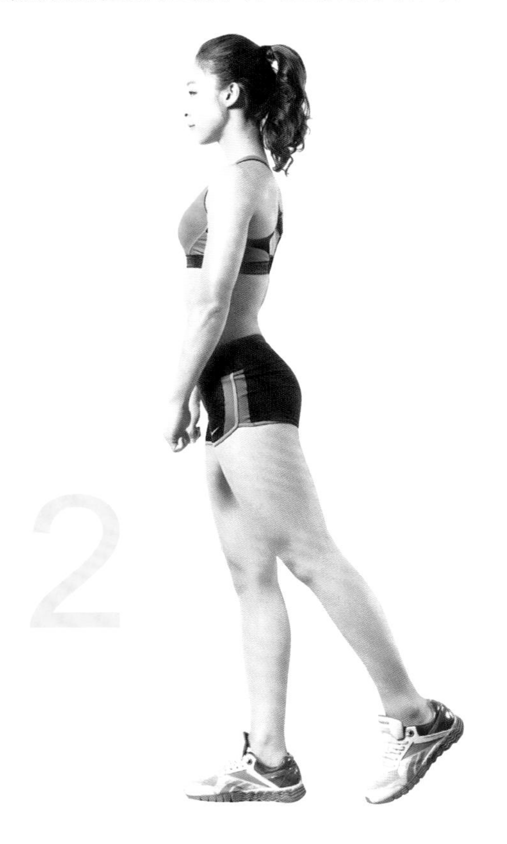

1 以端正的姿势站立

挺直腰背，以端正的姿势站立。两脚分开，与肩同宽。两手自然垂放在大腿前侧。

2 向身体后方，稍稍提起一条腿

用一只脚来支撑身体，保持身体平衡，不晃动。同时向身体后方，稍微提起左腿。

下弯上半身，然后抬起

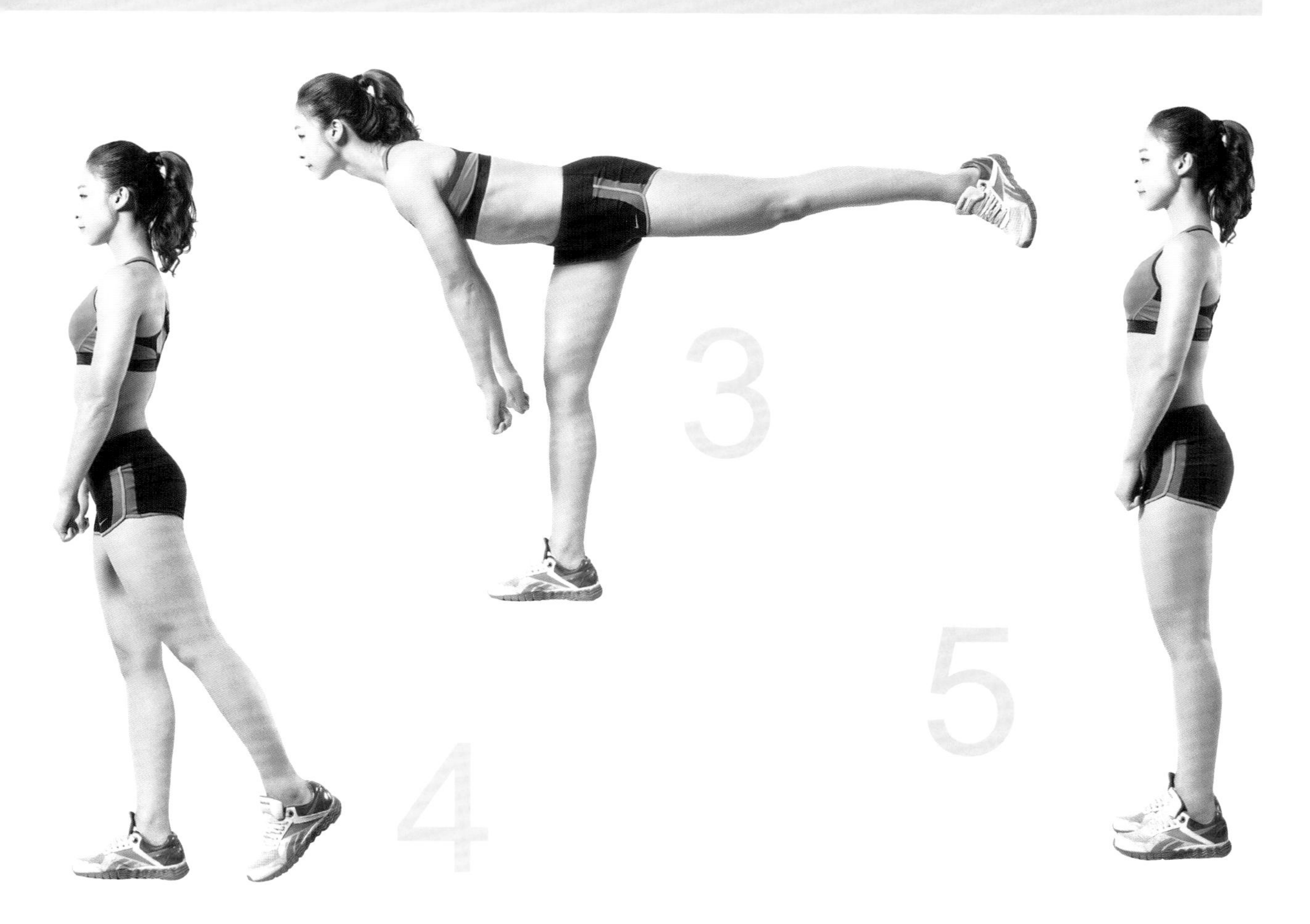

3 进一步向上提起那条向后稍微提起的腿，直到腰部高度

将稍向后提起的左腿进一步向上抬高。直到腰部高度，同时下弯上半身。这时两手自然向下垂放。保持上半身不弯曲，从头到脚保持身体在一条水平线上是该步动作的要点。

4 抬起上半身

向上抬起下弯的上半身，同时回到向身体后方稍微伸左腿的姿势。

5 收回左脚，以端正的姿势站立，回到原先的姿势

收回左脚，以端正的姿势站立，回到原先的姿势。重复做该动作10次后，换右脚，以相同的方法，重复做10次。到此为1组动作，共做3组。

24 DAY 臀部运动 两腿分开，做弯曲伸直一条腿的动作

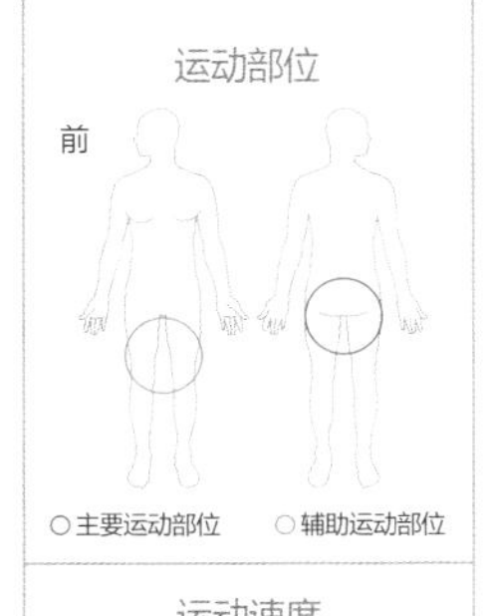

今天的动作，可以帮你减掉臀部两侧的肥肉，塑造更加紧实的肌肉，造就弹力十足、热辣的翘臀。另外做该动作时，整个身体的重心会移动所以大腿肌肉必须用上力，因而也能有效打造苗条的大腿内侧线条。

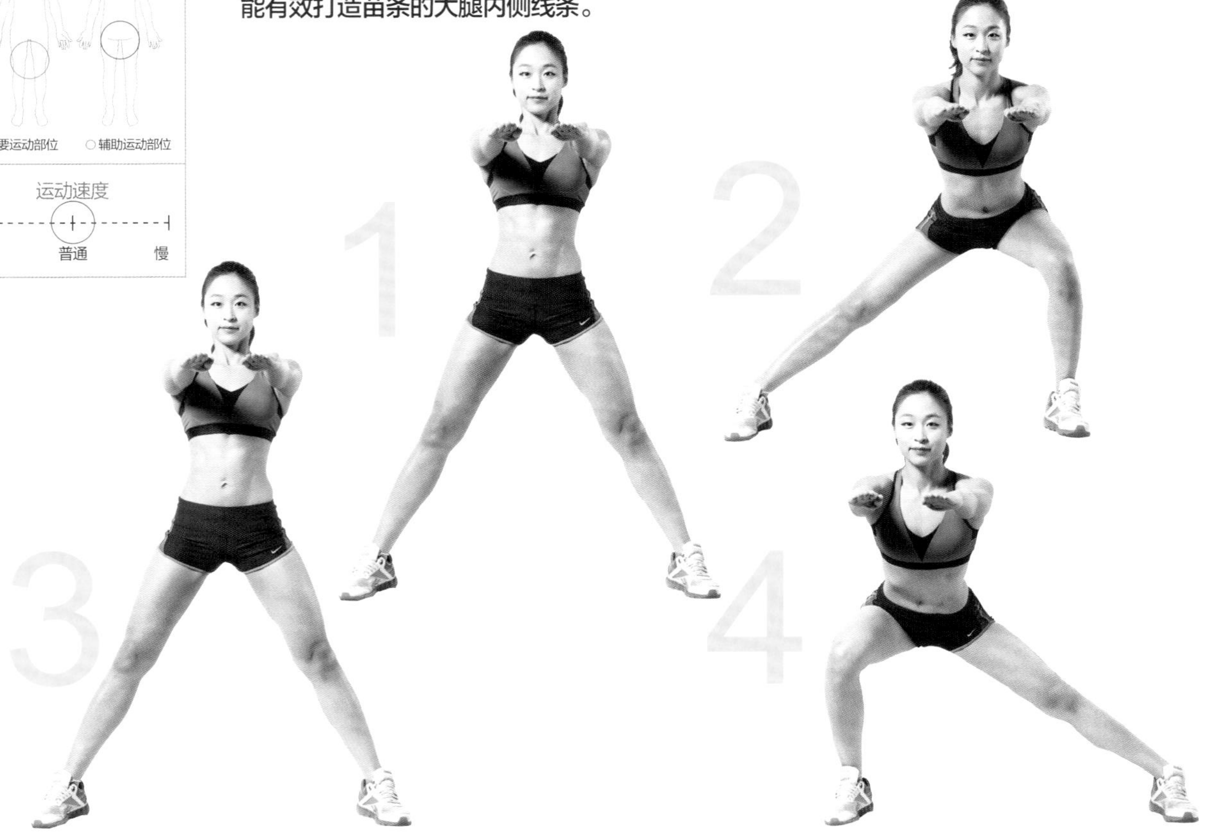

1 站立，两腿大大分开

两腿大步分开，比肩膀宽。两手向前伸直，以端正的姿势站立。

2 弯曲左腿膝盖，移动身体重心

在两胳膊伸直的状态下，向身体外侧弯曲左腿膝盖，同时身体的重心向左移。这时右腿伸直，尽量让上半身完全可以移动。

3 回到原先的姿势

伸直左腿的膝盖，回到原先的姿势。

4 弯曲右腿的膝盖，移动身体的重心

换右腿弯曲，身体重心向右侧移动，左腿伸直。重复做该动作，20次为1组，共做3组。

针对下半身的肥胖，我们需要多加了解的事项

下半身肥胖，就如其字面意思一样，也就是相比上半身，大小腿及臀部等部位的肥肉多得十分醒目。这种肥胖，在长时间坐着的现代人身上特别多发。对于重视自身线条美的女性来讲，下半身肥胖是一个不得不立刻就去解决的问题。然而，下半身肥胖会以什么样的形态出现呢？现在我们就一起来了解下，以类型、性别区分的下半身肥胖吧。

下半身肥胖的类型

偏瘦的肥胖型

这种类型，说其胖，比较牵强。但是因没有什么肌肉，小腿也毫无弹力地下垂着，腿看起来相当平，所以是相对缺少魅力的类型。

脂肪型

与其字面意思一样，这种类型整个身体都有很多肥肉，特别是下半身集中分布了很多脂肪。针对这种身材只需减轻体重，就可以很容易看到下半身的瘦身效果。

肌肉型

相比肥肉，这是一种肌肉较多的类型。这种体型的人，最好找瘦身专家，挑选适合自己的运动方法，然后实施。相对而言，轻松的有氧运动、瑜伽、普拉提等全身运动比较适合。每天穿鞋跟稍微不一样的鞋子，来反复给腿部肌肉带去紧张感和缓解感，对于瘦身也会有所帮助。另外还可以经常按摩腿部，来促进血液循环。

类型别的饮食调节法

对脂肪型下半身肥胖者来说，辛辣的饮食，改善效果最佳

因脂肪堆积的原因产生的下半身肥胖，通过全面的减轻体重，就可解决。这类体型的人群适当增加摄取辣椒、大蒜等辛辣并富含硫胺素的饮食，能迅速燃烧糖质和脂肪。

肌肉型下半身肥胖者，可以多摄取海藻类

肌肉特别发达的人群，应避开高蛋白、高脂肪的饮食，最好多吃柠檬之类有助于抑制食欲的水果，或者容易产生饱腹感的海藻等食物。

浮肿型的肥胖以低盐食谱为宜，瘦的肥胖型以均衡的综合食谱为宜

对于因血液循环问题而产生的浮肿型下半身肥胖，低盐的食谱对于健康管理是最有效的。若是肌肉毫无弹力且松弛的瘦型肥胖的话，以营养均衡的综合食谱和规则性的运动来打造身材比较有效。

相比男性，女性更容易得下半身肥胖？

相比男性，女性在臀部和大腿部位更容易堆积脂肪。这是因为女性体内的荷尔蒙的分泌，而影响了脂肪在体内的分布情况。

雌激素是能够增多脂肪细胞的荷尔蒙之一。特别是过了青春期的女性，身体本身就会朝着为怀孕做准备的状态发展，所以5%~10%的脂肪量会堆积在臀部和大腿部位。因此，很早就开始有月经的或者经期时间较长的人，相比其他女性，女性荷尔蒙的作用时间也会更长，产生下半身肥胖的概率也相对更高。

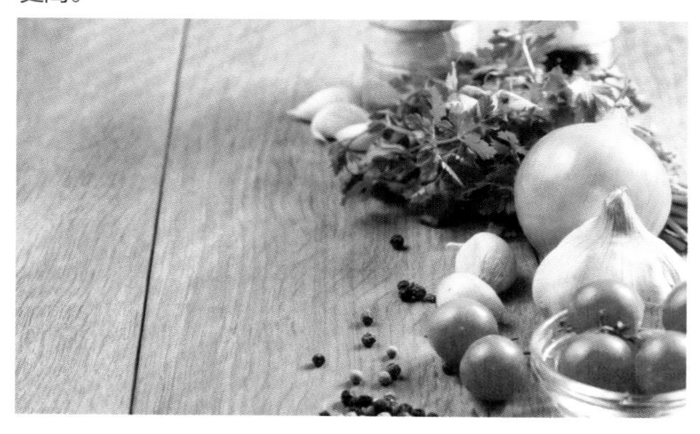

25 DAY 大腿前侧运动 踮起一只脚，蹲坐下去，

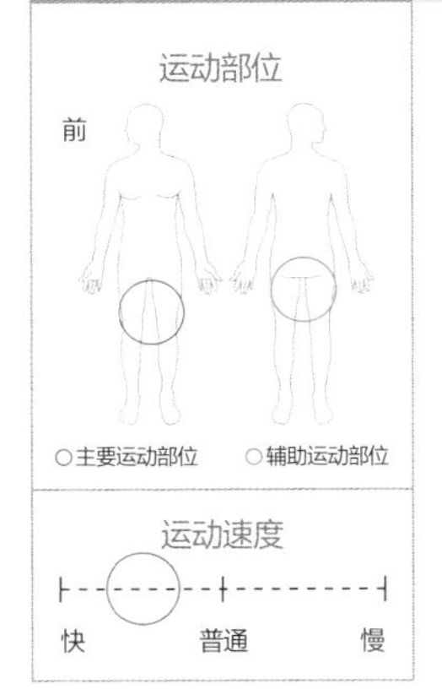

运动速度

快 普通 慢

今天的动作，对于有大腿肥胖困扰的人，值得强烈推荐。因为该动作可以使用到大腿前侧、臀部、大腿后侧等部位的肌肉，所以对整个下半身都有减肥的效果。

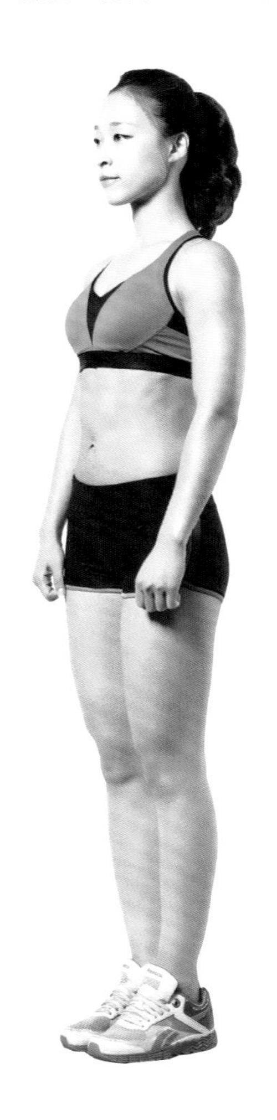

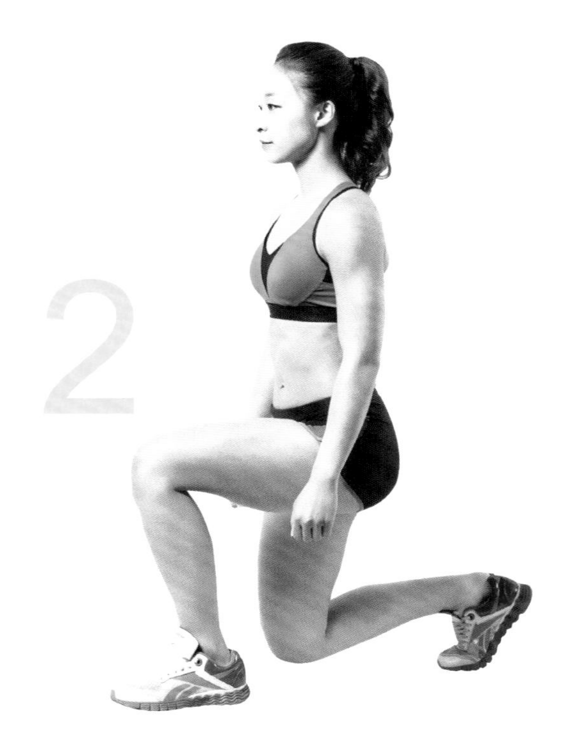

1 **以端正的姿势站立，并抬头挺胸**

挺直腰和后背，站立，两脚合拢，两手自然垂放于大腿前侧。

2 **左脚向前一大步，蹲坐着**

左脚向前跨一大步，同时弯曲下压右腿膝关节，到接近于地面的程度。但要注意，此时膝盖不要完全靠近地面。

然后起身

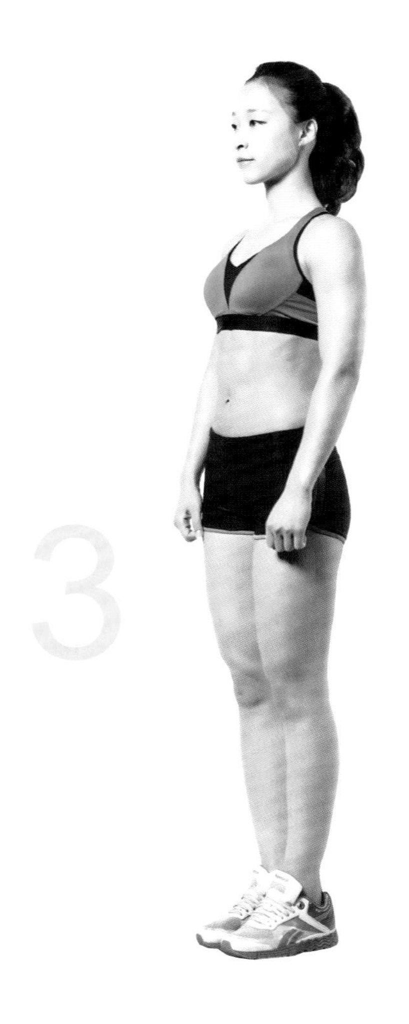

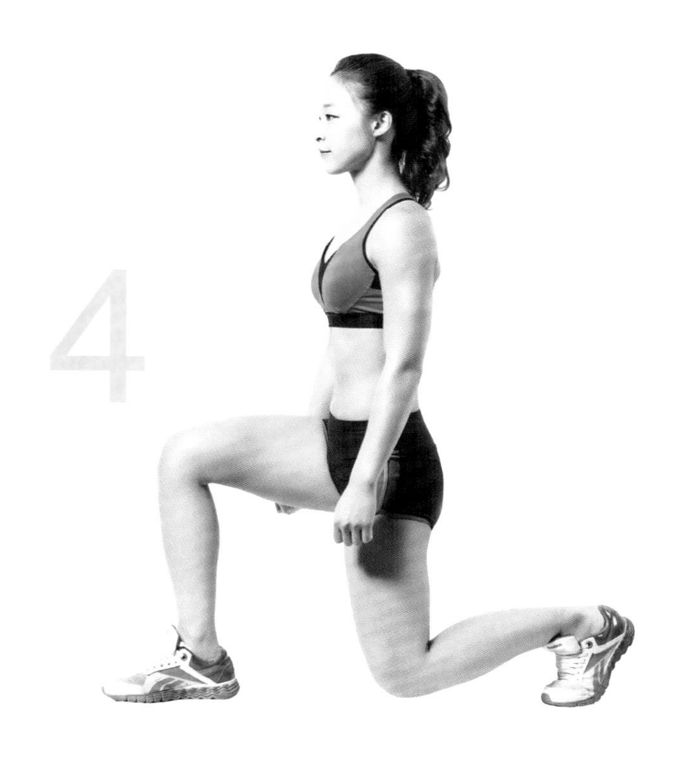

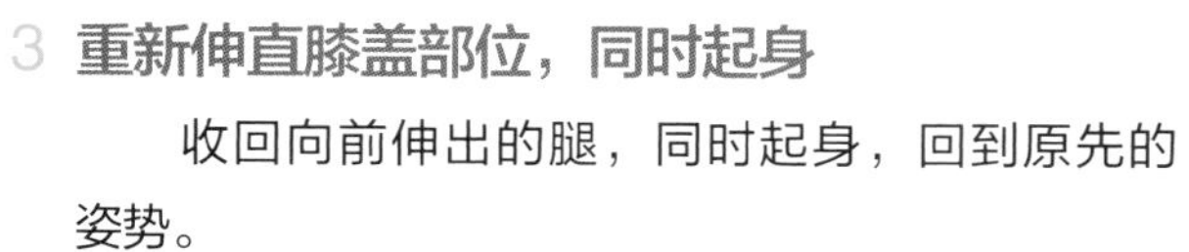

3 重新伸直膝盖部位，同时起身

收回向前伸出的腿，同时起身，回到原先的姿势。

4 换右腿向前跨出，并蹲坐下去

换右腿向前大大跨出一步，弯曲并下压左腿膝盖部位，直至靠到地面，然后起身。重复该动作，20次为1组，共做3组。

26 DAY 大腿后侧运动 一只脚向后伸出，跪坐

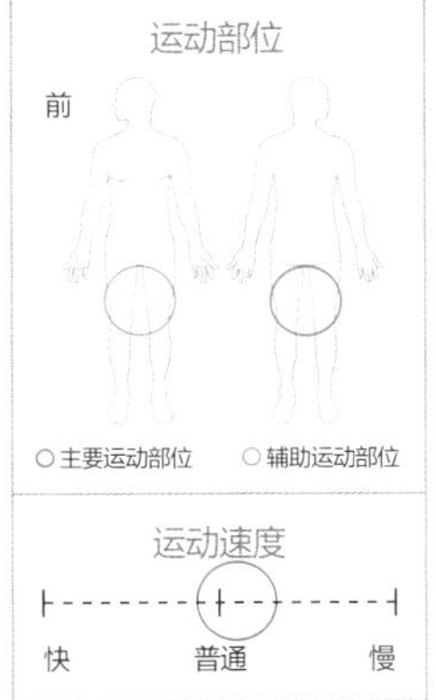

该动作是使身体的重心向后移的动作。虽然今天的动作主要是锻炼大腿后侧部位的，但对于大腿前侧的锻炼也十分有效。所以现在我们就伸直腰背、打开肩膀，进行练习吧。

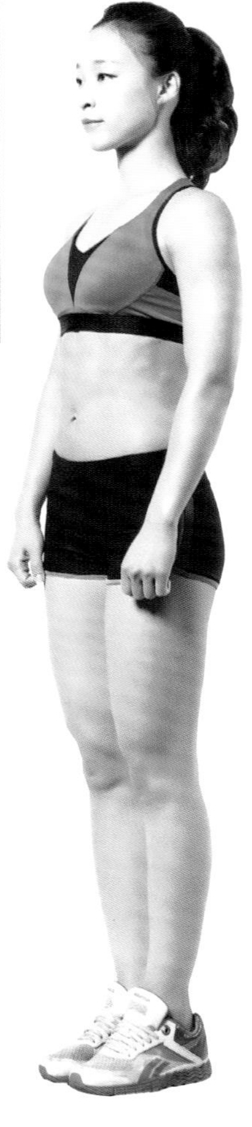

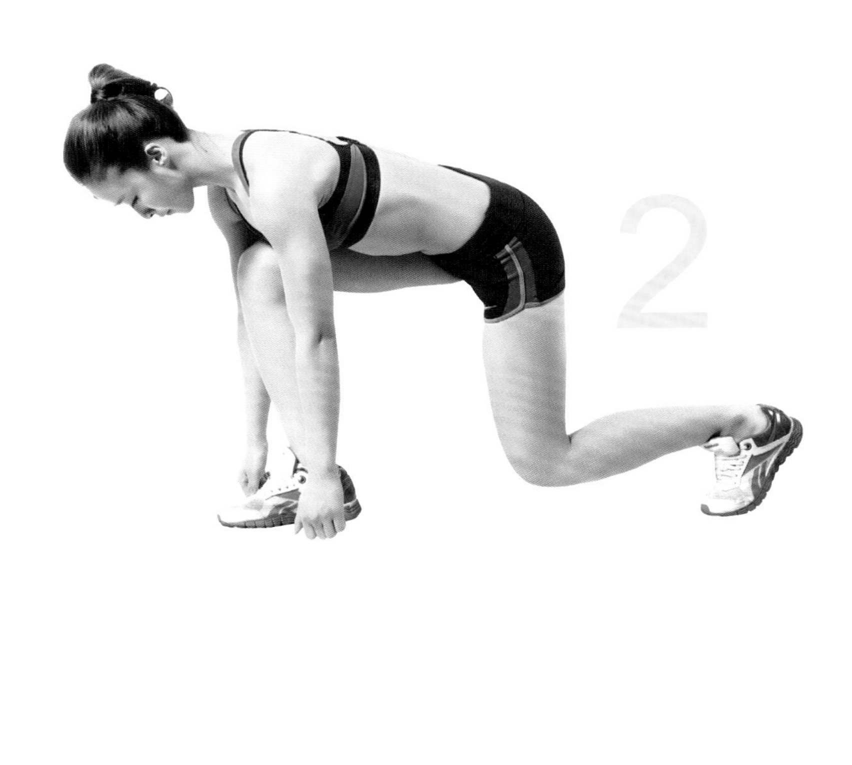

1 伸直腰，以端正的姿势站立

伸直腰背，两脚合拢，站立。两手自然垂放于大腿前侧。

2 左腿向后伸，跪坐

左脚向后伸，同时弯曲并下压左膝，到膝盖靠近地面的程度，然后跪坐下去。弯曲右膝，使其正好支撑于胸部下方，同时自然下弯上半身。

伸直左膝，然后起身

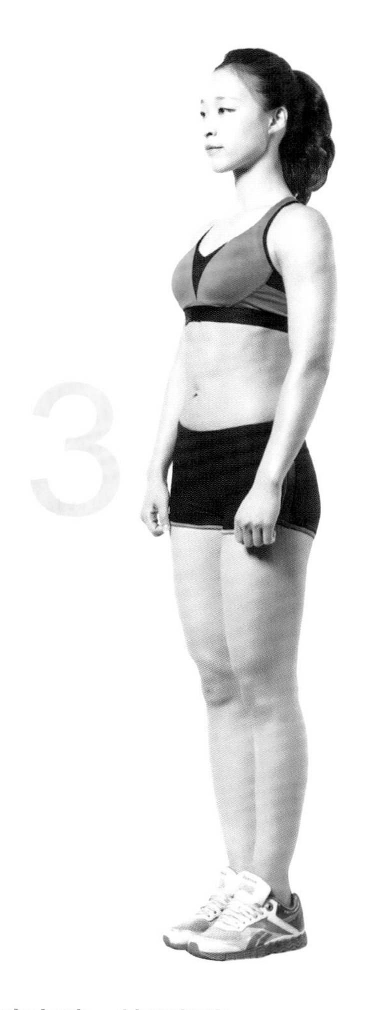

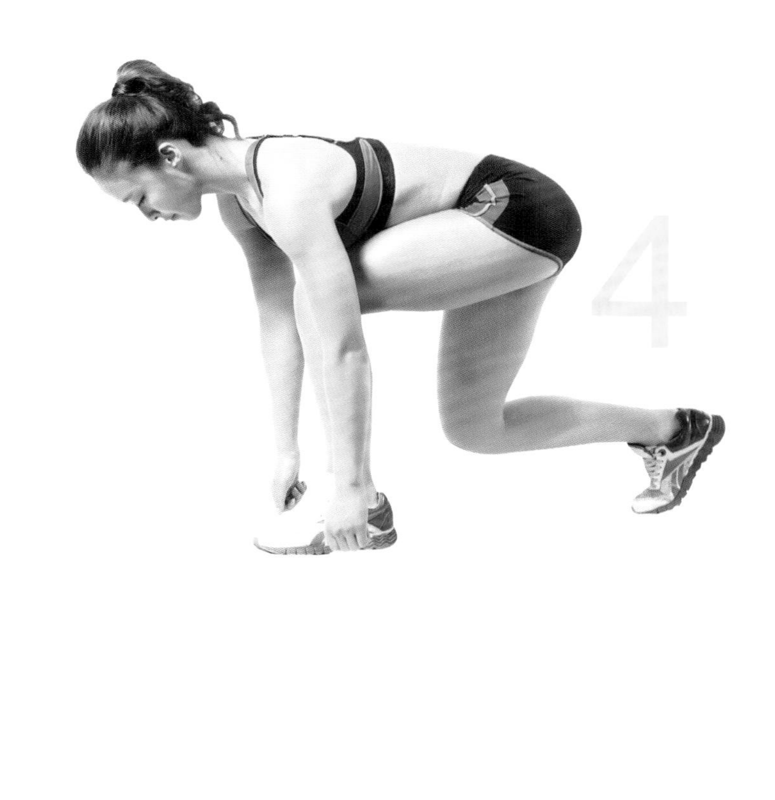

3 **伸直左膝，然后起身**

伸直向后伸的左膝，并向前拉。同时也伸直右腿，然后起身，回到原先的姿势。

4 **右腿向后伸，同时跪坐下去**

换右脚向后伸，同时弯曲并下压右膝，到膝盖贴近地面的程度。弯曲左腿膝盖，使其正好支撑于胸部下方，同时自然下弯上半身。如此跪坐下去，然后起身。重复该动作，20次为1组，共做3组。

27 DAY 臀部运动 两脚脚后跟靠拢，伸直、弯曲膝盖部位

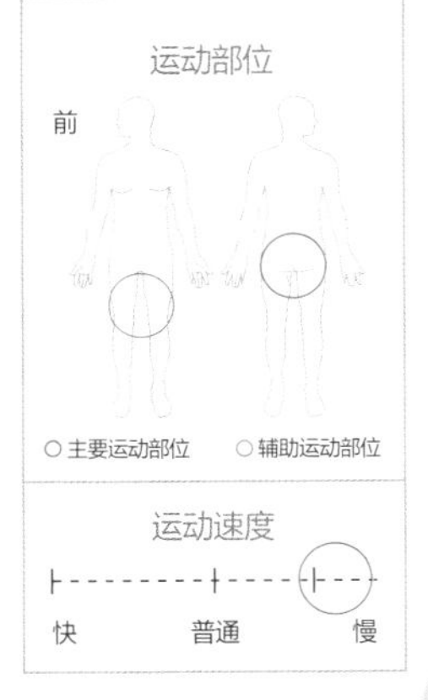

今天的动作有助于打造臀部线条，使臀部富有弹力。另外也可以运动到大腿前侧和两侧的肌肉。所以平时一有时间，就可以做做。相信不久，你就可以拥有苗条的腿部线条。

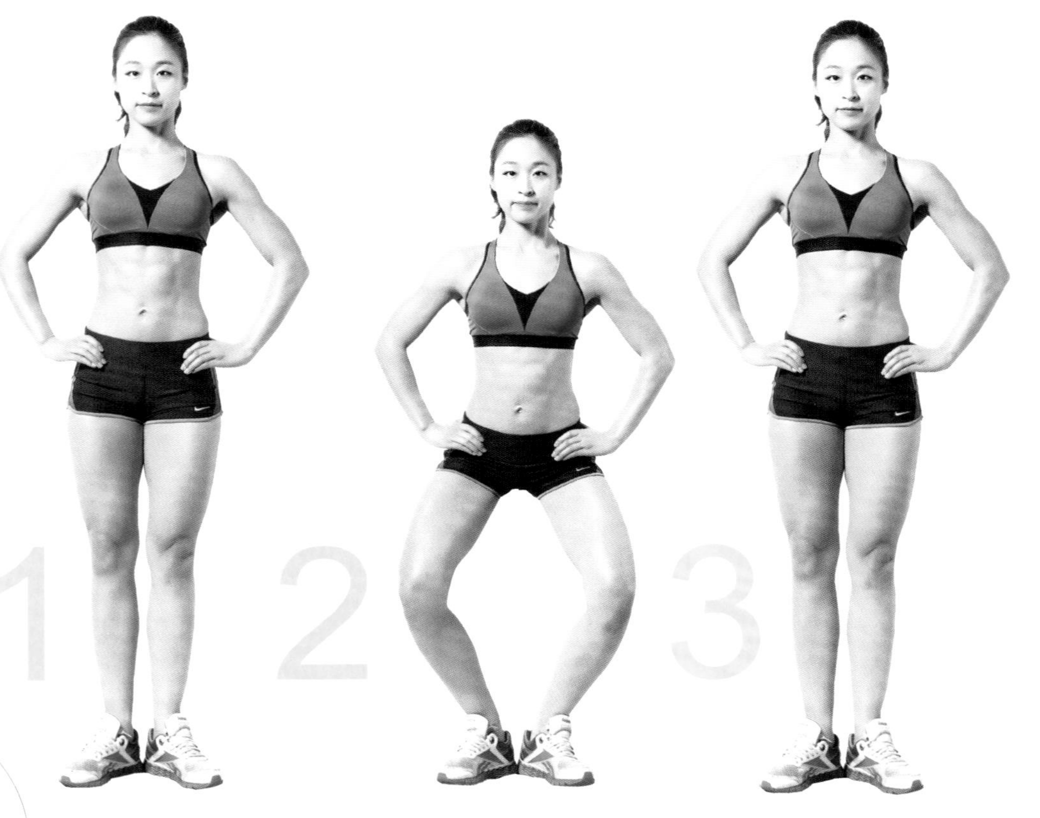

Point

在做蹲坐，然后起身的动作时，特别注意要使臀部用上力，这样可以提高运动效果。

1 站立，两脚脚后跟靠拢，呈V字形

伸直腰背，以端正的姿势站立。两脚脚后跟靠拢，两脚尖分开，呈V字形。两手自然叉于腰间。

2 弯曲两膝，同时蹲坐下去

尽量保持上半身不弯曲，两膝向两旁弯曲，同时蹲坐下去。

3 伸直膝盖部位，回到原先姿势

伸直向两旁弯曲的两膝，回到原先的姿势。重复做该动作，20次为1组，共做3组。

28 DAY 小腿运动 交替提起脚尖和脚后跟

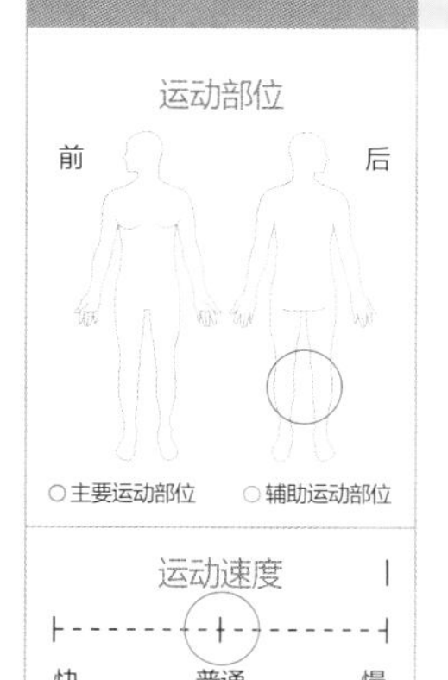

虽说今天的动作很简单，但对瘦小腿很有效果。交替抬起脚尖和脚后跟，能有效减去脚踝部位的赘肉，使小腿富有弹力。在做动作时，要最大限度地抬起脚尖和脚后跟，尽量让小腿感觉有紧绷感。

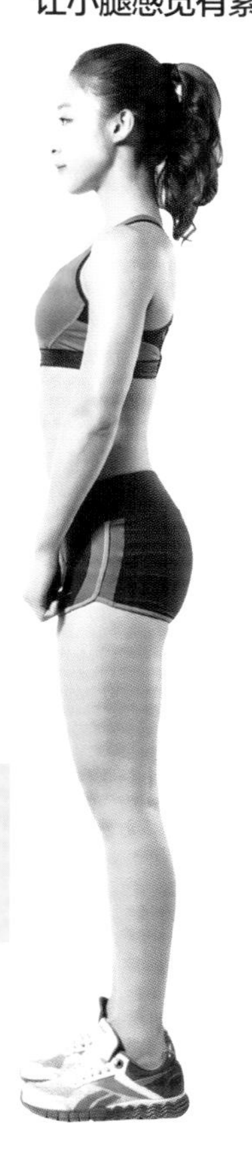

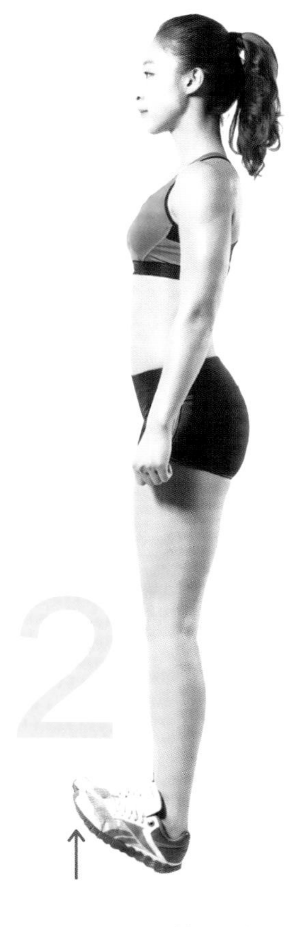

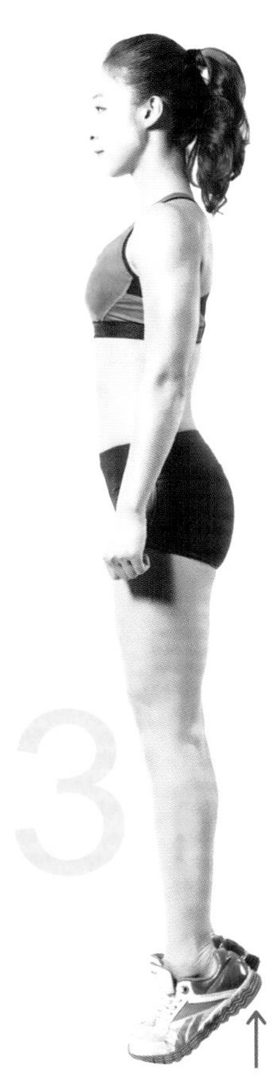

1 **两脚合拢，以端正的姿势站立**

伸直腰背，以端正的姿势站立。在两腿靠拢的状态下，合拢两脚。两胳膊自然垂放于身体两侧。

2 **抬起两脚脚尖**

站立，最大限度地抬起着地的两脚脚尖，同时以脚后跟支撑着整个身体。

3 **放下脚尖，同时抬起脚后跟**

放下脚尖，同时抬起两脚脚后跟。重复做该动作，20次为1组，共做3组。

Last Days

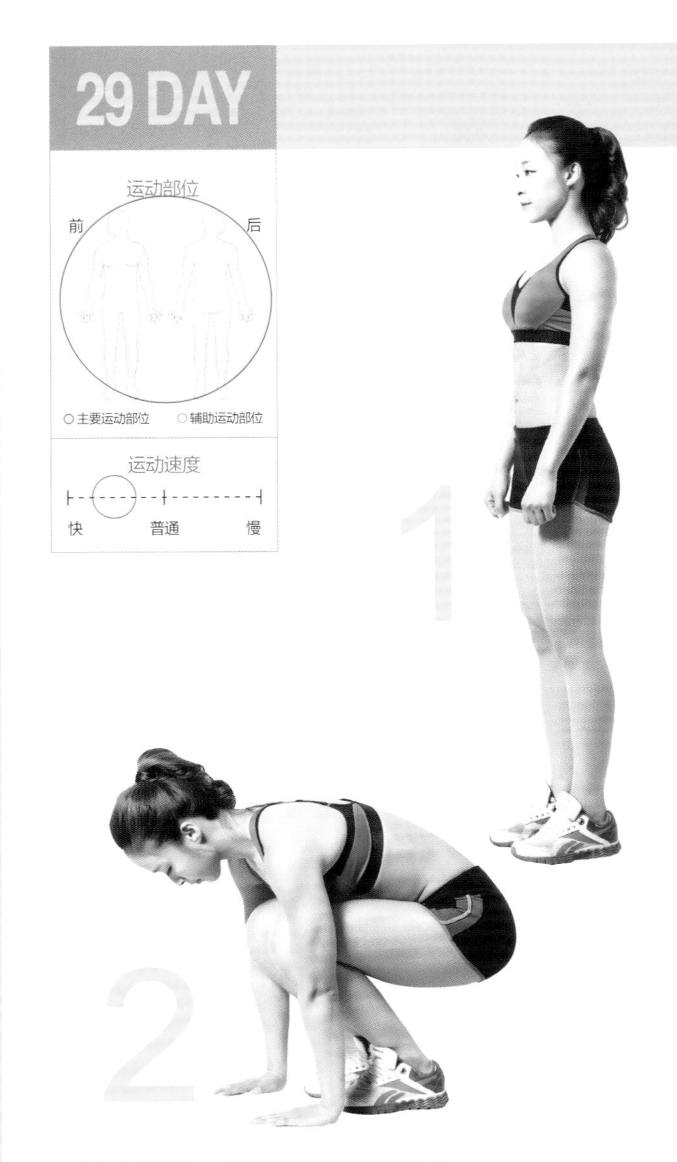

最后冲刺

恭喜你已经成功完成了打造美丽下半身的4周动作。那么，将下半身分为大腿前后侧、臀部、小腿等部位，分别进行针对性的肌肉运动，已经告一段落。因而，最后的2～3天，我们将进行全身运动来结束规定运动的所有课程。若1个月有31天，我们则可以在第31天，重复练习下第30天所做的运动。

1 **伸直腰背，以端正的姿势站立**

两腿分开，与肩同宽。以端正的姿势站立，两胳膊自然垂放于身体两侧。

2 **下弯上半身，同时蹲坐下去**

下弯挺得笔直的上半身。同时弯曲两膝，并两手撑地，身体蹲坐下去。

全身运动 Burpee Test 第2阶段

Burpee运动能在最短的时间内，消耗最多的卡路里。前面的动作与上半身瘦身的Burpee第一阶段一样，区别仅仅在于，今天的动作在弯曲腿部时，要一次性将腿弯曲到位。该动作可以使用到全身的肌肉，所以有助于打造健康的、弹力十足的、曲线美丽的身体。

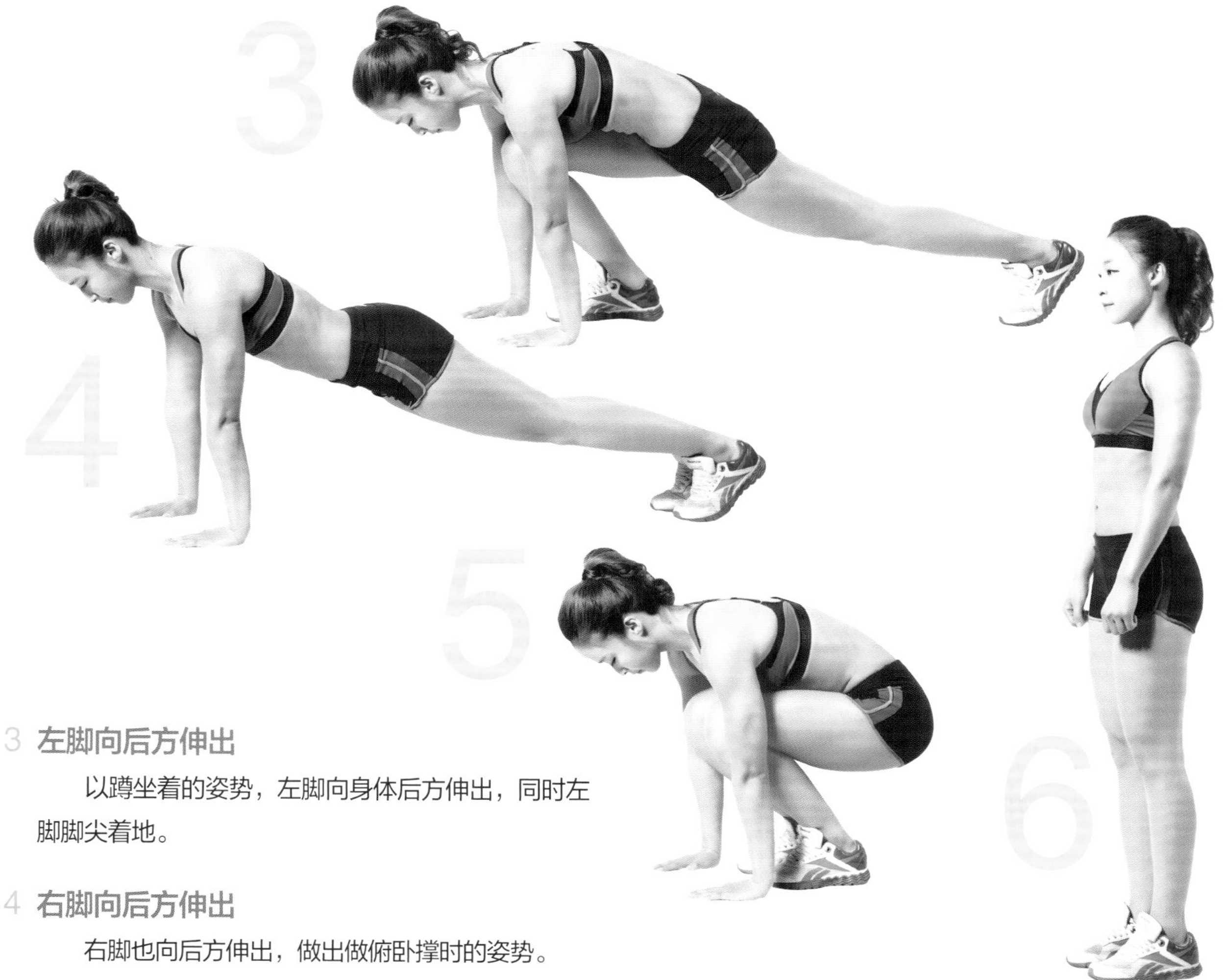

3 左脚向后方伸出

以蹲坐着的姿势，左脚向身体后方伸出，同时左脚脚尖着地。

4 右脚向后方伸出

右脚也向后方伸出，做出做俯卧撑时的姿势。

5 弯曲两腿膝盖，同时蹲坐下去

同时弯曲向后伸直的两膝，两脚朝胸部方轻轻跳跃。

6 起身，回到原先姿势

抬起上半身，站起来，回到原先姿势。重复做该动作，20次为1组，共做3组。

30 DAY 全身运动 Thruster

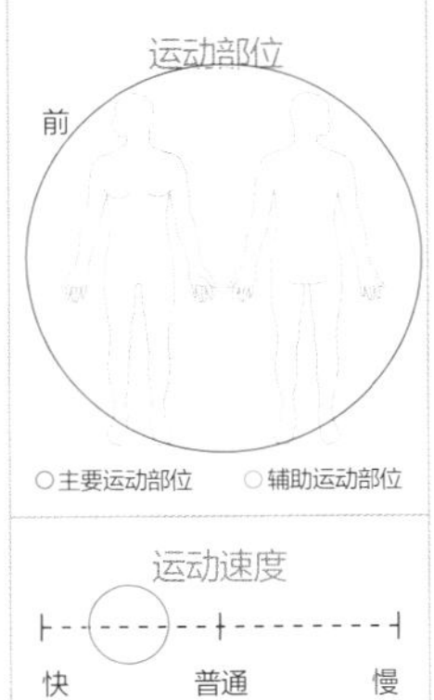

运动速度

快 普通 慢

做Thruster运动时，不仅能消耗很多能量，还能锻炼到全身的肌肉。所以以该动作来结束下半身主要运动的课程再合适不过。原来做该动作时，需要双手持握杠铃，但这样对于初学者来讲，可能会对肩部产生压力，所以也可以用毛巾来代替。另外，做下蹲的动作时，一定要最大限度地蹲坐下去。站起时，握着毛巾的胳膊，以垂直方向向上伸直，为该动作的重点。

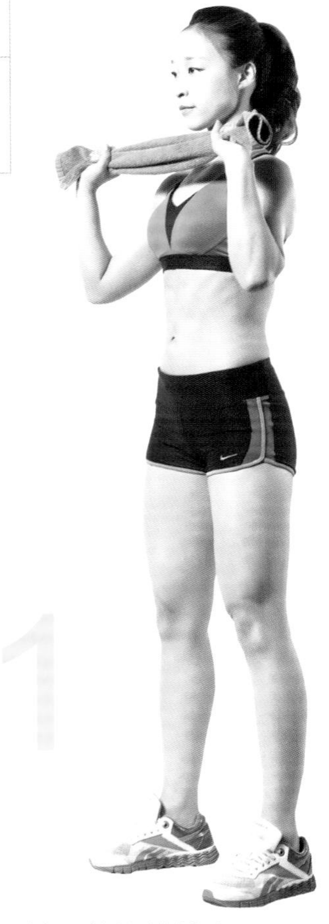

1

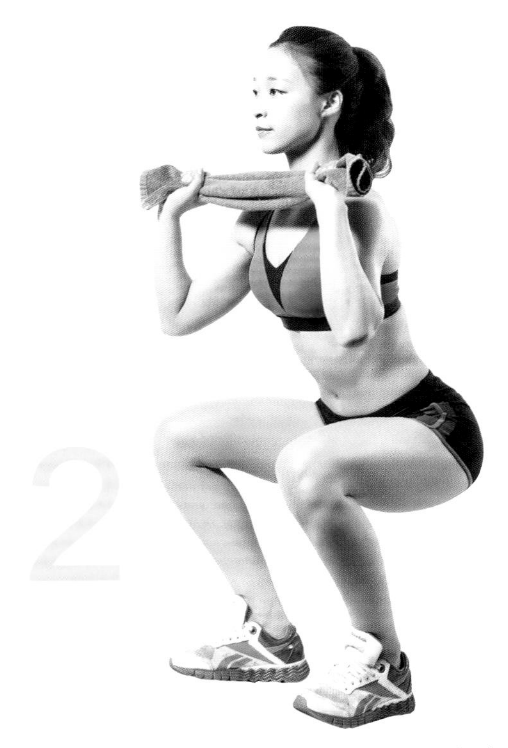

2

1 手抓毛巾，并以端正的姿势站立

站立，两腿分开，与肩同宽。同时，两手抓住毛巾的两头。

2 抓住毛巾的两手向上提，直至锁骨高度，然后蹲坐下去

抓住毛巾的两手向上提，直至锁骨高度。两胳膊向两肋方向靠拢，同时臀部向后撅起，蹲坐下去。

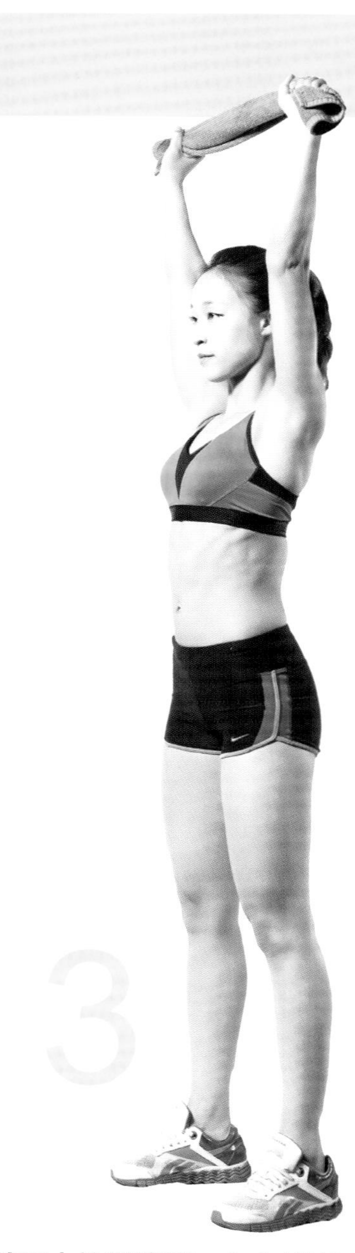

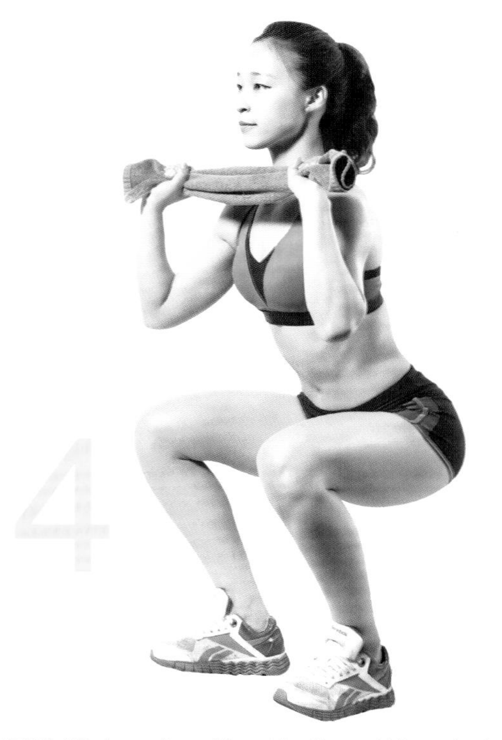

3 **抓着毛巾的两胳膊，向上伸直，同时起身**

伸直膝盖，收回臀部，起身，同时抓着毛巾的两胳膊向上伸直。

4 **再次蹲坐下去，放下胳膊，到锁骨高度**

放下向上伸直的胳膊，到锁骨位置，同时再次蹲坐下去。回到动作2的姿态。重复做该动作，20次为1组，共做3组。

这些生活习惯可以瘦下半身

事实上，基本不会有这样一种情况：身体其他部位都很完美，唯独下半身很肥胖。其实这句话，换成以下说法可能更为贴切：相比其他部位，下半身更容易长肥肉。那么，在我们的生活中，是不是有什么秘诀，可以管理此类型的下半身呢？现在就让我们一起从生活的点滴中来寻找吧！

不能跷二郎腿？是的，坚决不能跷二郎腿！

有些人只要一坐下，就习惯性地跷起了二郎腿。但是这个习惯却是诱发下半身肥胖的元凶之一。坐着的时候，跷着二郎腿姿势，会使整个腿部的血液循环都变得不顺畅，从而容易使腿部产生浮肿，最终导致下半身的肥胖。除此之外，跷着二郎腿的习惯，还会使骨盘变歪，同时也会引起多种妇科疾病。因而需要格外注意。

坐着的时候，最好尽量使双脚都能着地，若因椅子太高，脚够不着地面，也可以使用垫脚的台子等辅助器具。

紧身裤？最好不要穿！

近来，因紧身裤或打底裤等紧绷在身上的衣服可以完美体现身体线条，因而变得异常火热。但这些衣物，却是下半身肥胖人群不敢触碰的禁区之一。不仅外表看起来，这样的衣物，会让他们下半身的肥肉凸显得一清二楚。而且，为了健康和瘦身，紧身裤也是他们必须要否定的选项。因为紧绷在身上的裤子，会阻碍腿部的血液循环，从而会加重腿部的浮肿。

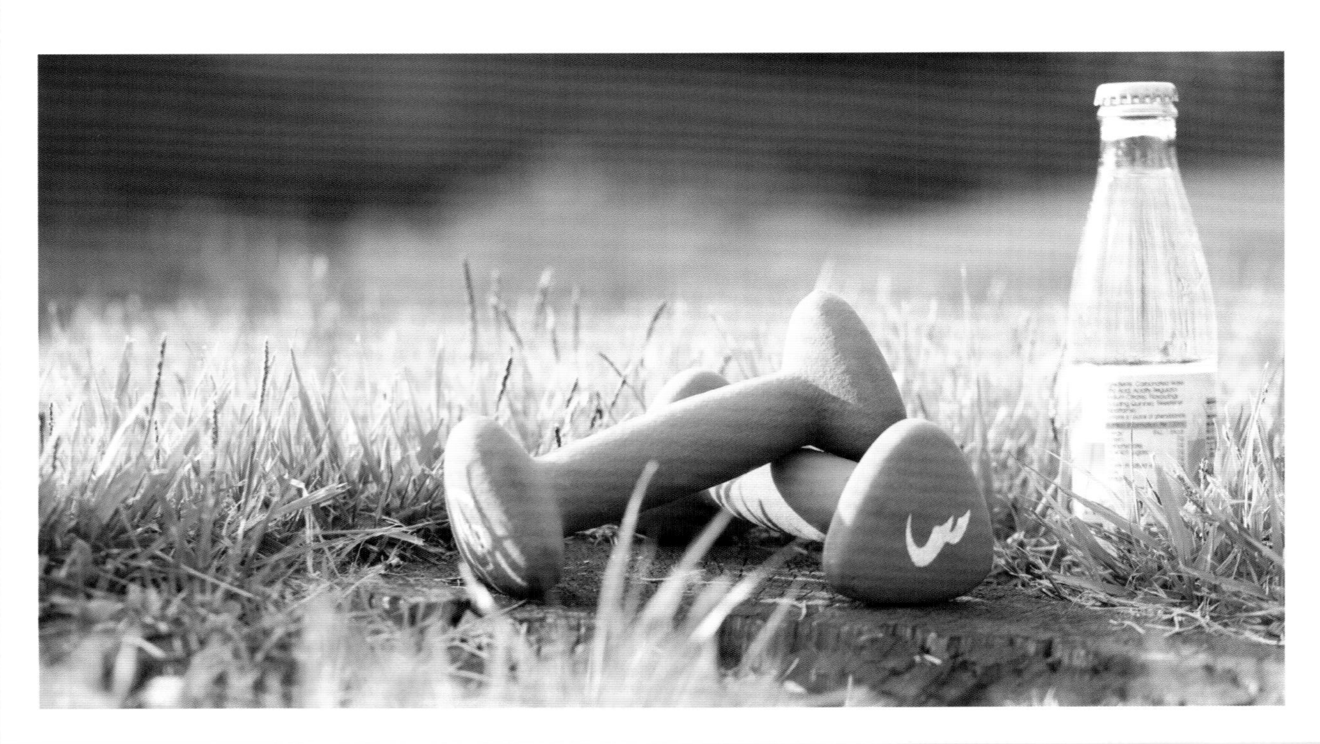

多喝热茶暖身

对于下半身肥胖的人群来讲，相比紧绷在身上的衣服，应尽量选择宽松且有利于血液循环的衣服。另外，也应尽量少穿高跟鞋。若很难抽出时间来运动，在平时的日常生活中，可以多喝有助于血液循环的茶叶，当归茶就是很值得推荐给下半身肥胖的人群的。因为当归茶不仅能促进血液循环，还有暖身体的效果。

不要被运动后，下半身产生的充血现象吓到！

为了给正在运动的肌肉供给氧气，血液通常会聚集到一边，这就是充血现象。在做瘦下半身的运动时，这个现象会频繁出现。因而会产生鞋子正好顶着脚、裤子紧紧绷在身上等之类的感觉。所以你若因担心浮肿变得更严重，而有放弃运动的念头，就太不应该了。因为这个现象只是一时性的，过个一两天，浮肿就会消退下去。所以不要着急，更不要担心，坚持锻炼才是硬道理。

用啤酒瓶子来滚动按摩，用保鲜膜来包裹，穿超紧身长筒袜……有效果吗？

对于腿部较胖的人来说，使用率最高的方法就是用啤酒瓶来按摩腿部。这个方法可以帮助改善腿部的血液循环，能一时性帮助减轻腿部的浮肿。但，这并非根本性的解决对策。反而，若持续用啤酒瓶来按摩腿部，会加重对皮肤的冲击，很容易产生淤青或者伤口，因而需要多加注意。其次，就是使用塑料的薄膜来包裹腿部或者穿上超紧身的长筒袜，将腿部包裹得严严实实，虽说有一种肥肉被减掉的感觉，但是不巧的是，这个方法产生副作用的概率极高。因为包裹在腿部的长筒袜或者塑料薄膜，会阻碍腿部的血液循环，很容易引起腿部的浮肿和疼痛。所以千万要对这些方法说NO!

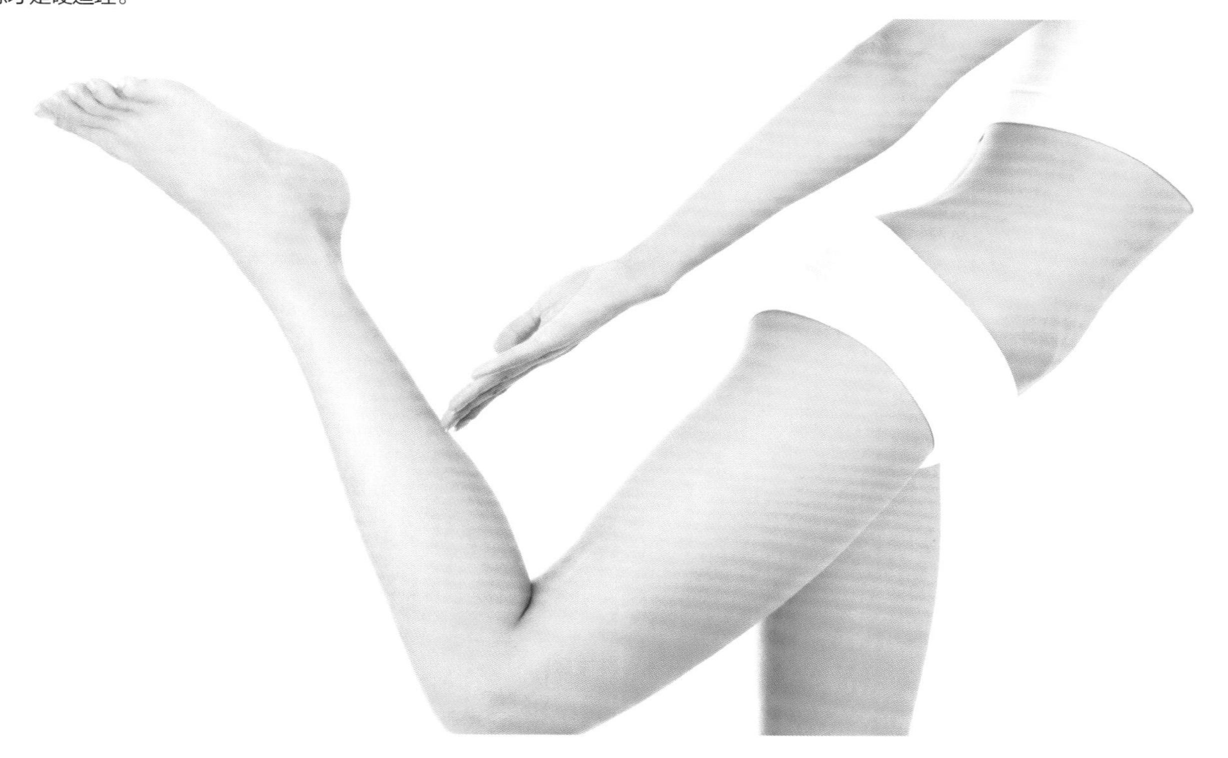

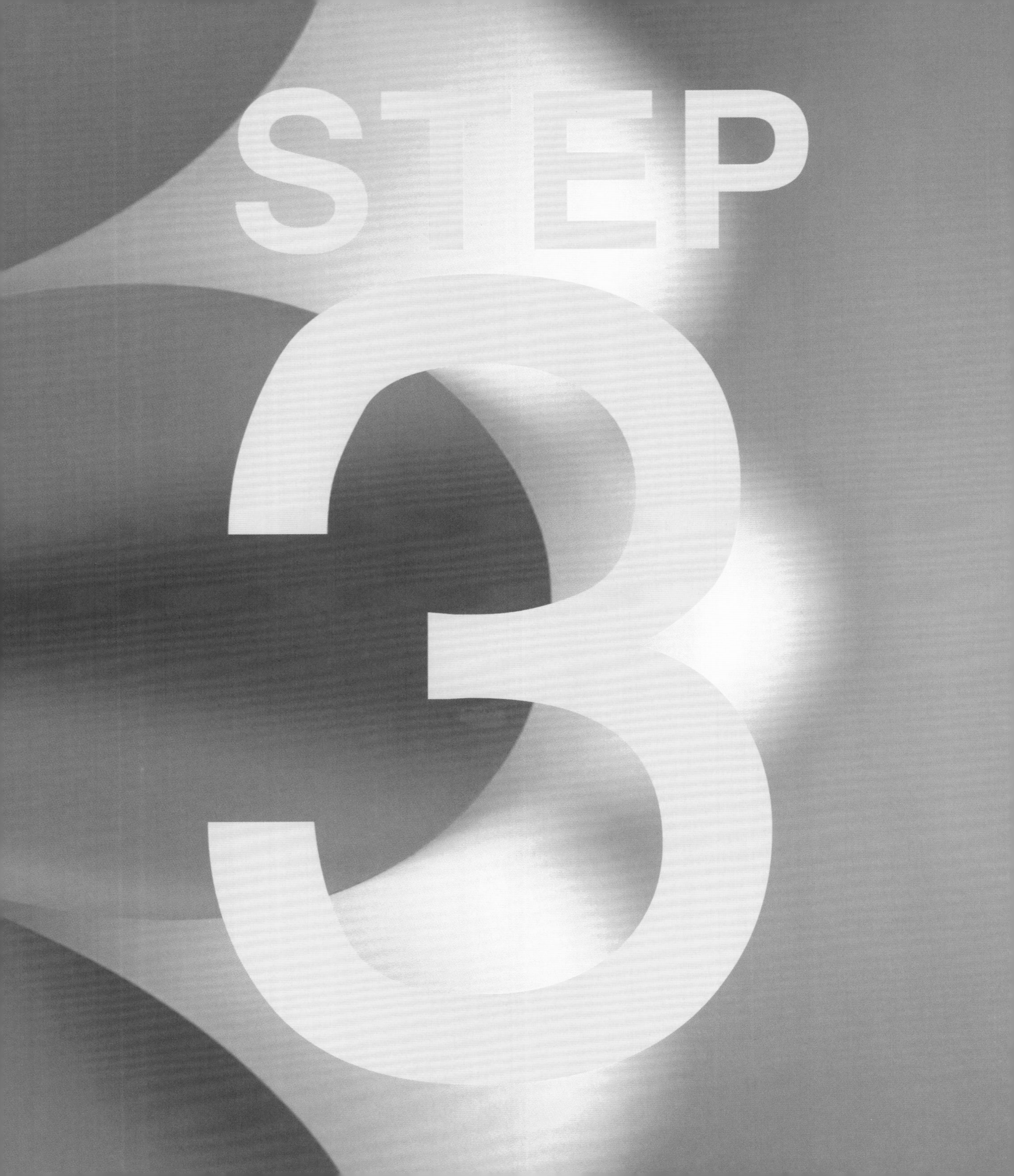
STEP
3

通过每日一个动作并做3组的下半身的规定运动，肌肉得到一定的锻炼后，进行一定量的有氧运动是大有必要的。因为，有氧运动可以给身体每处供给氧气、促进体内废物的代谢、有助于燃烧并消灭脂肪等。

换言之，若规定运动被称作锻炼肌肉、打造美丽身材的运动，那么有氧运动就是消耗卡路里、减少体脂肪、减轻体重的运动。

有氧运动做起来十分简便，每个动作只需做10秒钟。打开音乐，跟着音乐节奏动起来，心情也一样，会变得很nice。假如你想拉长自己的运动时间，那么相比规定运动，建议你可以增加有氧运动的练习时间。若你考虑到练习空间，只想在室内运动的话，那也没有问题。因为本书中所介绍的运动方法，基本都是可以在原地进行的。

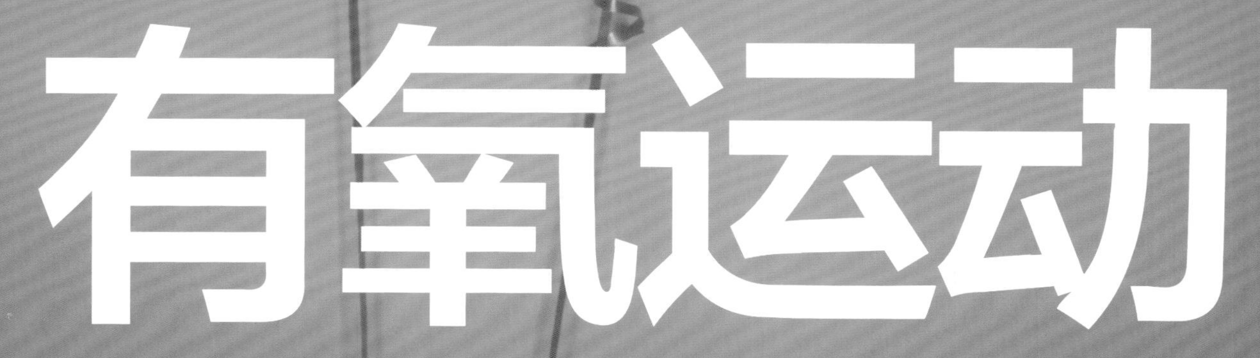

有氧运动01 抬起脚后跟，原地起跳

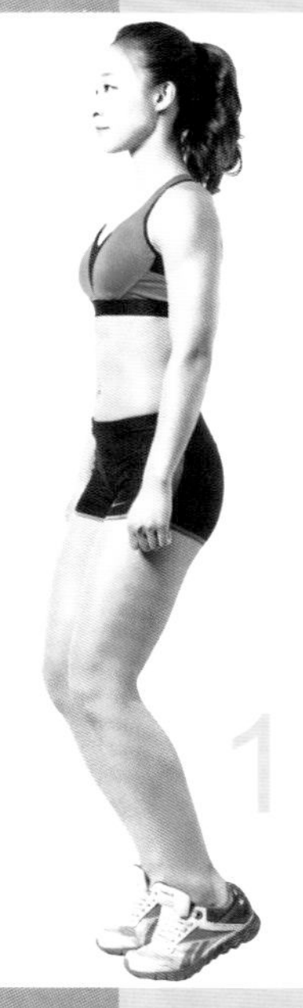
1

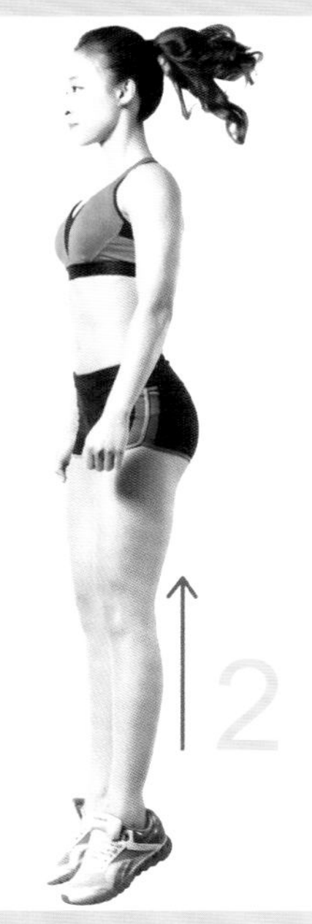
2

1 站立，挺直腰背，抬起脚后跟，脚尖用力。此时，为了能跳得更高，稍微弯曲膝盖。

2 原地轻轻向上跳跃。落地时，注意不要让脚后跟着地。快速重复做该动作10秒钟。

有氧运动02 腿向两旁张开跳跃

1 站立，两胳膊紧贴身体，两脚合拢。

2 两腿向两边轻轻跳跨到比肩膀稍微宽的程度。然后回到合拢的姿势。重复做该动作10秒钟。

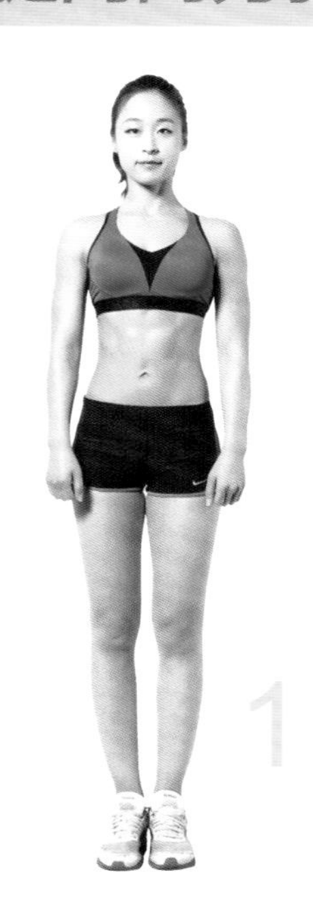
1

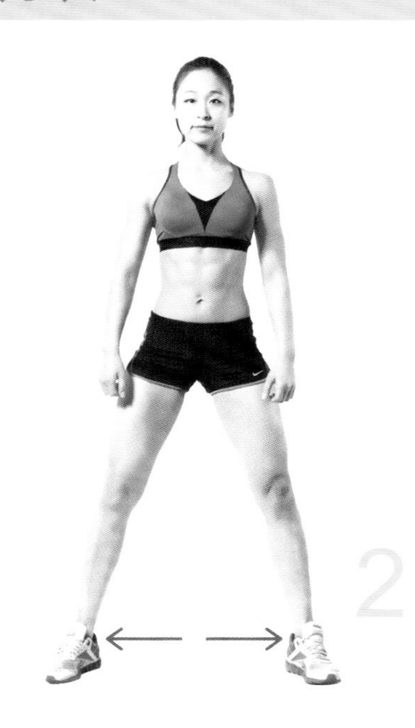
2

有氧运动03 两腿前后跳跃

1 两腿前后张开，轻轻做前后跳跃动作。落地时，注意脚后跟不着地。

2 交替左右两腿，做前后跳跃动作。重复做该动作10秒钟。

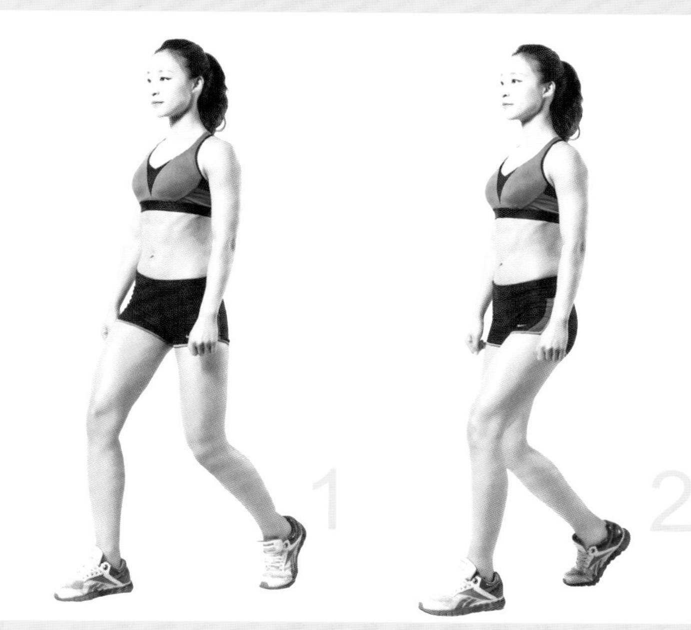

有氧运动04 膝盖后弯，原地跳跃

1 以立正姿势站立，向后弯曲左腿膝盖，尽量使左脚脚后跟触碰到臀部。然后轻轻跳跃。

2 换右腿，也以同样方式做运动。重复交替两腿，做边弯曲边跳跃的动作10秒钟。

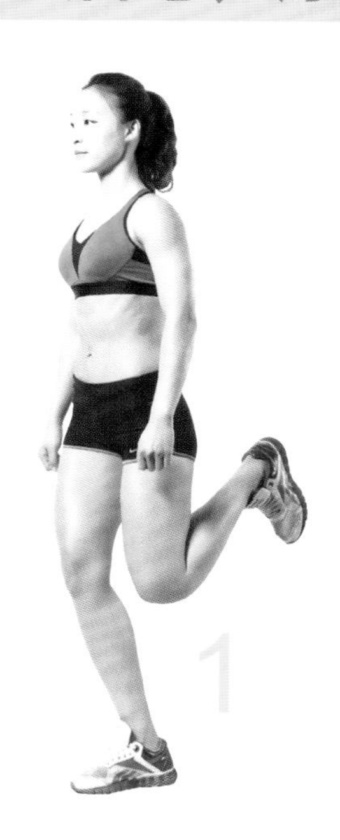

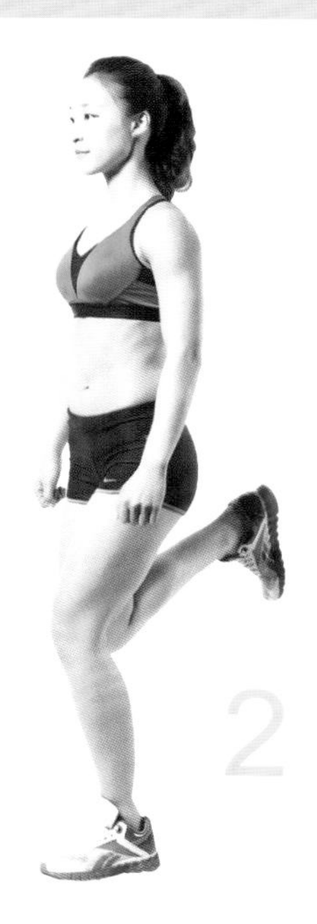

有氧运动 05 向上抬起膝盖，原地跳跃

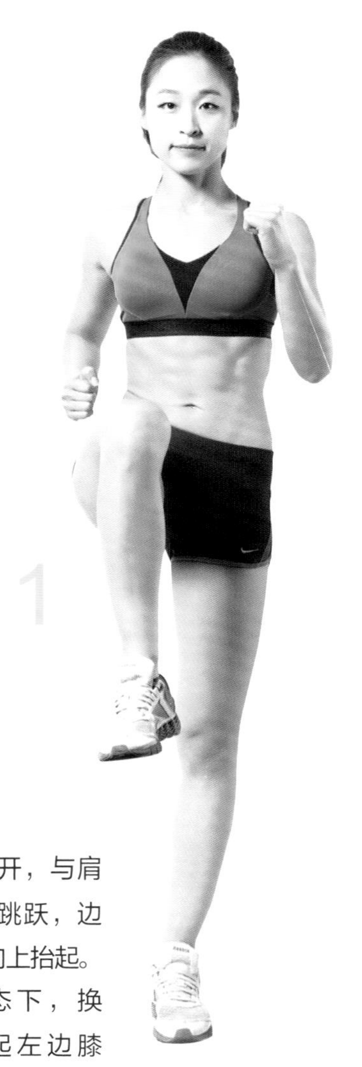

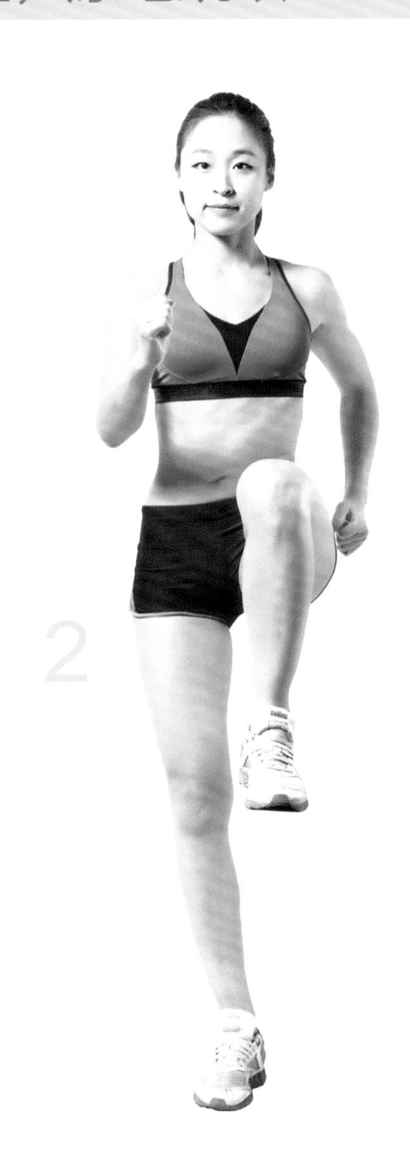

1 站立，两腿分开，与肩同宽。边原地跳跃，边将右腿的膝盖向上抬起。

2 在跳跃的状态下，换腿，向上抬起左边膝盖。重复交替双腿做该动作10秒钟。

有氧运动06 原地跳跃

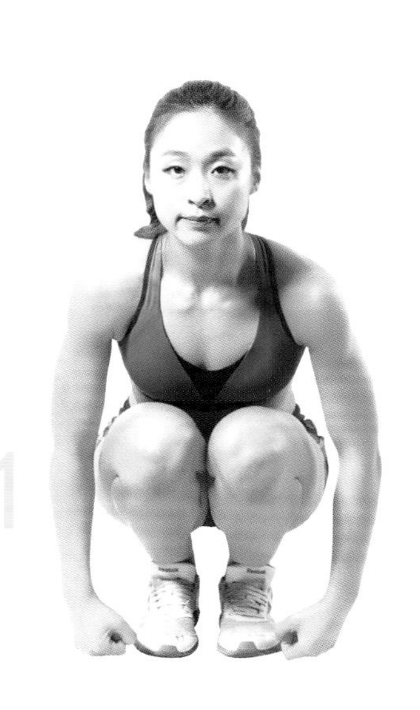

1

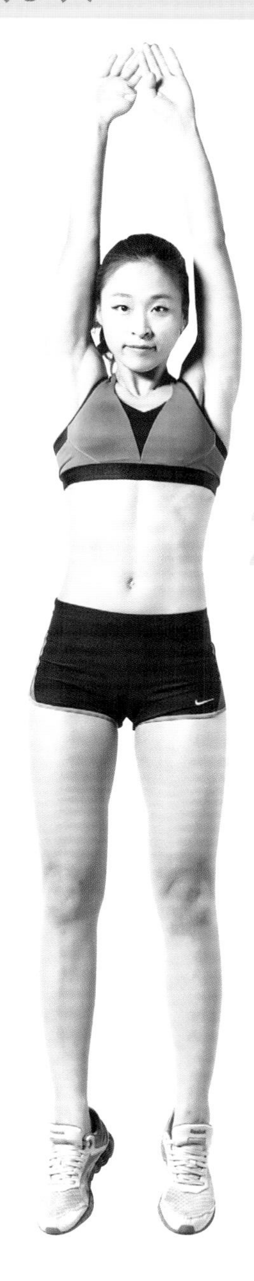

2

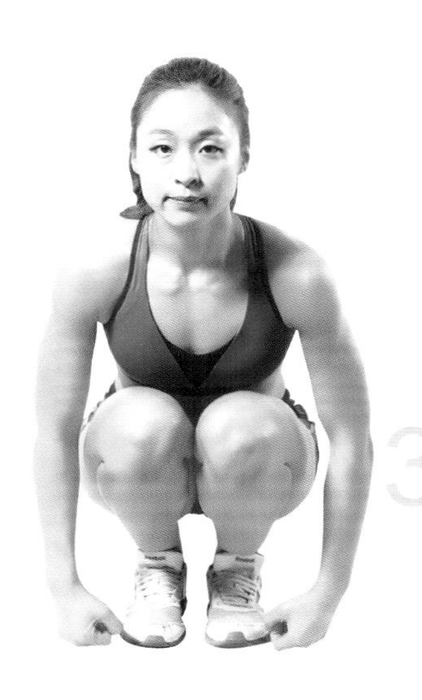

3

1 两脚合拢，弯曲膝盖，蹲坐着。

2 伸直膝盖，两胳膊完全伸直于头部上方，轻轻跳跃。这时有全身肌肉一下子都被打开的感觉。

3 身体下落时，弯曲膝盖，胳膊放下来，再一次回到起初的姿势。快速重复做该动作10秒钟。

STEP 4

虽然短暂，但想必大家已经通过有氧运动，充分地进行了排汗。那么现在已接近今天运动的尾声了。运动开始时，我们需要做动力性伸展运动。运动结束我们则需要做以“静力性的伸展运动”冠名的整理运动。

静力性伸展运动可以帮助我们缓解僵硬的肌肉、改善血液循环、迅速恢复疲劳的身体。

在体温上升的身体状态下，做静力性的伸展运动，你会感觉到身体变得十分轻松、柔和。

静力性伸展运动

整理运动 01 坐下，抓住毛巾，舒展膝盖

1 端正地坐在垫子上，两手抓住毛巾两端，将毛巾置于并拢的两脚掌中间。

2 膝盖伸直，往身体方向拉毛巾时，上半身深深向下弯，下弯时，胸部尽量向大腿方向靠拢。保持该姿势20秒。

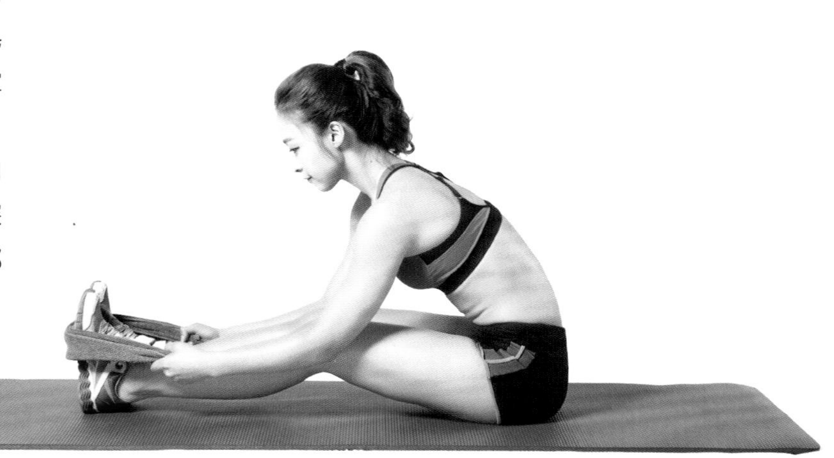

整理运动 02 坐下，两腿并拢伸直，上半身下弯

1 以臀部着地的坐姿，两腿并拢，并向前方伸直。

2 上半身深深下弯，胸部尽量向大腿方向靠拢。这时让自己的指尖尽量触碰自己的脚尖。保持该姿势20秒。

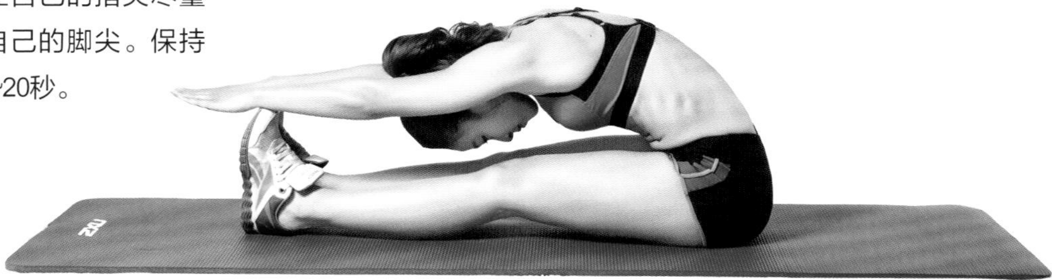

整理运动 03 两脚掌合拢，上半身下弯

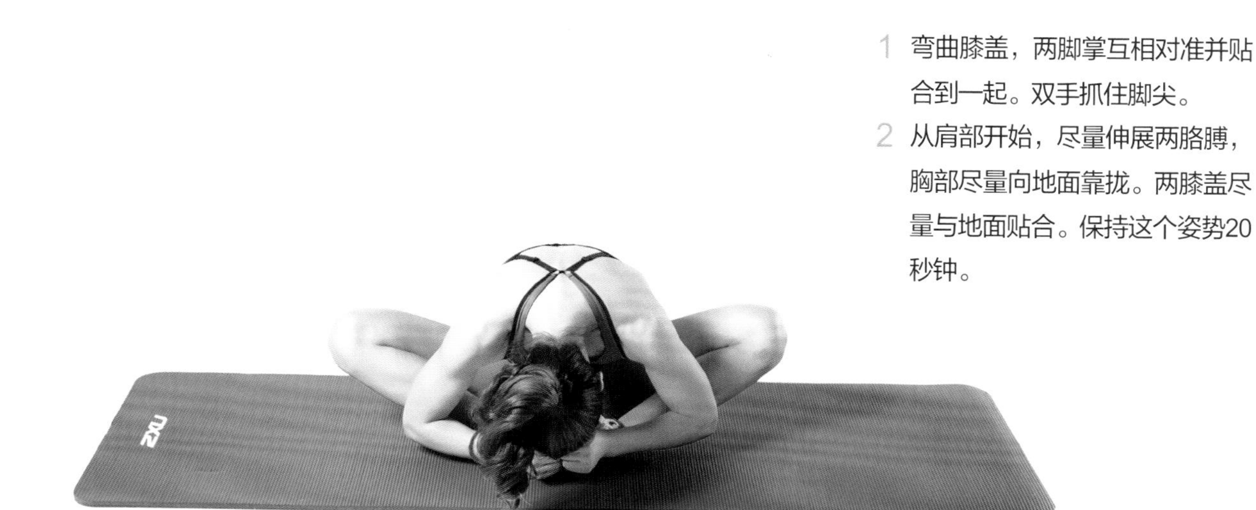

1 弯曲膝盖，两脚掌互相对准并贴合到一起。双手抓住脚尖。

2 从肩部开始，尽量伸展两胳膊，胸部尽量向地面靠拢。两膝盖尽量与地面贴合。保持这个姿势20秒钟。

整理运动 04 以四肢着地的姿势，胳膊完全伸展开，胸部压于地面

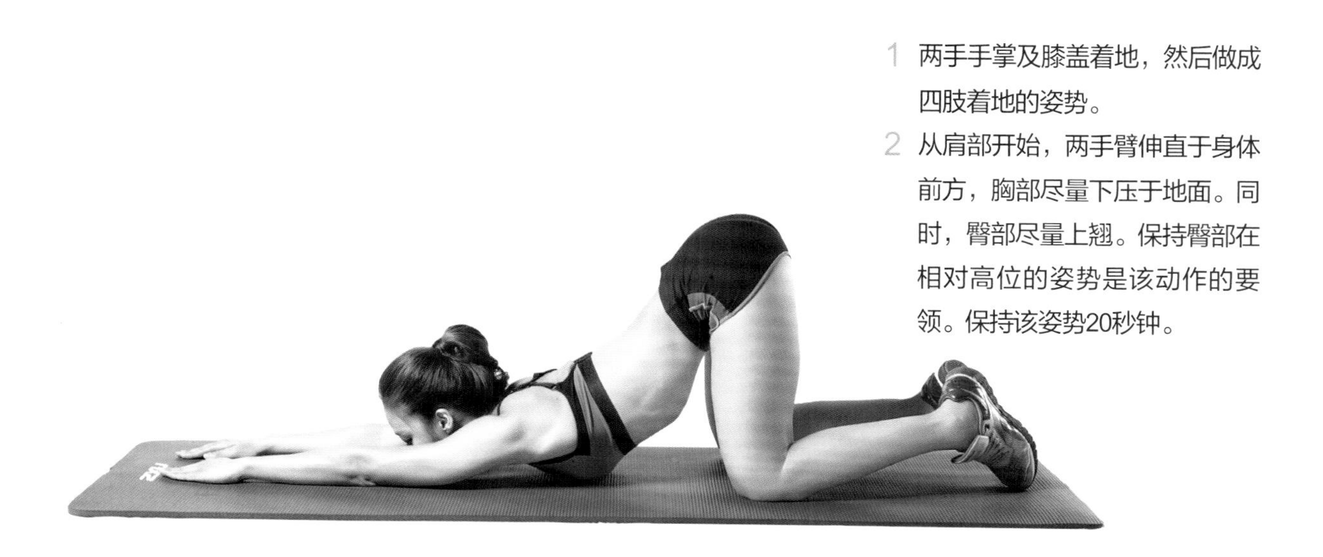

1 两手手掌及膝盖着地，然后做成四肢着地的姿势。

2 从肩部开始，两手臂伸直于身体前方，胸部尽量下压于地面。同时，臀部尽量上翘。保持臀部在相对高位的姿势是该动作的要领。保持该姿势20秒钟。

整理运动05 以四肢着地的姿势，后背向上抬

1 两手手掌及膝盖着地，做成四肢着地的姿势。胸部往里缩，后背向上抬起。

2 两胳膊肘保持笔直，不要弯曲。另外注意保持臀部和大腿的姿势，尽量不要歪斜。保持该姿势20秒钟。

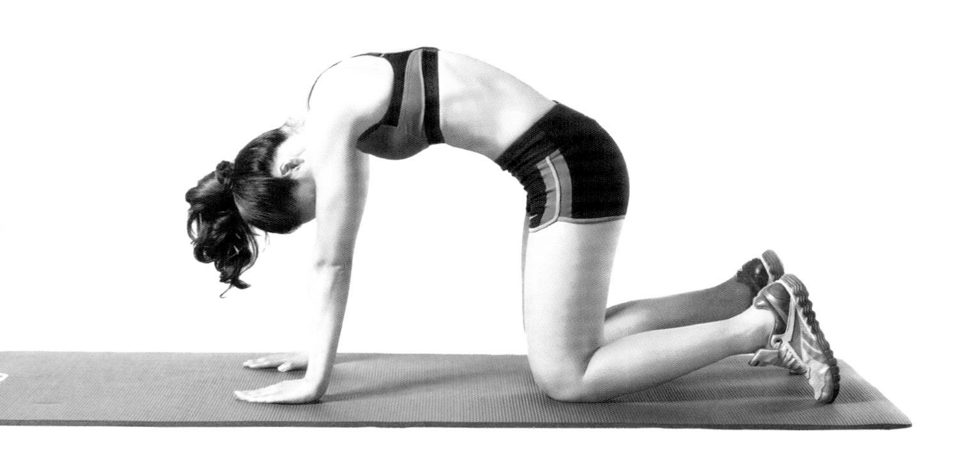

整理运动06 站立，双手十指交叉，伸展于头部上方

1 站立，腰杆挺直，两脚合拢。双手十指交叉相扣，伸展于头部上方。

2 两胳膊肘保持笔直，不要弯曲。手掌朝向空中。保持该姿势20秒钟。

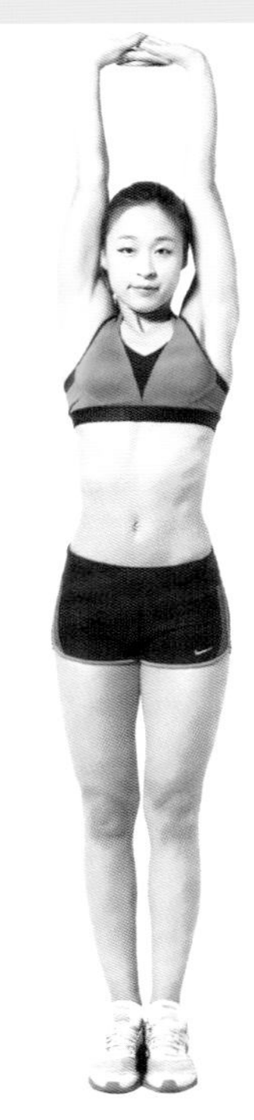

整理运动 07 站立，双手十指交叉，触碰地面

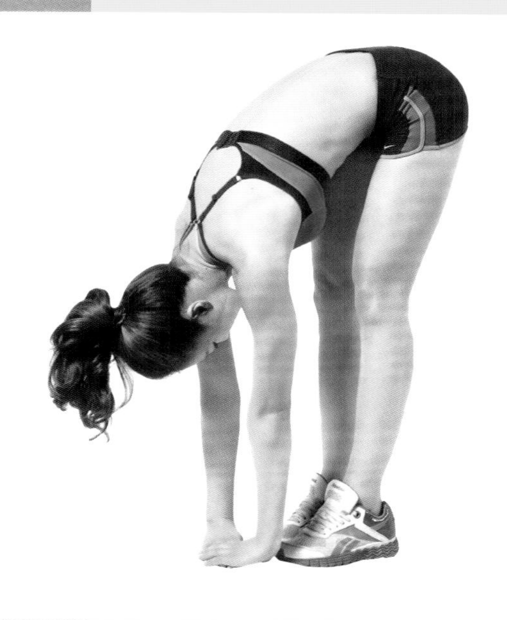

1 笔直站立，双手十指交叉相扣，伸展于头部上方。
2 上半身下弯，十指相扣的两手手掌尽量触碰地面。保持该姿势20秒钟。

整理运动 08 膝盖弯曲，两腿叉开

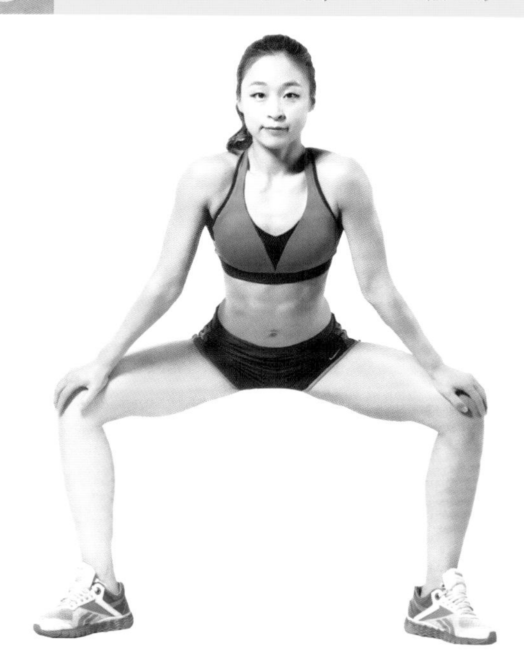

1 两腿尽量向两边叉开，站立。双手放于两膝盖上，按压膝盖，使之弯曲呈90度。
2 这时保持腰背挺直，尽量不要弯曲。上半身也尽量保持直立。保持该姿势20秒钟。

整理运动 09 两腿叉开，上半身下弯，手抓脚踝

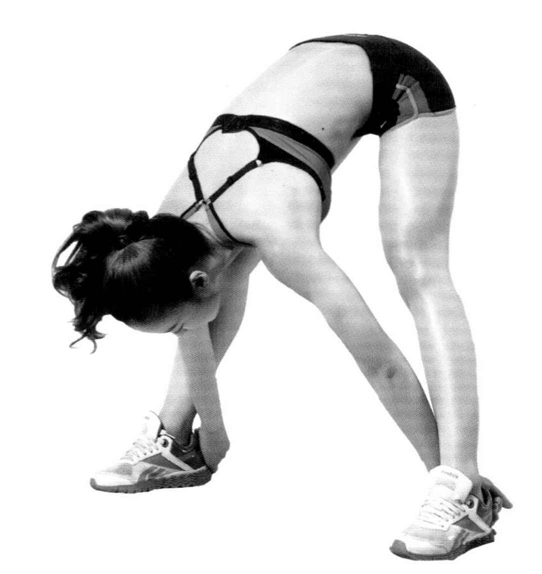

1 两腿向两边尽量叉开，站立。上半身向前方弯下去。两手抓住脚踝的里侧。
2 上半身尽量下压，手臂用力，这时感觉自己头部塞于两腿之间一样。保持该姿势20秒钟。

整理运动 10 上半身向后仰

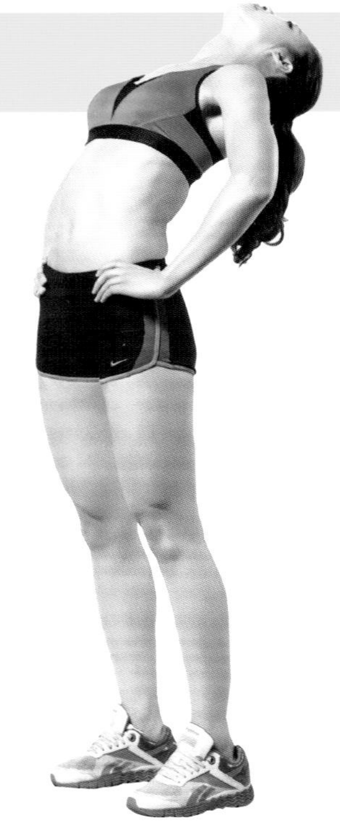

1 两腿稍稍张开，站立。挺直腰背。
2 两手叉腰，上半身尽量往后仰，使胸部和腹部伸展开。保持该姿势20秒钟。